Fortbildung in der Kinderheilkunde · Band 1991

Fortbildung in der Kinderheilkunde

Herausgegeben von H. Olbing und D. Palitzsch
im Auftrag der Deutschen Gesellschaft für Kinderheilkunde
und des Berufsverbandes der Kinderärzte Deutschlands

Band 1991

Kardiologie

Redaktion: Hermann Gutheil

HANSISCHES VERLAGSKONTOR LÜBECK

Autoren

Apitz, Jürgen, Prof. Dr. med.
Tübingen

Deeg, K.-Heinz, Priv.-Doz. Dr. med.
Buckenhof

Gutheil, Hermann, Prof. Dr. med.
Erlangen

Jüngst, Bodo-Knut, Prof. Dr. med.
Univ.-Kinderklinik, Mainz

Kramer, Hans Heiner, Priv.-Doz. Dr. med.
Düsseldorf

ISBN 3-87302-070-X

Satz: Beleke KG, Essen – Druck: Max Schmidt-Römhild, Lübeck

Inhaltsverzeichnis

Einleitung

Die angeborenen Herz-Gefäß-Anomalien stellen mit einer Häufigkeit von nahezu 1% aller Neugeborenen die weitaus größte Gruppe angeborener Entwicklungsstörungen in einem Organsystem dar. Zusammen mit den Herzrhythmusstörungen und den seltener vorkommenden Kardiomyopathien sind sie häufigste Ursache chronischer Erkrankungen des Kindes- und Jugendalters.

Die operative Behandlung angeborener Herz-Gefäßfehler hat in den letzten 30 Jahren eine geradezu stürmische Entwicklung erlebt. Dank der Fortschritte der Herzchirurgie ist es möglich, schon Neugeborene und junge Säuglinge mit teilweise komplexen Herzfehlern zu operieren und den größten Teil der fast immer bedrohlich kranken Kinder damit am Leben zu erhalten. Ein weiteres Beispiel in diesem Zusammenhang ist die Möglichkeit einer operativen anatomischen Korrektur der Transposition der großen Arterien in Form der Switch-Operation.

Die Pädiatrische Kardiologie hat in den letzten 10 Jahren einige bedeutsame Entwicklungen und Neuerungen zu verzeichnen. Im Bereich der Diagnostik von Herzerkrankungen ist es die Echokardiographie, die mit ihren verschiedenen Techniken (2-dimensionales Verfahren, Doppler-Methode, Farbdoppler) eine recht exakte Differenzierung krankhafter anatomischer Strukturen und Funktionsstörungen des Herzens und der Gefäße ermöglicht. Die Indikation zur Durchführung der invasiven Diagnostik kann damit kritischer als bisher gestellt werden. Dies gilt im besonderen für die im Hinblick auf eine Operation notwendige Herzkatheterisierung bzw. Angiokardiographie bei sehr jungen Kindern, bei denen diese Untersuchung nach der echokardiographischen Diagnose in eine spätere Zeit verschoben werden kann, in denen das Untersuchungsrisiko dann geringer ist.

Die interventionelle Kardiologie in Form der Valvuloplastie (Ballondilatation) stellt bei der Behandlung der Pulmonalklappenstenose eine echte Alternative zur Operation dar, während die Methode bei anderen Klappenstenosen derzeit nicht ganz unumstritten ist.

Ein wesentlicher Schwerpunkt der Kinderkardiologie liegt heute in der Betreuung der großen Gruppe von Kindern und Jugendlichen mit chronischen Erkrankungen des Herzens und des Kreislaufs. Es sind die jungen Patienten mit angeborenem Herzfehler nach einem kardiochirurgischen Eingriff, die Gruppe der nicht Operationsbedürftigen und schließlich derer, bei denen eine Korrektur ihres Herzfehlers nicht oder nicht mehr möglich ist. Bei Kindern mit Herzrhythmusstörungen sollte der betreuende Arzt heute in der Lage sein, die Frage der

Behandlungsbedürftigkeit und der körperlichen Belastbarkeit zu entscheiden.

Unter den entzündlichen Herzerkrankungen kommt neben der relativ seltenen Myokarditis der bakteriellen Endokarditis, wie sie sich auf dem Boden eines angeborenen Herzfehlers entwickeln kann, wohl die größte Bedeutung zu. Hier sind in der letzten Zeit neue Richtlinien zur Durchführung der Endokarditisprophylaxe erarbeitet worden. Schließlich kann man die Kreislaufregulationsstörungen bei Jugendlichen wohl als „Alltagsproblem" einer kinderärztlichen Praxis bezeichnen, deren richtige Einschätzung sich für alle Beteiligten segensreich auswirken kann.

In dem vorgegebenen Rahmen konnte nur eine Auswahl der wichtigsten Kapitel dieses Teilgebietes der Kinderheilkunde besprochen werden. Es war für die beteiligten Autoren dieses Fortbildungsbandes das Ziel, dem Kinderarzt in der Praxis den Wissensschatz der Kinderkardiologie in einer knappen und verständlichen Form darzustellen. Dem kardiologisch interessierten Leser wird das Buch Anregung sein, sich in ausführlicheren Monographien weiter zu informieren.

Kardiologische Diagnostik

von H. Gutheil

Kritisch kranke Neugeborene und junge Säuglinge mit den Zeichen einer Herzinsuffizienz und Zyanose als Ausdruck eines angeborenen Herzfehlers gelangen heute in der Regel frühzeitig in klinische Betreuung einer kinderkardiologischen Abteilung. Hier kann zunächst mit den üblichen nichtinvasiven Untersuchungsverfahren, insbesondere mit Hilfe einer Echokardiographie, in vielen Fällen schon eine recht genaue Diagnose auch komplexer Herz-Gefäß-Anomalien gestellt werden. Abhängig von der jeweiligen Situation ergibt sich im Hinblick auf einen operativen Eingriff die Indikation zur Herzkatheterisierung in Verbindung mit einer Angiokardiographie.

Beim älteren Kind sind es Herzgeräusche oder eine unregelmäßige Herzaktion, die meist zufällig anläßlich der Untersuchung wegen eines Infektes oder bei der Vorsorgeuntersuchung entdeckt werden. Der Kinderarzt in der Praxis muß dann entsprechend seiner persönlichen Erfahrung und den ihm zur Verfügung stehenden apparativen Möglichkeiten entscheiden, ob und wann er das Kind zur Abklärung des Herzbefundes dem Kinderkardiologen überweist.

Anamnese

Es gibt eine Reihe organischer Herzerkrankungen, darunter auch viele operationsbedürftige angeborene Herzfehler, die keinerlei Beschwerden verursachen und bei denen die Kinder keine entsprechenden Symptome zeigen. In anderen Fällen wird bei Säuglingen über Schwierigkeiten bei der Ernährung, mangelhaftes Gedeihen oder vermehrtes Schwitzen berichtet. Wichtige Hinweise für einen angeborenen Herzfehler sind bei jüngeren Kindern Angaben über das Auftreten einer Zyanose bei Anstrengungen (Schreien, Trinken) oder auch schon in Ruhe, oft auch verbunden mit einer Atemerschwernis. Nicht selten wird eine nur passagere Blauverfärbung der Lippen oder der Fingerspitzen unter Einwirkung eines Kältereizes, beispielsweise nach dem Baden des Kindes, beobachtet. Häufige bronchopulmonale Infekte findet man bei Herzfehlern mit vermehrtem Lungenstromvolumen, bei Septumdefekten. Ältere Kinder und Jugendliche werden auffällig durch verstärkte Müdigkeit, eine verminderte körperliche Belastbarkeit und Ausdauer bei sportlicher Betätigung. Andere klagen über morgendliche Anlaufschwierigkeiten, Schwindelzustände und Kopfschmerzen, Symptome, die auf eine hypotone Kreislaufregulationsstörung hinweisen.

Sehr häufig sind Angaben über Brustschmerzen („*Herzschmerzen*", „*Herzstechen*"). Meist handelt es sich in diesen Fällen um äußerlich gesund wirkende Kinder mit Zeichen einer vegetativen Regulationsstörung (Tab. 1). Schon eine gründliche Anamnese und die klinische Allgemeinuntersuchung können hier weiterhelfen und organische Erkrankungen weitgehend ausschließen.

Tabelle 1

Ursachen von „Herzstechen" und „Herzschmerzen"

Überwiegend *Funktionelle Störungen*	*Organische Ursachen mit unterschiedlichem Krankheitswert*
Vegetative Regulationsstörungen	*Kardiale Erkrankungen*
Herzrhythmusstörungen – Extrasystolen – Tachy- Bradyarrhythmien	Herzfehler – hochgradige Aortenstenose – Aortenaneurysma – Mitralklappenprolaps – Kardiomyopathie
Muskuläre oder ossäre Irritationen im Schulter-Thoraxbereich Hyperventilation	Perikarditis
	Extrakardiale Erkrankungen – Asthma bronchiale – epidemische Myalgie (Bornholmer Erkrankung)

Allgemeine Untersuchung

Finden sich bei der Inspektion Zeichen einer Dyspnoe (Tachypnoe), so können diese Symptome Hinweis auf einen Herzfehler mit vermehrter Lungendurchblutung (Links-rechts-Shunt) oder eine beginnende Herzinsuffizienz sein. Ein erhöhter Druck im Bereich der Jugularvenen, erkennbar beim sitzenden Kind an einer sichtbaren Füllung der großen Halsgefäße oberhalb des Schlüsselbeins, gilt als erstes Zeichen einer Rechtsherzinsuffizienz, das diagnostisch als sehr empfindlich gilt und meist früher auftritt als eine Lebervergrößerung oder Ödeme. Als Herzbuckel (Voussure) bezeichnet man eine asymmetrische Vorwölbung des Thorax links parasternal. Die Deformierung entsteht im Säuglingsalter in einer Zeit, in der die knöcherne Thoraxwand formierbar ist; sie entspricht einer Hypertrophie der *rechten* Herzkammer. Bei einer Mehrarbeit des *linken* Ventrikels ist der Herzspitzenstoß nach außen und unten verlagert, er ist mit dem palpierenden Finger als „hebend" zu tasten.

Zyanose

Eine bereits in Ruhe permanent bestehende Zyanose spricht, vor allem wenn sie generalisiert ist, für eine organische Ursache, für einen Herzfehler mit Rechts-links-Shunt. Sie führt meist zur Ausbildung von Trommelschlegelfingern (-zehen) und Uhrglasnägeln. Diese *kardial* bedingte *zentrale* oder *Mischungszyanose* wird durch Sauerstoffzufuhr nicht oder nur unwesentlich beeinflußt. Die Zyanose wird äußerlich aber nur dann sichtbar, wenn der Anteil des reduzierten Hämoglobins mehr als 5 g/100 ml (3,1 mmol/l) beträgt. Bei Kindern mit einer stärker ausgeprägten Anämie kann demnach das Symptom Zyanose fehlen.

Im Gegensatz zur Mischungszyanose kommt es bei einer durch eine Gasaustauschstörung in der Lunge bedingten Zyanose (*pulmonale* oder *respiratorische* Zyanose) nach Zufuhr von reinem Sauerstoff über eine Dauer von etwa zehn Minuten zu einer Beseitigung der Zyanose. Ursachen dieser Zyanose können sein ein Atemnotsyndrom, eine Aspiration oder Lungenatelektasen.

Abzugrenzen von diesen beiden Formen ist die *periphere* oder *Strömungszyanose.* Hier ist der Blutstrom in der Peripherie des Kreislaufs verlangsamt, wobei vermehrt Sauerstoff an das Gewebe abgegeben wird. Das Blut im venösen Schenkel des Kapillargebietes ist dadurch O_2-untersättigt. Die blauen Lippen eines frierenden Kindes, die *Akrozyanose,* sind ein typisches Beispiel für diese Art der Blausucht bei einem herzgesunden Kind. Eine periphere Zyanose kann andererseits aber auch entstehen bei einem verminderten Herzminutenvolumen bei Herzinsuffizienz oder beim Schock.

Die Unterscheidung zwischen einer peripheren und einer zentralen Zyanose ist dadurch möglich, daß bei der zentralen Form gut durchblutete Haut-Schleimhautbezirke, wie beispielsweise die Mundschleimhaut oder die Zunge, eine Blaufärbung aufweisen, während die periphere Zyanose kalter Hautabschnitte bei Erwärmung verschwindet (Abb. 1). Bei der Entstehung einer Zyanose

Abb. 1: Ursachen und Differentialdiagnose der Zyanose

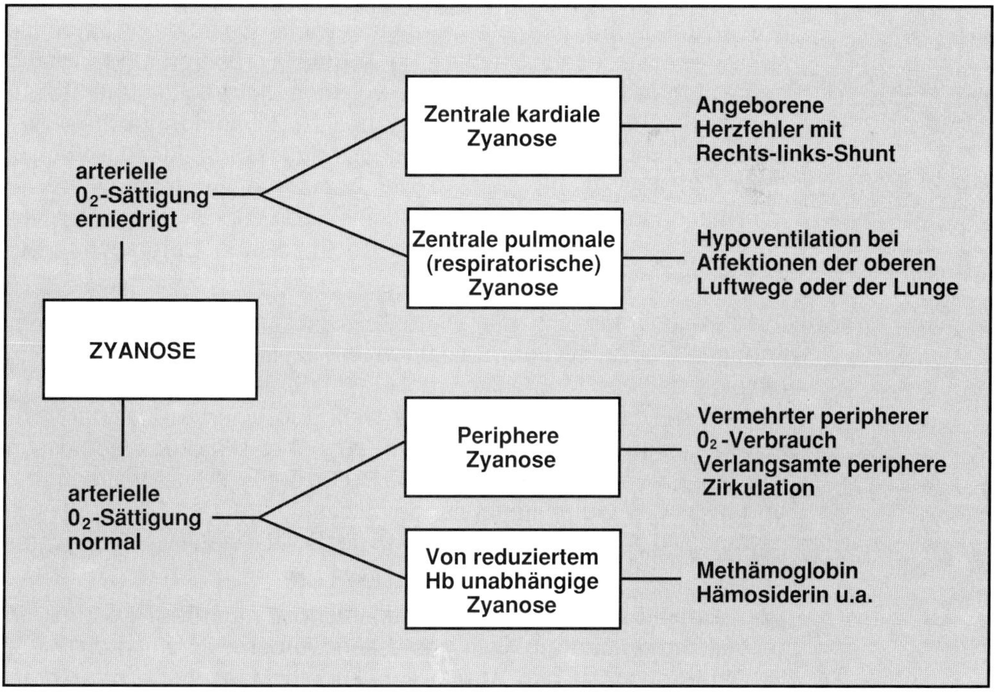

spielen bestimmte Hämoglobinformen, wie Methämoglobin, eine untergeordnete Rolle.

Blutdruckmessung

In der Praxis erfolgt die Messung des Blutdrucks in der Regel indirekt nach der Methode von Riva-Rocci mit einer aufblasbaren Manschette und dem Stethoskop. Der systolische Blutdruck entspricht den Korotkow-Tönen der Phase I, dem ersten Auftreten von deutlich klopfenden Tönen. Der diastolische Druck entspricht den Korotkow-Tönen der Phase IV (Leiserwerden der Töne) oder Korotkow V (Verschwinden der Töne). Diese Unterscheidung ist im Kindesalter für gewöhnlich ohne Bedeutung. Dem Standardverfahren der Blutdruckmessung sind in der Anwendung bei Säuglingen und jüngeren Kleinkindern Grenzen gesetzt.

Die früher übliche *Flush-Methode* wird heute kaum noch durchgeführt. Alternativ bedient man sich in dieser Altersstufe des Doppler-Ultraschalls in Form der *Arteriensonde,* wobei jedoch nur der systolische Blutdruck jenseits der Manschette bestimmt werden kann. Bei der *oszillatorischen* Methode wird die Amplitude der Oszillation in der Manschette bei Druckänderungen gemessen. Mit diesem Verfahren können systolischer, diastolischer und Mitteldruck mit ausreichender Genauigkeit gemessen werden. Wenn derartige Geräte in der Praxis nicht zur Verfügung stehen, empfiehlt sich die einfache Palpation der A.radialis nach Aufblasen und Ablassen des Druckes in der Blutdruckmanschette, wobei eine angemessene Orientierung über die Höhe des systolischen Druckes möglich ist. In größerem Umfang sind heute *automatische* bzw. *halbautomatische* Blutdruckmeßgeräte auf dem Markt, die eine Blutdruckmessung zu Hause ermöglichen. Seit einigen Jahren ist eine *ambulante Langzeitmessung* des Blutdruckes über 24 Stunden möglich. Dieses Verfahren vermittelt wertvolle Informationen über das tatsächliche Blutdruckprofil unter Vermeidung der psychischen Belastung der ärztlichen Untersuchung in Praxis und Klinik.

Eine exakte Messung des Blutdrucks ist nur durch die Wahl der richtigen *Manschettengröße* (Länge und Breite) möglich. Es hat sich gezeigt, daß der Meßfehler um so geringer ist, je breiter die Manschette gewählt wird. Bei der Verwendung einer zu kleinen Manschette kann fälschlicherweise ein zu hoher Blutdruck gemessen werden. Als Faustregel gilt, daß die Breite der Blutdruckmanschette, und zwar des Gummimantels, etwa zwei Drittel der Oberarmlänge betragen sollte. Es genügt deshalb in der Praxis, wenn vier Manschettengrößen zur Verfügung stehen (Tab. 2).

Bei Verdacht auf eine Aortenisthmusstenose muß der Blutdruck an beiden Armen und am Bein gemessen werden. Hierzu wird die zur Druckmessung an den Armen verwendete Manschette am Unter-

Tabelle 2

Altersgerechte Manschettengröße (Gummianteil) für Blutdruckmessung	Breite (cm)	Länge (cm)
Kleinkind bis 3 Jahre	5–6	13–16
Kind bis 8 Jahre	8–9	17–20
Schulkind bis 12 Jahre	10–12	20–23
Jugendliche	12–14	23–25

schenkel angelegt und der systolische Blutdruck durch Palpation der A.tibialis anterior oder posterior bestimmt. Zur Erfassung einer arteriellen Hypertonie ist die Kenntnis der Normalwerte des Blutdrucks in den verschiedenen Altersstufen unerläßlich (Tab. 3).

Tabelle 3

Altersabhängige Blutdruck-Grenzwerte (bei indirekter Messung im Liegen)
(aus *D. R. Peters, G. Schuhmacher*: Kinderarzt 8 [1984] 1025)

Altersbereich	männlich		weiblich
2.–5. Lebensjahr		110/75	
6.+7. Lebensjahr		115/75	
8. Lebensjahr	120/80		115/80
9. Lebensjahr		120/80	
10. Lebensjahr		125/80	
11. Lebensjahr	130/85		125/80
12. Lebensjahr		130/85	
13. + 14. Lebensjahr	135/85		130/85
15. + 16. Lebensjahr	140/85		135/85
über 16 Jahre		140/90	

Eine Blutdruckmessung sollte bei Kindern nach dem 3. Lebensjahr bei jeder eingehenden ärztlichen Untersuchung, mindestens jedoch einmal im Jahr, vorgenommen werden.

Herzgeräusche

Die Auskultation ist und bleibt die wichtigste klinische Untersuchungsmethode. Die Einordnung eines Geräusches in den Herzzyklus: 1. Ton – Systole, 2. Ton – Diastole ist Voraussetzung für die weitere Beurteilung. Es müssen Aussagen gemacht werden über die Dauer, die Lautstärke eines Herzgeräusches und den Ort der deutlichsten Wahrnehmung. Die Einteilung der Herzgeräusche erfolgt nach ihrer Lautstärke in sechs Grade (Tab. 4):

Tabelle 4

Lautstärkegrade der Herzgeräusche (nach *Levine*)	
Grad 1	sehr leise. Nur während Apnoe in geräuschloser Umgebung zu hören
Grad 2	leise, gleich zu hören, auch während der Atmung
Grad 3	mittellautes Geräusch – immer ohne Schwirren
Grad 4	lautes Geräusch – meistens Schwirren
Grad 5	sehr lautes Geräusch, aber nur mit aufgesetztem Stethoskop zu hören. Schwirren
Grad 6	Distanzgeräusch – sehr laut zu hören, bis auf 1 cm von der Thoraxwand entfernt. Schwirren

Herzgeräusche können *organisch* bedingt sein, es gibt *funktionelle* und *akzidentelle* Geräusche (akzidentell = zufällig entdeckt, unwesentlich).

Akzidentelles Herzgeräusch

Bei den akzidentellen Herzgeräuschen handelt es sich um Geräuschphänomene eines anatomisch und funktionell gesunden Herzens. Ihre Bedeutung liegt im häufigen Auftreten bei Kindern und Jugendlichen. Man rechnet damit, daß etwa 70% aller herzgesunden Kinder während des Wachstums für kürzere oder längere Zeit ein akzidentelles Herzgeräusch aufweisen. Im Säuglingsalter sind akzidentelle Herzgeräusche relativ selten, der Häufigkeitsgipfel liegt zwischen dem 4. und 9. Lebensjahr. Die Wahrscheinlichkeit, daß ein postnatal bestehendes Herzgeräusch einem angeborenen Herzfehler zuzuordnen ist, wird auf 1 : 12 geschätzt. Wird das Geräusch erst nach dem 1. Lebensjahr festgestellt, beträgt die Wahrscheinlichkeit nur noch 1 : 50.

Die *Entstehung* der akzidentellen Herzgeräusche ist nicht vollständig geklärt. Sicher ist, daß sie nicht an den Atrioventrikularklappen, sondern bei der Strömung des Blutes durch die Pulmonal- oder Aortenklappe entstehen. Vermutet wird das Auftreten von Turbulenzen der Blutströmung an „Klappenunstetigkeiten", einer unterschiedlichen Form und Kaliber der großen Gefäße und einer dreieckartigen Verformung der Klappen in der Systole. Hämodynamisch handelt es sich um Austreibungsgeräusche. Ein akzidentelles diastolisches Geräusch ist selten.

Merkmale akzidenteller Herzgeräusche

1. Ort der besten Wahrnehmbarkeit meist über dem 2.–3. ICR links parasternal.
2. Lautstärke Grad 1–2/6 (maximal 3/6)
3. Intensitätsänderung bei Lagewechsel (im Sitzen häufig leiser)
4. Zeitliche Lage proto-mesosystolisch
5. In etwa 50% handelt es sich auskultatorisch um ein musikalisch klingendes Geräusch, das am lautesten über dem 3. und 4. ICR links parasternal zu hören ist. Im Phonokardiogramm erscheint das Geräusch, das in der frühen Systole oder mesosystolisch angesiedelt ist, aus sinusförmigen Schwingungen zusammengesetzt (Abb. 2).

Routine-Untersuchungen mit der zweidimensionalen Echokardiographie haben gezeigt, daß eine auffallende Koinzidenz zwischen dem Nachweis von *„falschen Sehnenfäden"* im linken Ventrikel und dem akzidentellen musikalischen Geräusch (*Stillsches Geräusch*) besteht (Abb. 3).

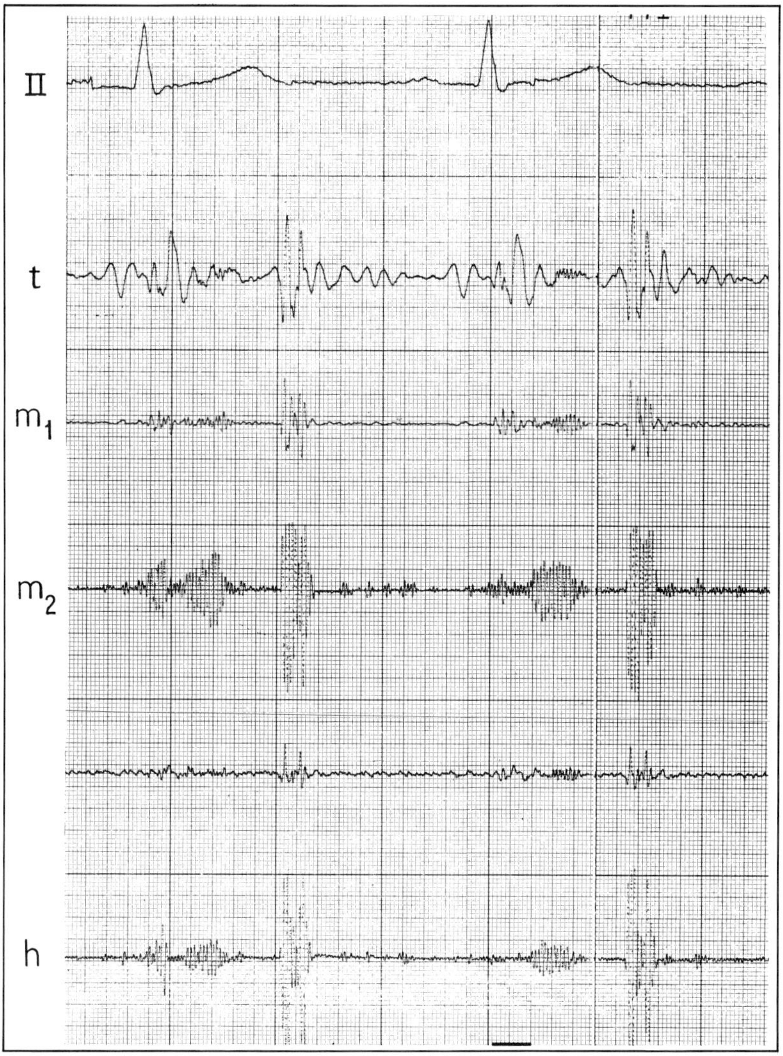

Abb. 2: Phonokardiogramm eines 7jährigen Kindes mit akzidentellem Herzgeräusch von musikalischem Klangcharakter (Stillsches Geräusch). Vorwiegend in der Abbildung m_2 (140 Hz) zeigen sich in der Systole (früh-mesosystolisch) regelmäßige Sinusschwingungen von mittlerer Amplitude.

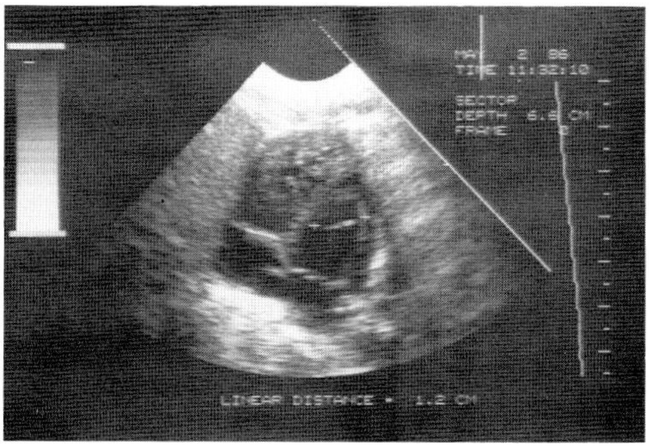

Abb. 3: Zweidimensionales Echobild mit Darstellung eines „falschen Sehnenfadens" im linken Ventrikel (weiße Linie zwischen beiden Kreuzen).

Funktionelles Herzgeräusch

Es handelt sich um Schallerscheinungen, die in einer anomalen Herzfunktion begründet sind, ohne daß organische Herzerkrankungen vorliegen. Im einzelnen entstehen diese Geräusche bei einer Tachykardie, bei Anämie, bei herabgesetzter Blutviskosität und bei Hyperthyreose. Außerdem treten sie bei bestimmten Herzfehlern mit Links-rechts-Shunt auf. Ursache ist in diesem Fall ein Mißverhältnis zwischen dem normalen Klappenostium und dem vorgeschalteten dilatierten Herzabschnitt. Funktionelle Herzgeräusche sind meist leiser als organisch bedingte, sie kommen in seltenen Fällen auch als diastolische Geräusche vor.

Zu den funktionellen Geräuschen gehört auch das sog. *„Nonnensausen“* (Nonne: Bezeichnung für einen Kreisel, wie er früher beim Spinnen verwendet wurde). Es entsteht extrakardial über dem Zusammenfluß der Venen im Bereich des Bulbus venae jugularis im Halsbereich supraklavikulär und imponiert als systolisch-diastolisches Strömungsgeräusch. Im Gegensatz zum Geräusch bei einem offenen Duktus ist es im Sitzen immer deutlicher nachweisbar als im Liegen.

Organische Herzgeräusche

Schon bei der Auskultation lassen sich in den meisten Fällen die organisch bedingten Herzgeräusche an bestimmten Merkmalen von den nicht organisch bedingten unterscheiden. Zum einen sind sie fast immer lauter, meist ab Grad 3/6 (nach Levine). Entsprechend ihrem Entstehungsort haben sie ein bestimmtes Punctum maximum, eine Fortleitung des Geräusches (Präkordium, Axillargegend, Halsgefäße, Rücken intraskapulär) ist häufig nachweisbar. Bei den Herzfehlern mit einer Obstruktion im Ausflußtrakt des rechten oder linken Ventrikels entsteht ein Austreibungsgeräusch, das man fast immer an einem An- und Abschwellen in der Systole auskultatorisch erfassen kann.

Eine genauere Differenzierung ist mittels des *Phonokardiogramms* möglich. Je ausgeprägter die Stenose, desto lauter das Geräusch und umgekehrt. Bei geringgradigen Aorten- oder Pulmonalstenosen ist zudem das Amplitudenmaximum des Geräusches in der Frühsystole nachzuweisen, schwere Stenosen zeigen meist ein die ganze Systole ausfüllendes Geräusch.

Das Geräusch einer *Aortenklappenstenose* hat ein Punktum maximum über dem 2. ICR rechts und/oder dem 3. ICR links parasternal. Typisch ist die Fortleitung in die Halsgefäße und zur Herzspitze.

Wenn man ein systolisches Geräusch am lautesten über dem 2. u. 3. ICR links hört, das häufig in die Axillargegend fortgeleitet wird, handelt es sich mit großer Wahrscheinlichkeit um eine *valvuläre Pulmonalstenose.*

Sowohl bei der Pulmonalstenose als auch bei der Aortenstenose ist der 2. Herzton häufig gespalten. Bei der Aortenstenose ist oft ein lauter systolischer Extraton (Aortendehnungston oder Ejektionsclick) nachweisbar (Abb. 4a).

Die *Aortenisthmusstenose* weist über dem Präkordium ein relativ leises und eher uncharakteristisches systolisches Geräusch auf, das am deutlichsten am Rücken zwischen den Schulterblättern (Nähe des Aortenisthmus) zu hören ist. Gerade bei der Auskultation dieser Gefäßanomalie sind Fehlbewertungen in Richtung akzidentelles Herzgeräusch möglich, wenn nicht gleichzeitig der Blutdruck gemessen und die Femoralispulse in der Leistengegend getastet werden.

Ein typisches Geräusch findet man bei Kindern mit einem *Ventrikelseptumdefekt*: es ist immer sehr laut (mindestens ab Grad 3, häufiger Lautstärkegrad ab 4/6), das Punctum maximum über dem 4. ICR links mit Fortleitung zur Herzspitze und auch zum Rücken. Große Defekte mit einem entsprechend ausgeprägten Links-rechts-Shuntvolumen sind an einem langgezogenen, die ganze Systole ausfüllenden Geräusch unschwer erkennbar. Im Phonokardiogramm zeigt sich eine sog. Bandform der systolischen Schwingungsgruppe von großer Amplitude. Wenn eine pulmonale Drucksteigerung besteht, ist der 2. Herzton laut und deutlich akzentuiert (Abb. 4b).

Ein kontinuierliches systolisch-diastolisches Geräusch über dem 2.–3. ICR links parasternal (Crescendo-Decrescendo-Maschinenge-

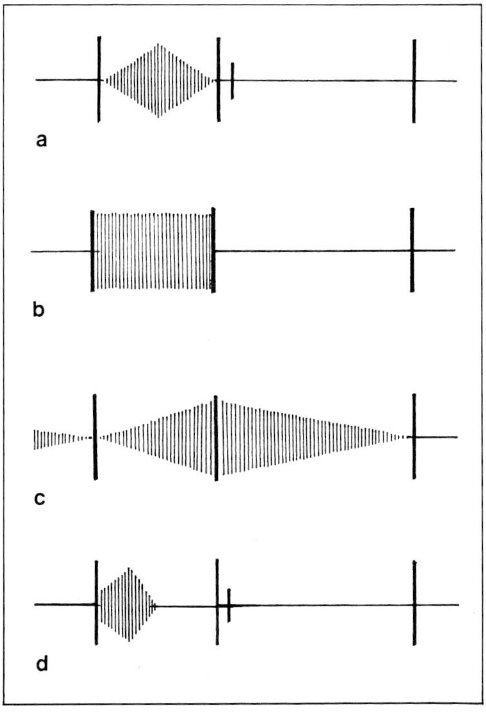

Abb. 4: Schematische Darstellung verschiedener Herzgeräusche im Phonokardiogramm.
a Spindelförmiges holosystolisches Geräusch (Austreibungsgeräusch) bei Pulmonal- und Aortenklappenstenose.
b Holosystolisches bandförmiges Geräusch bei Ventrikelseptumdefekt.
c Kontinuierliches an- und abschwellendes systolisch-diastolisches Geräusch mit Einschluß des zweiten Herztons bei persistierendem Ductus arteriosus.
d Spindelförmiges Geräusch in der ersten Systolenhälfte (funktionelles Geräusch bei Vorhofseptumdefekt).

räusch) mit Fortleitung in die Schlüsselbeingegend links spricht mit großer Wahrscheinlichkeit für einen *persistierenden Ductus arteriosus*. Der 2. Herzton ist in das Geräusch eingeschlossen. In den ersten Lebensmonaten ist das Geräusch in atypischer Weise meist nur systolisch und dann von einem Ventrikelseptumdefekt oft nicht zu unterscheiden. Gegenüber dem etwa gleichartigen Geräusch beim Nonnensausen ist das Geräusch im Liegen deutlich lauter als im Sitzen zu hören (Abb. 4c).

Bei einem *Vorhofseptumdefekt* zeigt sich ein systolisches Geräusch ähnlich wie bei einer Pulmonalstenose. Das Geräusch ist hier nicht Ausdruck des Links-rechts-Shunts über den Defekt in der Vorhofscheidewand, sondern auf eine funktionelle Pulmonalstenose zurückzuführen. Das Punctum maximum findet sich über dem 2.–3. ICR links, die Fortleitungstendenz ist nur gering ausgeprägt (Abb. 4d, Tab. 5).

Tabelle 5

Merkmale organischer Herzgeräusche bei angeborenen Herzfehlern

	Art des Geräusches	Punctum maximum	Fortleitung
Aortenklappenstenose	systolisch	2. ICR rechts (3. ICR links)	Halsgefäße – 3. ICR links – Herzspitze
Pulmonalklappenstenose	systolisch	2.–3. ICR links	linke Axillargegend
Aortenisthmusstenose	spätsystolisch	3. ICR links	Rücken (hier meist deutlicher)
Ventrikelseptumdefekt	systolisch	4. ICR links	Herzspitze – Rücken
Persistierender Duktus	systolisch-diastolisch	2.–3. ICR links	subklavikulär links, Herzspitze (meist nur systolisch)
Vorhofseptumdefekt	systolisch	2.–3. ICR links	Fortleitungstendenz gering

Phonokardiographie

Die Phonokardiographie stellt eine nützliche Untersuchungsmethode dar, die, apparativ immer mit dem EKG verbunden, in der Anwendung relativ einfach ist und für den Untersucher einen geringen Zeitaufwand bedeutet.

Seit Einführung der Echokardiographie ist es um die Phonokardiographie etwas ruhiger geworden. Viele Informationen, die man früher mit der Herzschalluntersuchung erhielt, lassen sich heute mit der Ultraschalluntersuchung des Herzens rascher und exakter erreichen. Dies gilt jedoch nicht für jeden Fall, da die echokardiographische Untersuchung eines Kindes zumindest augenblicklich und für die nächste

Zeit nahezu ausschließlich an die apparative Ausstattung einer Klinik gebunden ist. Zum anderen sind die heute von der medizinisch-technischen Industrie für die Verwendung in der Praxis angebotenen EKG-Geräte nur noch selten zusätzlich mit einer phonokardiographischen Einrichtung bestückt. Der diagnostische Nutzen, den die Phonokardiographie in der kardiologischen Diagnostik mit gewissen Einschränkungen auch heute noch bietet, sollte jedoch weiter genutzt werden, wenn die entsprechenden technischen Voraussetzungen gegeben sind. Nach persönlichen Erfahrungen gelingt beispielsweise mit Hilfe der phonokardiographischen Aufzeichnung die Unterscheidung zwischen einem akzidentellen und einem organischen Herzgeräusch leichter und sicherer, als dies mit der alleinigen Auskultation der Fall ist.

Elektrokardiographie

Bei jedem Kind mit einem Herzgeräusch ist die Ableitung eines EKG erforderlich. Wurde eine arrhythmische Herzaktion festgestellt, kann allein mit dem EKG entschieden werden, ob als Ursache eine eigentliche Rhythmusstörung vorliegt oder ob es sich beispielsweise nur um eine atemabhängige Störung, um eine respiratorische Arrhythmie handelt, die beim Kind keinen Krankheitswert besitzt. Für die weitere Befundung und Beurteilung der EKG-Kurve erscheinen folgende Hinweise wichtig:

1. Die *Herzfrequenz* sollte in einem Bereich liegen, der der entsprechenden Altersstufe entspricht (Abweichungen von ± 20 % sind zu tolerieren) (Tab. 6).
2. Bestimmung des *Lagetyps.* In der Praxis ist es ausreichend, den EKG-Typ aus der unterschiedlichen Ausschlagsrichtung und Größe der R- und S-Zacken in den sechs Extremitätenableitungen (Einthoven–Goldberger) zu bestimmen.

   Im Säuglings- und Kleinkindesalter besteht gewöhnlich ein Rechts- oder Steiltyp, später dann auch ein Normal- oder beim

Tabelle 6

Normalwerte für die Herzfrequenz (min) für die einzelnen Lebensaltersstufen.
(Werte für Säuglinge nach Ziegler, Werte für ältere Kinder nach Keck.)

Lebensalter		min.	max.	mittel
Säuglingsalter	Reifgeborene			
	1– 7 Tage	100	175	133
	2– 4 Wochen	115	190	163
	2– 6 Monate	120	160	150
	7–12 Monate	100	180	130
Kleinkinder	2– 3 Jahre	100	130	
ältere Kinder	4– 8 Jahre	70	120	
	9–12 Jahre	65	100	
	13–15 Jahre	60	90	

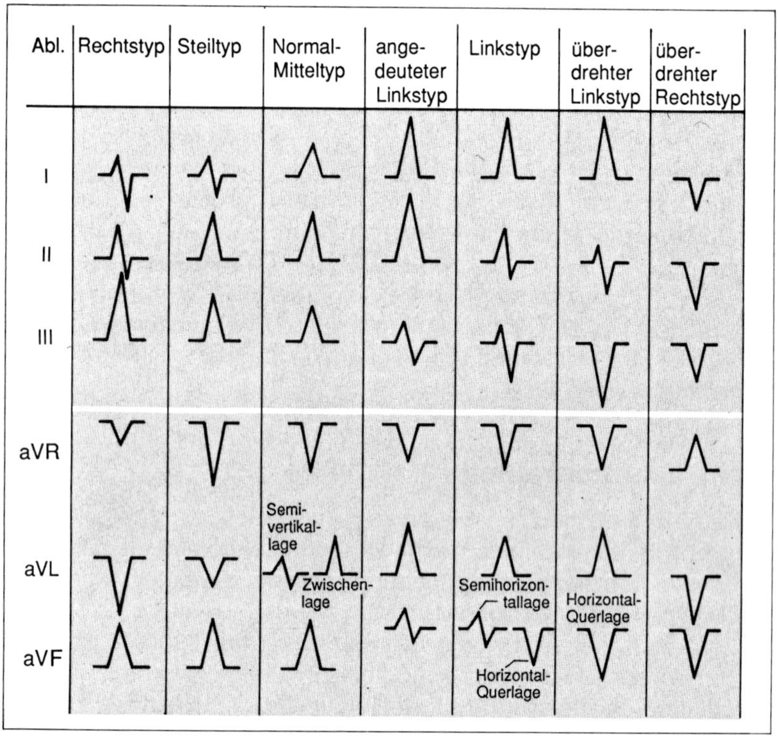

Abb. 5: RS-Veränderungen in den Extremitätenableitungen bei den einzelnen Lagetypen.

älteren Schulkind auch ein Linkstyp. Überdrehte Lagetypen sind immer suspekt auf das Vorliegen einer organischen Herzerkrankung, eines Herzfehlers. Dies gilt vor allem für das Säuglingsalter (Abb. 5).

3. Ausmessung der Zeiten für die Dauer (Breite) der P-Welle, der PQ-Strecke, der QRS-Gruppe und der QT-Dauer. Hierfür gibt es *Normwerttabellen.*

4. Beurteilung der Ausschläge der R- und S-Zacken in den sechs *Brustwandableitungen.* Mit Ausnahme des frühen Säuglingsalters findet sich als Normalbefund eine rS-Form in den Ableitungen V_1 und V_2 sowie eine Rs- oder qRs-Form in den linkspräkordialen Ableitungen V_5 und V_6. In der Übergangszone (V_3 und V_4) sind die R- und S-Zacken für gewöhnlich von gleicher Amplitude (RS-Form). Abweichungen von diesem RS-Muster lassen auf eine Überlastung der rechten, der linken oder beider Herzkammern schließen (Abb. 6).

5. Störungen der *Erregungsausbreitung* in den Herzkammern (*Schenkelblock*).

   Die QRS-Gruppe ist bei kompletter Unterbrechung der Erregungsleitung verbreitert; die ST-Strecken und die T-Wellen zeigen sich der Hauptausschlagsrichtung von QRS entgegengesetzt (diskor-

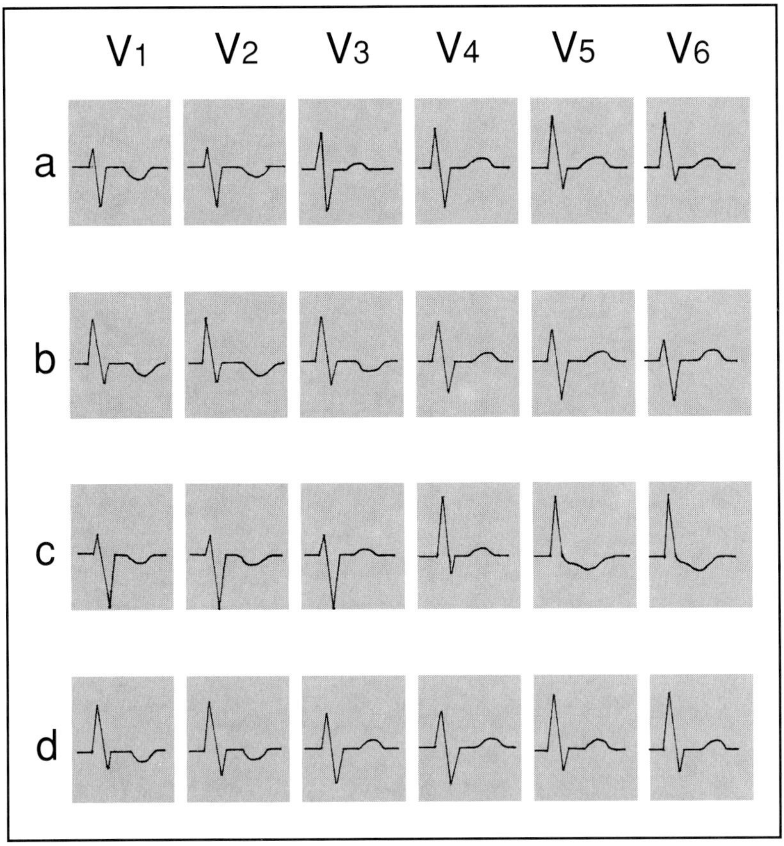

Abb. 6: Schematische Darstellung der unterschiedlichen Formbilder der Kammergruppen in den Brustwandableitungen.
a Normalbefund
b Rechtshypertrophie
c Linkshypertrophie
d biventrikuläre (Doppel-)Hypertrophie

dant). Die Seitenlokalisation eines Schenkelblockes – Links- oder Rechtsschenkelblock – erfolgt nach dem unterschiedlichen Formenbild der QRS-Gruppe und den ST-T-Veränderungen. Bei einer Erregungsleitungsstörung in einem der beiden Äste des linken Tawara-Schenkels spricht man von einem Hemiblock. Der vordere Ast ist häufiger befallen (links-anteriorer Hemiblock) als der hintere Faszikel (links-posteriorer Hemiblock) (Abb. 7).

Ein häufiger EKG-Befund bei Kindern und Jugendlichen sind Veränderungen der QRS-Gruppe mit Spaltungen oder zusätzlichen R- bzw. S-Zacken. Wenn hierbei die QRS-Dauer im Normbereich ist, handelt es sich um einen *inkompletten,* ganz überwiegend um einen *inkompletten Rechtsschenkelblock.* Die Ursachen des inkompletten Rechtsschenkelblockes sind vielfältig und oft nicht eindeutig zu klären. In den meisten Fällen ist der Befund ohne Krankheitswert.

Wenn dagegen bei einem Kind nach einem Infekt erstmals im EKG ein inkompletter Rechtsschenkelblock erscheint, kann die Erre-

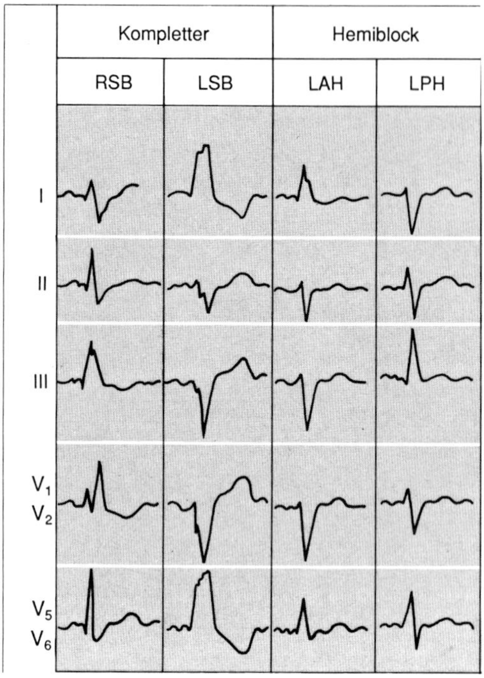

Abb. 7: Schematische Darstellung der EKG-Formbilder bei den einzelnen Schenkelblockformen.
RSB Rechtsschenkelblock
LSB Linksschenkelblock
LAH linksanteriorer Hemiblock
LPH linksposteriorer Hemiblock

gungsleitungsstörung mit großer Wahrscheinlichkeit auf eine infektiös-toxische Schädigung des Erregungsleitungssystems im Herzen zurückgeführt werden.

Bei einem 9jährigen Jungen war nach einer akuten fieberhaften Erkrankung (infektiöse Mononukleose) ein EKG abgeleitet worden. Dieses zeigte in ausgeprägter Weise einen inkompletten Rechtsschenkelblock bei ansonsten unauffälligem Erregungsablauf (Abb. 8).

Bei einer EKG-Untersuchung drei Monate vorher war die Erregungsleitungsstörung noch nicht nachweisbar gewesen, so daß ein Zusammenhang zwischen der Virus-Infektion und dem EKG-Befund mit großer Wahrscheinlichkeit anzunehmen ist. Außer einem systolischen Geräusch vom Grad 3/6 über dem 4. ICR links ergaben sich bei den Untersuchungen keine Hinweise auf eine weitere kardiale Beteiligung. Röntgenologisch war das Herz von normaler Form und Größe. Da der Junge jedoch körperliche Belastungen schlechter tolerierte als vor der akuten Erkrankung, wurde er für die Dauer von vier Monaten vom Schulsport freigestellt.

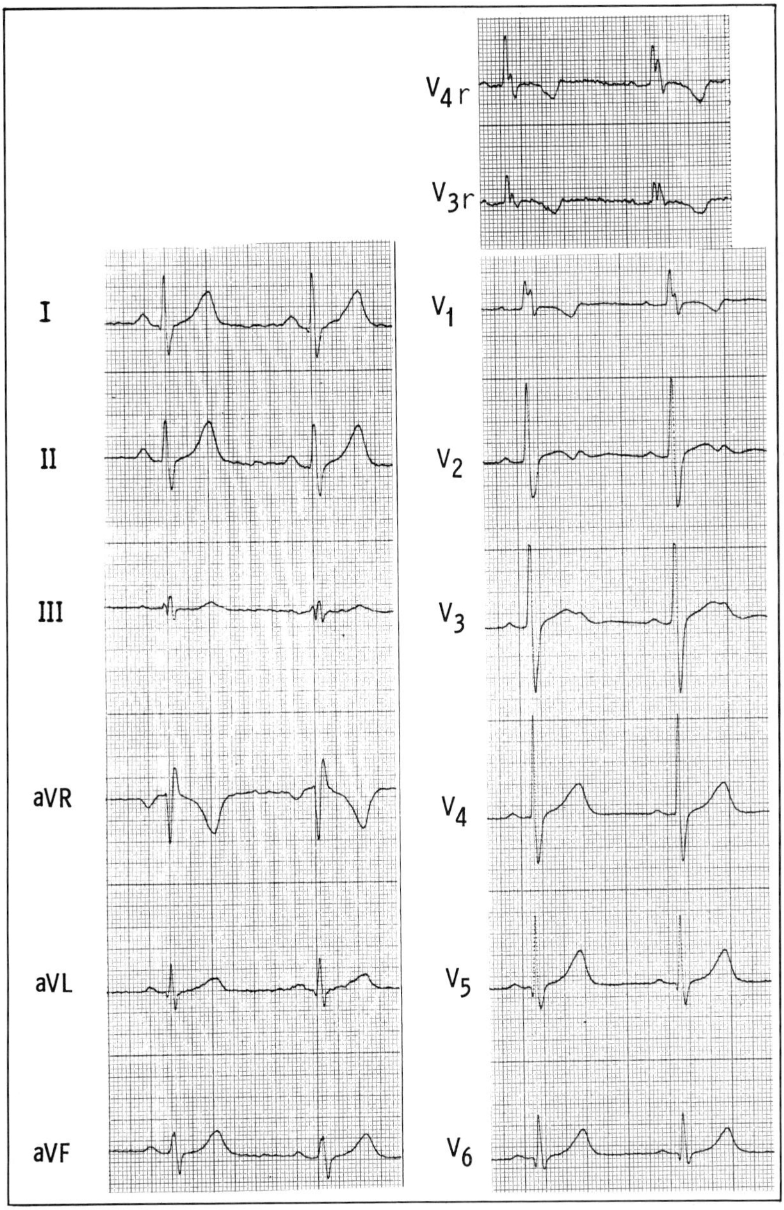

Abb. 8: EKG eines 9jährigen Jungen mit dem Bild eines inkompletten Rechtsschenkelblockes, deutlich erkennbar in den Brustwandableitungen V_{4r} bis V_1.

6. *EKG bei Neugeborenen und Säuglingen.* Im EKG eines herzgesunden Neugeborenen und jungen Säuglings in den ersten Lebenswochen finden sich fast immer die Zeichen einer Muskelhypertrophie der rechten Herzkammer, die als „physiologische" Rechtshypertrophie bezeichnet wird. In dieser Zeit übertrifft die Muskelmasse des rechten Ventrikels die des linken Ventrikels, wobei das Gewichtsverhältnis zwischen rechter und linker Herz-

Abb. 9: RS-Formbilder bei der Umwandlung der „physiologischen“ Rechtshypertrophie über eine „biventrikuläre“ in eine „physiologische“ Linkshypertrophie während des ersten Lebensjahres mit den entsprechenden Lagetypen des EKG.

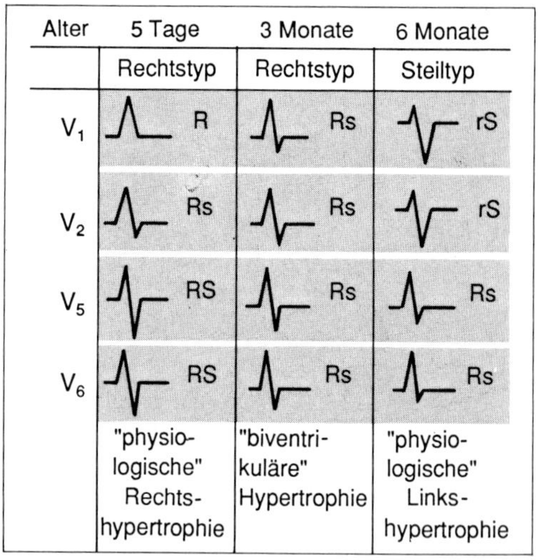

kammer 1,3 : 1,0 beträgt. Etwa zwischen dem 3. und 6. Lebensmonat findet sich im Zuge der postpartalen Umstellung der Hämodynamik dann ein Muskelmassenverhältnis von 1 : 2, wie es in der Regel beim älteren Kind und beim Erwachsenen besteht („physiologische“ Linkshypertrophie). Danach stellt beispielsweise bei einem Säugling im zweiten Lebenshalbjahr der Nachweis einer Rechtshypertrophie im EKG einen pathologischen Befund dar, der weiterer Abklärung bedarf (Abb. 9).

7. *Störungen der Erregungsrückbildung,* erkennbar an einer Senkung der ST-Strecken und einer Abflachung oder Negativierung der T-Wellen müssen immer im Zusammenhang mit anderen pathologischen Kurvenveränderungen, z.B. einem Schenkelblock oder Zeichen einer Kammerhypertrophie gesehen werden. Bei entsprechendem klinischem Befund – aber nur dann – können sie Ausdruck einer akut-entzündlichen Herzerkrankung, einer Myokarditis, sein. Eine Anhebung der ST-Strecke spricht dagegen für einen „Außenschichtschaden“, am ehesten für eine Perikarditis.

Röntgenuntersuchung

Die Röntgenuntersuchung des Thorax ermöglicht eine rasche Information über die Lage, Größe und Form des Herzens und der großen Gefäße sowie über Veränderungen der Lungenstruktur. Kinder mit angeborenen Herzfehlern sind meist häufigen Strahlenbelastungen ausgesetzt. Die Entscheidung zur Anfertigung einer Röntgenaufnahme sollte deshalb immer unter strengen Maßstäben erfolgen. Die diagnostischen Möglichkeiten der Echokardiographie haben hier eine gewisse Erleichterung gebracht, wenngleich diese Untersuchung nicht in jedem Fall eine Röntgen-Thorax-Aufnahme zu ersetzen vermag.

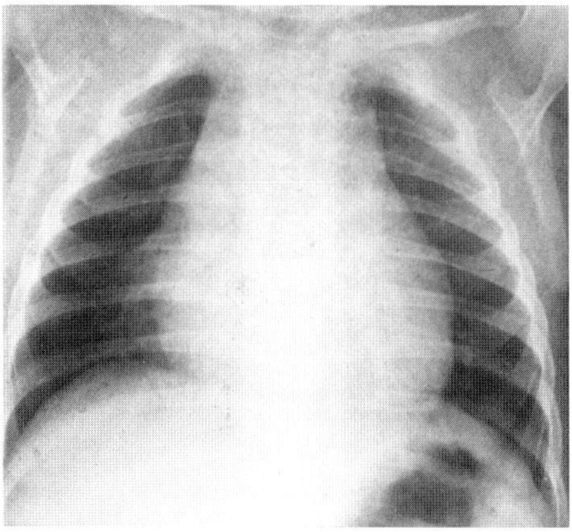

Abb. 10: Röntgen-Thoraxaufnahme eines drei Monate alten Kindes. Beiderseitige Verbreiterung des oberen Mittelschattens, bedingt durch eine Thymushyperplasie.

Häufigste Anwendungsart ist die einfache *Thoraxübersichtsaufnahme* im a.-p.- oder p.-a.-Strahlengang mit einem Fokus-Film-Abstand von 1,5 bis 2 m, die je nach dem Alter des Kindes und den technischen Voraussetzungen im Hängen, im Sitzen oder Stehen angefertigt wird. Auf zusätzliche Aufnahmen kann in der Regel verzichtet werden. Lediglich bei Feststellung einer Dysphagie oder bei der Abklärung eines Stridors mit Verdacht auf das Vorliegen einer A.lusoria oder einer Aortenringbildung (doppelter Aortenbogen) erhält man durch eine seitliche Aufnahme mit Kontrastmitteldarstellung des Ösophagus wertvolle diagnostische Informationen. Die Eindellung des Ösophagus von dorsal läßt sich auf diese Weise meist einwandfrei darstellen. Eine Röntgen-Durchleuchtung zur Herzuntersuchung ist heute bei Kindern kaum noch indiziert und vertretbar.

Untersuchungsverfahren wie die Computertomographie und die Kernspintomographie haben im Kindesalter lediglich eine differentialdiagnostische Bedeutung, beispielsweise dann, wenn Verdacht auf einen herznahen oder intrakardialen Tumor besteht.

Die Beurteilung der *Größen-* und *Formänderungen* des Herzens im Säuglingsalter erfordert spezielle diagnostische Erfahrungen. Die bekannteste Anomalität stellt im Säuglingsalter die Verbreiterung des Mittelschattens bei einer Thymushyperplasie dar (Abb. 10).

Für die Feststellung der *Herzgröße* hat sich in der Praxis die Bestimmung des *Herz-Thorax-Quotienten* (CTR = cardio-thoracic-ratio) bewährt. Angaben über die Normalwerte für das Säuglingsalter und das ältere Kind liegen vor.

Sicher ist jedoch, daß dem erfahrenen Untersucher in Praxis und Klinik die Beurteilung der Herzgröße eines Kindes in vielen Fällen schon aus der bloßen Betrachtung einer Röntgen-Thoraxaufnahme möglich ist.

Eine führende Stellung nehmen in der röntgenologischen Diagnostik des Kindesalters die *angeborenen Herz-Gefäß-Anomalien* ein. Die

Abb. 11: Konturen der Herzsilhouette im sagittalen Strahlengang bei verschiedenen Herzfehlern.
a Pulmonalstenose
b Fallot-Tetralogie
c Aortenstenose
d Septumdefekt

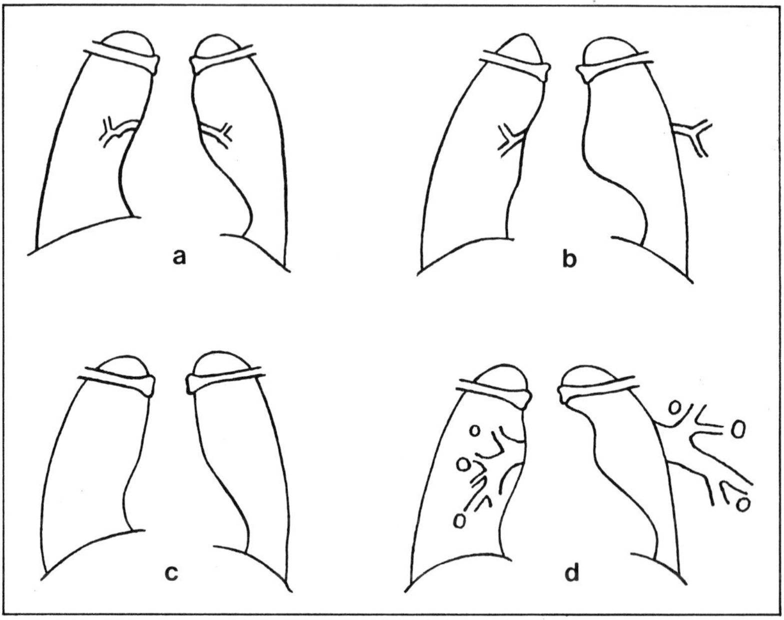

Änderungen der *Hämodynamik* äußern sich ebenso wie im EKG in vielfältiger und teilweise charakteristischer Weise (Abb. 11).

Helen Taussig, die eigentliche Begründerin der Kinderkardiologie, hat vor 40 Jahren darauf hingewiesen, daß mit Ausnahme des Säuglingsalters etwa *80% aller angeborenen Herz-Gefäß-Anomalien* mittels der geschilderten einfachen nichtinvasiven Untersuchungsmethoden diagnostiziert werden können. Dieser *Prozentsatz* hat sich bis zur heutigen Zeit eher *erhöht.* Zum einen erscheint dies als ein *Verdienst* der *zunehmenden klinischen Erfahrung der Kinderkardiologen,* zum anderen der Einführung der *Echokardiographie* in die Herzdiagnostik.

Literatur:

Gutheil, H.: Kinder-EKG, 4. Aufl. Thieme, Stuttgart (1989)

Hilgenberg, F.: Röntgenuntersuchung, in: K.-D. Bachmann, H. Ewerbeck, E. Kleihauer, E. Rossi, G. Stalder: Pädiatrie in Praxis und Klinik, 2. Aufl. Bd. I., Fischer, Stuttgart; Thieme, Stuttgart (1989)

Holldack, K., D. Wolf: Atlas und kurzgefaßtes Lehrbuch der Phonokardiographie, 4. Aufl., Thieme, Stuttgart (1974)

Rossi, E.: Pädiatrie, 2. Aufl., Thieme, Stuttgart (1989)

Schmidt, J.: Hämodynamik und Elektrokardiogramm. Urban & Schwarzenberg, München (1961)

Schumacher, G., K. Bühlmeyer: Diagnostik angeborener Herzfehler, 2. Aufl., Perimed, Erlangen (1989)

Schumacher G. u. Mitarb.: Stufendiagnostik der arteriellen Hypertonie im Kindes- und Jugendalter. Kinderarzt 15, 1131 (1984)

Wessel A. u. Mitarb.: Falsche Sehnenfäden im linken Ventrikel. Echokardiographische und phonokardiographische Befunde. Kardiologie 74, 303–307 (1985)

Ziegler, R. F.: Electrocardiographic studies in normal infants and children. Thomas, Springfield/Ill. (1951)

Echokardiographie

von K. H. Deeg

Untersuchungstechnik

Die sonographische Untersuchung des Herzens stützt sich auf das Time-motion-Verfahren (M-mode), die zweidimensionale Schnittbildtechnik sowie die verschiedenen Dopplerverfahren.

M-mode

Mit dem Time-motion-Verfahren (M-mode) können die Bewegungen der Herzklappen und des Myokards in Abhängigkeit von der Zeit dargestellt und morphometrisch erfaßt werden. Im Prinzip handelt es sich beim Time-motion-Verfahren um ein eindimensionales Ultraschallbild, wobei die Bewegungen des Herzens dokumentiert werden, indem lichtempfindliches Papier gleichförmig mit einer bekannten Geschwindigkeit an der Bildröhre vorübergeführt wird. Im nachhinein kann aus diesen Aufzeichnungen der genaue Bewegungsablauf des Reflektors analysiert werden, da Maßstab und Papiergeschwindigkeit bekannt sind. Bei den modernen Geräten läßt sich das M-mode auch direkt – ohne den Umweg über eine photographische Dokumentation – auf dem Bildschirm darstellen und mittels elektronischer Meßkreuze vermessen.

Im Zeitalter der zweidimensionalen Echokardiographie sind hierbei vor allem die Bestimmung der *Verkürzungsfraktion* des linken Ventrikels (Normalwert über 30%) sowie die Ermittlung des *Quotienten* aus der Größe des *linken Vorhofes* und der *Aortenwurzel* (*LA/AO-Quotient:* Normwert <1) wichtig.

Zweidimensionales Schnittbild

Gerätetechnische Voraussetzung für die zweidimensionale echokardiographische Untersuchung sind Sector-scan-Geräte mit einem Abstrahlwinkel von mindestens 90 Grad, die den anatomischen Gegebenheiten der Interkostalräume am besten gerecht werden. Für die Pädiatrie werden Ultraschallfrequenzen zwischen 3,5 und 7,5 MHz benötigt. Der Vorteil niederfrequenter Schallköpfe ist eine hohe Eindringtiefe, jedoch eine schlechtere Detailauflösung. Demgegenüber lösen hochfrequente Schallköpfe gut auf, haben jedoch ein geringeres Eindringvermögen.

Mit Hilfe der zweidimensionalen Echokardiographie kann sowohl die *normale* als auch die *pathologische Anatomie* des Herzens dargestellt werden. Des weiteren können *Bewegungsabläufe* erkannt und semiquantitativ erfaßt werden.

Abb. 12: Schematische Darstellung der wichtigsten echokardiographischen Schnittebenen

Parasternale lange Achse

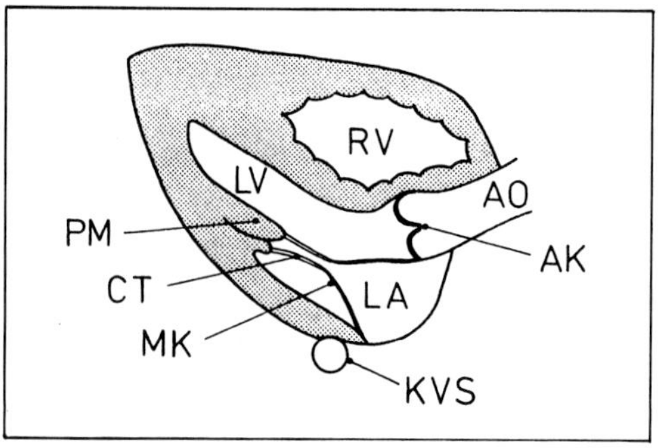

Parasternale kurze Achse durch den linken Ventrikel in Höhe der Papillarmuskeln

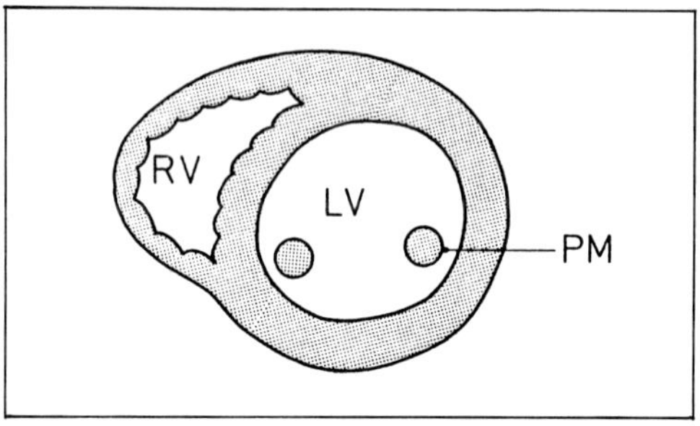

Apikaler Vier-Kammerblick

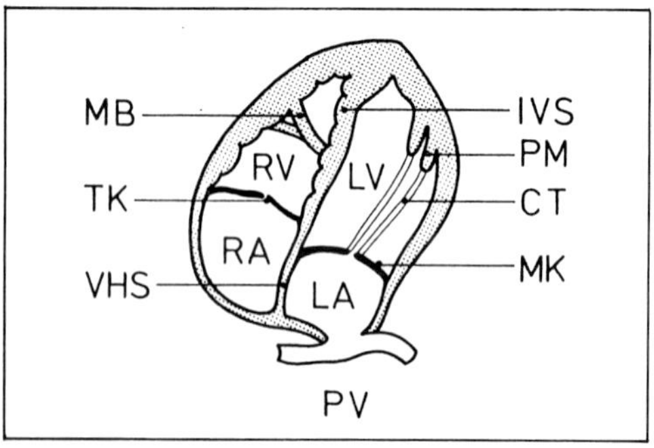

Suprasternale lange Achse

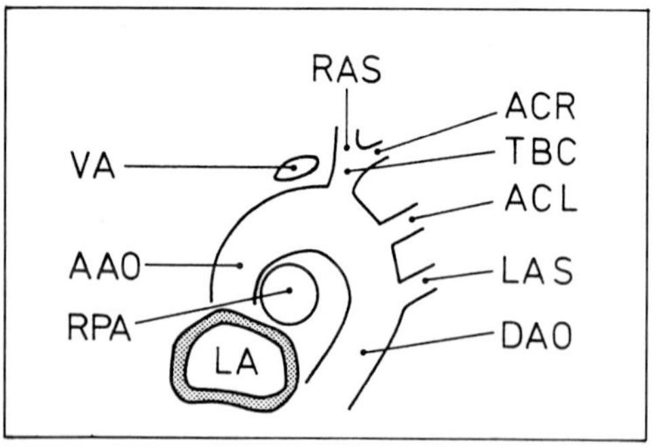

Parasternale kurze Achse durch die Aortenwurzel

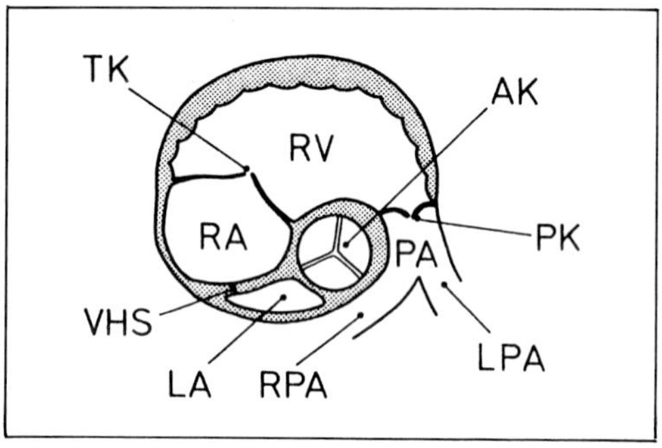

Subkostaler Vier-Kammerblick

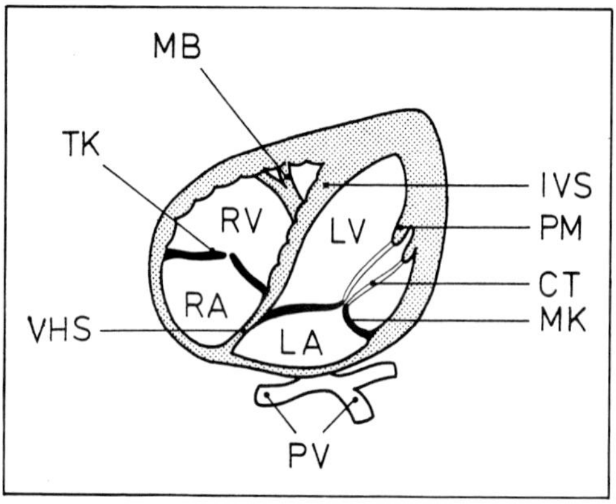

Suprasternale kurze Achse

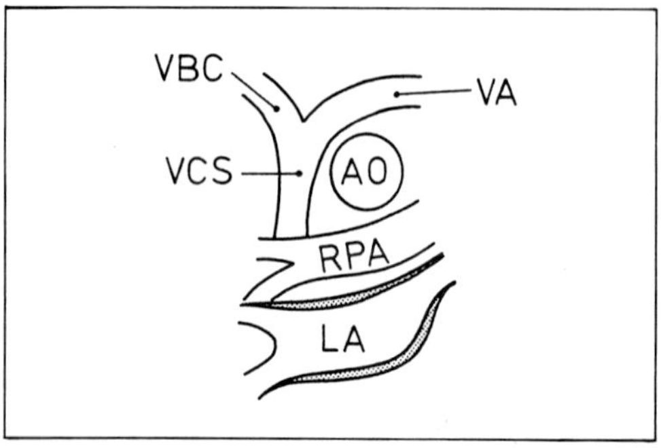

Schnittebenen. Die Diagnostik erfolgt in definierten Schnittebenen in der anatomischen Längs- und Querachse des Herzens. Hierbei wird der Schallkopf links-parasternal im 2.–4. Interkostalraum, im Bereich der Herzspitze, im Epigastrium und im Jugulum angelegt. Die wichtigsten Schnittebenen sind in Abb. 12 zusammengefaßt dargestellt:

Es handelt sich um die parasternale lange und kurze Achse, um den apikalen und subkostalen Vierkammerblick sowie die suprasternale lange und kurze Achse durch den Aortenbogen. Für die parasternalen Schnittebenen wird der Schallkopf im 2.–4. Interkostalraum links-parasternal angelegt. Für den apikalen Vierkammerblick wird eine Ankoppelungsstelle im Bereich der Herzspitze, für den subkostalen Vierkammerblick im Bereich des epigastrischen Winkels und für die suprasternalen Schnittebenen das Jugulum gewählt.

Dopplersonographie

Für die Kinderkardiologie haben sich hierbei alle drei derzeit zur Verfügung stehenden dopplersonographischen Techniken bewährt: Es handelt sich im einzelnen um die gepulste Dopplersonographie, den continuous-wave-Doppler (CW-Doppler) und die farbcodierte Dopplersonographie (Abb. 13).

Bei der Dopplersonographie wird die Tatsache ausgenutzt, daß Ultraschallwellen, die von beweglichen Objekten reflektiert werden, eine Frequenzverschiebung erfahren, die in erster Linie abhängig ist von der Geschwindigkeit des Reflektors. Mit Hilfe der Dopplergleichung kann aus der Dopplerverschiebung die Flußgeschwindigkeit im Gefäßsystem und im Herzen nichtinvasiv bestimmt werden.

Gepulste Dopplersysteme. Gepulste Dopplersysteme bestehen prinzipiell aus einem piezoelektrischen Kristall, der intermittierend

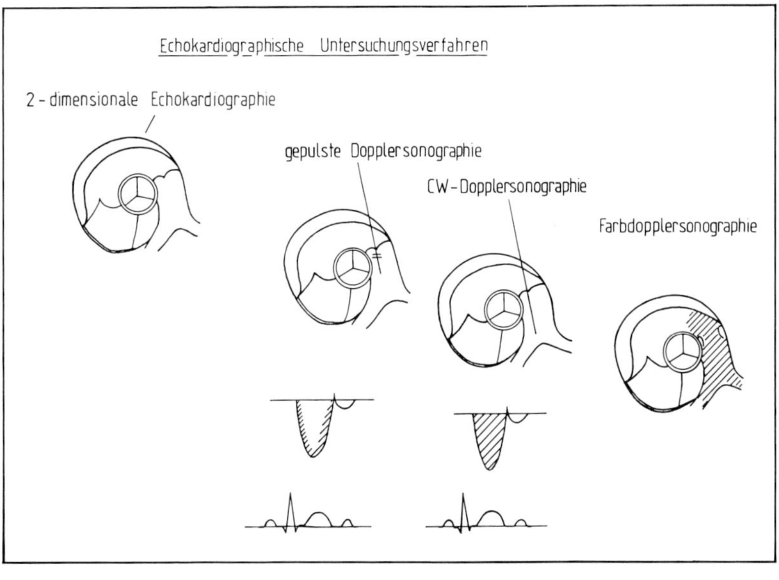

Abb. 13: Schematische Darstellung der verschiedenen dopplersonographischen Techniken. Die verschiedenen Dopplerverfahren sind für die Flußmessung im Pulmonalarterienstamm aufgezeigt. Mit der gepulsten Dopplersonographie ist eine punktuelle Flußmessung möglich, mit dem CW-Doppler werden alle Blutströmungen, auf die der Ultraschall trifft, erfaßt. Die farbcodierte Dopplersonographie gibt die Blutströmung in einem gewünschten Bereich zweidimensional farbig wieder.

(gepulst) Ultraschallwellen an das Gewebe abgibt. Die Sendepausen werden zum Empfang der reflektierten Ultraschallwellen verwendet. Ein neuer Impuls kann erst dann ausgesandt werden, wenn der vorausgehende Impuls wieder vom piezoelektrischen Kristall empfangen und im Gerät analysiert wurde. Aufgrund der begrenzten Schallgeschwindigkeit ergeben sich hierbei Probleme bei der Erfassung hoher Flußgeschwindigkeiten.

Vorteil: Gepulste Dopplersysteme ermöglichen eine punktuelle Flußmessung innerhalb des Herzens und der großen Gefäße.

Nachteil: Hohe Flußgeschwindigkeiten, wie sie hinter Klappenstenosen und Insuffizienzen sowie bei Shuntvitien auftreten können, überschreiten den Meßbereich und können häufig nicht mit dem gepulsten Doppler quantifiziert werden.

Continuous-wave-Doppler (CW-Doppler). CW-Doppler-Geräte bestehen prinzipiell aus zwei piezoelektrischen Kristallen, wobei der eine als Sender und der andere als Empfänger fungiert. Während der Sendekristall kontinuierlich Ultraschallwellen ans Gewebe abgibt, kann der Empfangskristall kontinuierlich die von den Erythrozyten reflektierten Ultraschallwellen registrieren.

Vorteil: Mit Hilfe des CW-Dopplers können beschleunigte Blutströmungen unabhängig von der Flußgeschwindigkeit, wie sie hinter Klappenstenosen, Klappeninsuffizienzen und Shuntvitien auftreten, nach der modifizierten Bernoulli-Gleichung quantifiziert werden.

Nachteil: Im Gegensatz zum gepulsten Doppler ist keine punktuelle Flußmessung möglich. Der Ultraschallstrahl erfaßt prinzipiell alle Bewegungen, auf die er trifft. Die registrierten Flüsse stellen somit eine Summation der verschiedenen Blutströmungen, die der Ultraschallstrahl passiert hat, dar.

Farbcodierte Dopplersonographie. Bei der farbcodierten Dopplersonographie handelt es sich prinzipiell um ein gepulstes Dopplerverfahren, das eine simultane farbige Wiedergabe der Blutströmung im zweidimensionalen Schnittbild ermöglicht. *Blutströmungen* auf den *Schallkopf zu* werden dabei *rot, Blutströmungen* vom *Schallkopf weg blau* wiedergegeben. Da es sich prinzipiell um ein gepulstes Dopplerverfahren handelt, gelten die gleichen Grenzen wie für die gepulste Dopplersonographie. Stark beschleunigte Blutströmungen, wie sie hinter Klappenstenosen und Insuffizienzen auftreten, überschreiten den Meßbereich und können nicht, wie besprochen, rot oder blau wiedergegeben werden. Die meisten Geräte stellen *beschleunigte Blutströmungen mosaikartig gelb-grün* dar.

Mit Hilfe der farbcodierten Dopplersonographie kann einerseits die Richtung der Blutströmung wiedergegeben werden und andererseits eine qualitative Beurteilung der Blutströmung erfolgen.

Duplex-scan. Unter einem Duplex-scan-Gerät versteht man die simultane Wiedergabe des zweidimensionalen Schnittbildes und des Dopplerfrequenzspektrums, so daß zu jedem Zeitpunkt der Untersuchung die genaue Lokalisation des Dopplerstrahles bekannt ist.

Das **ideale Echokardiographiegerät für die Pädiatrie** verfügt einerseits über ein flimmerfreies, hochauflösendes, zweidimensionales Schnittbild mit einem 3,5-, 5- und 7,5-MHz-Schallkopf, andererseits über die gepulste Dopplersonographie, einen CW-Doppler und die farbcodierte Wiedergabe der Blutströmung.

Echokardiographische Diagnostik

Herzfehler mit Links-rechts-Shunt

Vorhofseptumdefekt (ASD)

Die Beurteilung des Vorhofseptums erfolgt am besten im subkostalen, gegebenenfalls im apikalen Vierkammerblick. Vor allem von subkostal läßt sich das Vorhofseptum besonders gut darstellen, da die Ultraschallwellen senkrecht auf dem Vorhofseptum auftreffen und so auch kleinere Defekte optimal abgebildet werden.

Die Echokardiographie erlaubt eine *Differenzierung* der verschiedenen Vorhofseptumdefekte:

- Defekt im oberen Drittel im Bereich der Einmündung der oberen Hohlvene in den rechten Vorhof: Sinus-venosus-Defekt.
- Defekt im mittleren Drittel: Ostium-secundum-Defekt (ASD II) (Abb. 14a, b).
- Defekt im unteren Drittel: Ostium-primum-Defekt (ASD I) (Abb. 14c)
- Völliges Fehlen der Vorhofscheidewand: Atrium commune.
- Kleiner Defekt im mittleren Drittel: Offenes Foramen ovale.
- ASD I und Defekt im Ventrikeleinlaßseptum: Atrioventrikular-(AV-) Defekt.

Beurteilung der hämodynamischen Relevanz.
Hierzu können einerseits das zweidimensionale Schnittbild, andererseits die verschiedenen Dopplerverfahren herangezogen werden.

Im zweidimensionalen Schnittbild läßt sich die Größe des Defekts ausmessen. Als Faustregel kann hierbei gelten, daß ein Defekt von über 1,5 cm Durchmesser hämodynamisch relevant ist und operativ verschlossen werden muß. Ein großer Defekt führt zu einer Volumenbelastung des rechten Herzens, die echokardiographisch an der

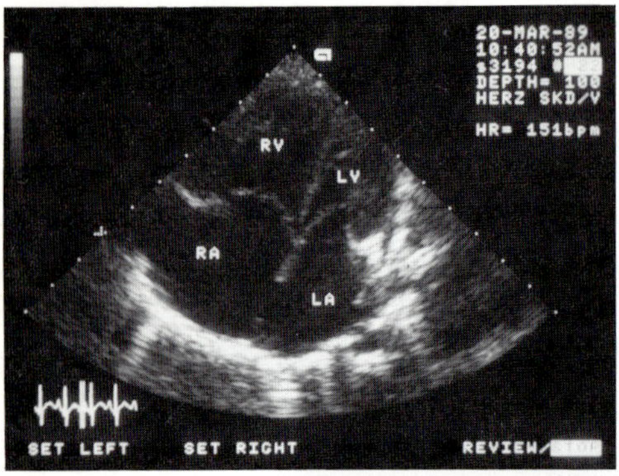

a

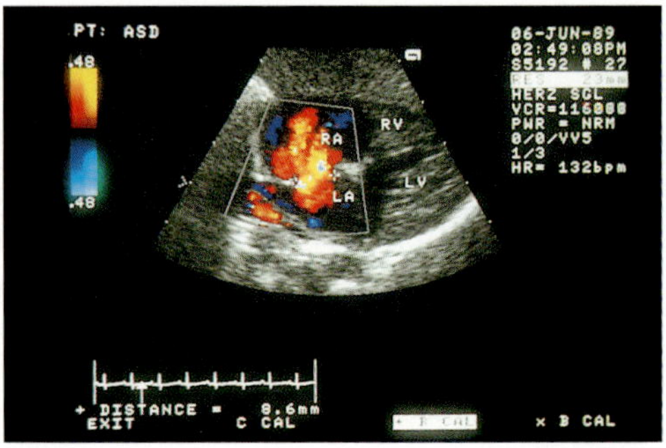

b

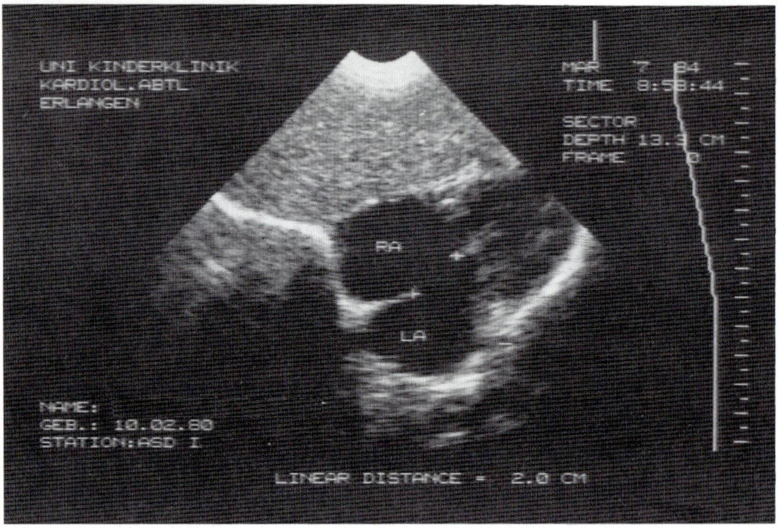

c

Abb. 14: Vorhofseptumdefekt:
a Ostium secundum-Defekt (apikaler Vierkammerblick). Der 1,5 cm messende Defekt ist im mittleren Drittel des Septums lokalisiert. Volumenbelastung des rechten Vorhofs (RA) und des rechten Ventrikels (RV).
b Farbcodierte Dopplersonographie bei großem Vorhofseptumdefekt in Ostium secundum-Position (Kreuze). Ausgeprägter Links-rechts-Shunt, der sich rot darstellt, da die Blutströmung auf den Schallkopf zugerichtet ist.
c Vorhofseptumdefekt in Ostium primum-Position mit einem Durchmesser von 2,0 cm (subkostaler Vierkammerblick). Der Defekt ist im unteren Teil des Vorhofseptums lokalisiert und durch Kreuze markiert.

Vergrößerung des rechten Vorhofs, des rechten Ventrikels und der Pulmonalarterie nachgewiesen werden kann.

Mit der Dopplersonographie kann das Verhältnis von Lungenfluß (Qp) zum Systemfluß (Qs) bestimmt werden. Hierzu muß die Querschnittsfläche der Aortenklappe und der Pulmonalklappe im zweidimensionalen Schnittbild bestimmt und andererseits die mittlere Flußgeschwindigkeit im Bereich der Pulmonalklappe und Aortenklappe dopplersonographisch gemessen werden.

Von einem operationsbedürftigen Vorhofseptumdefekt kann dann ausgegangen werden, wenn das Verhältnis Qp : Qs über 2 : 1 beträgt; dies entspricht einem Links-rechts-Shunt über dem Defekt von mehr als 50% des Kleinkreislaufminutenvolumens.

Ventrikelseptumdefekt (VSD)

Zur kompletten Darstellung des Ventrikelseptums sind vier Schnittebenen erforderlich: Die parasternale lange und kurze Achse sowie der apikale Vierkammer- und Fünfkammerblick. Die Differenzierung der verschiedenen Ventrikelseptumdefekte kann zuverlässig mit der Echokardiographie erfolgen.

Perimembranöser Ventrikelseptumdefekt. Perimembranöse Ventrikelseptumdefekte kommen in der parasternalen langen und kurzen Achse durch die Aortenwurzel zur Darstellung (Abb. 15a).

Muskulärer Ventrikelseptumdefekt. Neben dem perimembranösen Ventrikelseptumdefekt sind muskuläre Ventrikelseptumdefekte am häufigsten. Sie können in einer parasternalen langen und kurzen Achse sowie im Vierkammerblick abgebildet werden. Sie sind häufig klein und verlaufen geschlängelt durch das Ventrikelseptum, so daß sie oft nur mit der farbcodierten Dopplersonographie sicher nachgewiesen werden können (Abb. 15b, c).

Malalignment-Ventrikelseptumdefekt. Beim Malalignment-Ventrikelseptumdefekt handelt es sich um einen hochsitzenden, subaortal lokalisierten Ventrikelseptumdefekt, wobei die Aorta oder das entsprechende Systemgefäß über dem Ventrikelseptumdefekt reitet (s. Abb. 22: Fallot-Tetralogie).

Beurteilung der hämodynamischen Relevanz.
Wie beim Vorhofseptumdefekt können hierzu das zweidimensionale Schnittbild und die verschiedenen Dopplersonographieverfahren

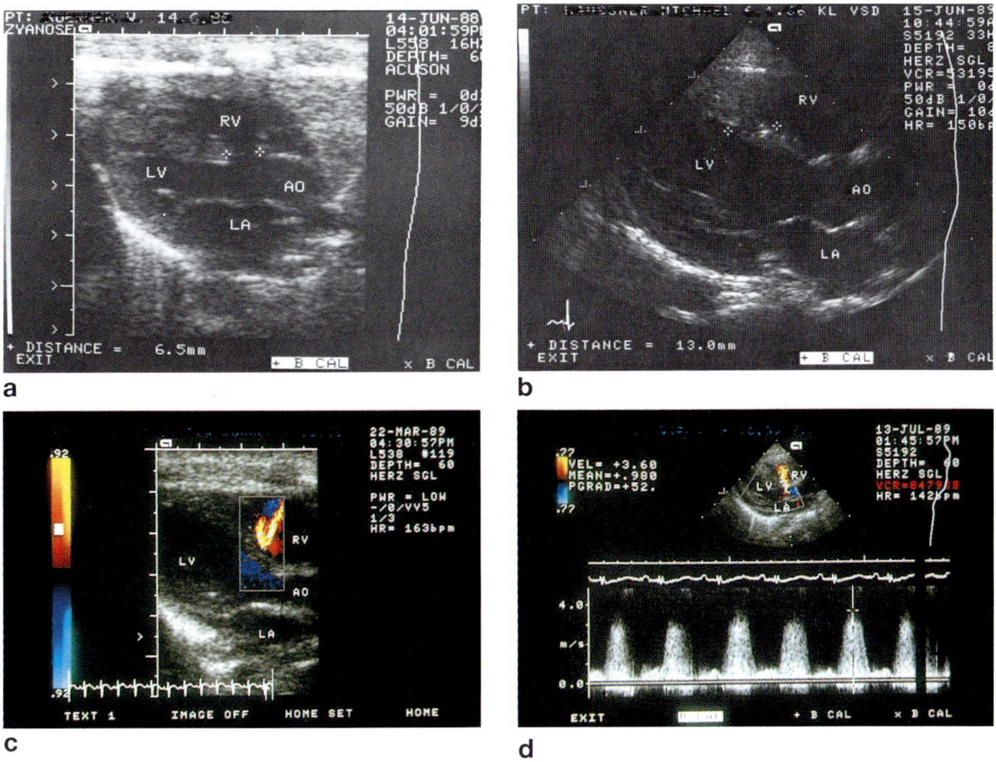

Abb. 15: Ventrikelseptumdefekt:
a Perimembranöser Ventrikelseptumdefekt (parasternale lange Achse). Der Defekt ist unmittelbar unterhalb der Aortenklappe lokalisiert und durch Kreuze markiert.
b Kleiner muskulärer Ventrikelseptumdefekt (parasternale lange Achse). Der Defekt stellt sich als 1 mm im Durchmesser messender Kanal in der Mitte des Kammerseptums dar (Kreuze).
c Farbcodierte Dopplersonographie bei kleinem

muskulärem Ventrikelseptumdefekt (parasternal lange Achse). Die Mündung des Defektes im Bereich des rechten Ventrikels ist durch zwei gelbweiße Farbwolken gekennzeichnet, die durch eine Flußbeschleunigung und die Überschreitung des Meßbereiches zustandekommen. d Quantifizierung des Druckgradienten zwischen linkem und rechtem Ventrikel durch dopplersonographische Flußmessungen im Bereich des Defektes. Im oberen Bildabschnitt ist der Defekt mit der farbcodierten Dopplersonographie dargestellt. Der Dopplerstrahl des CW-Dopplers ist mit der Flußrichtung des Jets identisch. Im unteren Bildabschnitt ist das dopplersonographische Flußspektrum aufgezeichnet. Einer Flußbeschleunigung von 3,6 m/s im Bereich des Defektes entspricht ein Druckgradient von 52 mmHg zwischen linkem und rechtem Ventrikel.

herangezogen werden. Im zweidimensionalen Schnittbild kann die Größe des Defektes bestimmt werden. Als Faustregel kann hierbei gelten, daß ein Ventrikelseptumdefekt größer als 4 mm Durchmesser primär immer zu einer pulmonalen Hypertonie führen kann. Mit dem zweidimensionalen Schnittbild bzw. mit dem M-mode läßt sich die Volumenbelastung des linken Vorhofes und Ventrikels morphometrisch erfassen. Für einen hämodynamisch wirksamen Defekt spricht ein vergrößerter linker Vorhof mit einem LA : AO-Quotienten von über 1,3 (normal: $\leq$ 1). Mit der Dopplersonographie kann das Flowverhältnis Qp : Qs wie beim Vorhofseptumdefekt bestimmt werden. Des weiteren läßt sich der Druckgradient zwischen linkem und rechtem Ventrikel quantifizieren (Abb. 15d). Der Druckgradient zwischen dem rechten und dem linken Ventrikel läßt sich nach der modifizierten Bernoulli-Gleichung (Druckgradient $\triangle P = 4 \times V^2$) bestimmen. Aus dem Druckgradienten und dem systolischen Blutdruck, der mittels Blutdruckmanschette gemessen werden kann, läßt sich dann der systolische Druck im rechten Ventrikel errechnen.

Partieller und kompletter Atrioventrikulardefekt

Beim *partiellen AV-Defekt* liegen zwei getrennte AV-Klappen vor, während beim *kompletten AV-Defekt* nur eine gemeinsame AV-Klappe vorhanden ist. Die AV-Klappensegel beim partiellen AV-Defekt haben häufig einen Spalt im vorderen Mitralsegel.

Beim kompletten AV-Defekt besteht ein Ventrikelseptumdefekt im Einlaßseptum und/oder ein tiefsitzender Defekt im Vorhofseptum. Die Morphologie der fehlgebildeten AV-Klappe kann echokardiographisch wesentlich besser als mit der Angiokardiographie erfaßt werden. Mit der Echokardiographie ist eine Darstellung der Größe des Vorhofseptumdefektes in Ostium primum-Position, der Größe des Ventrikelseptumdefektes und der Größe der beiden Ventrikel möglich (Abb. 16). Der besondere Vorteil der Echokardiographie bei den verschiedenen AV-Defekten liegt somit in der exakten morphologischen Beurteilung der AV-Klappen.

Mit der Dopplersonographie und insbesondere der farbcodierten Dopplersonographie kann die Funktion der AV-Klappen prä- und postoperativ überprüft werden. Hierbei lassen sich vor allem mit dem Farbdoppler das Vorhandensein einer Klappeninsuffizienz und deren Schweregrad gut beurteilen.

Persistierender Ductus arteriosus (PDA)

Der persistierende Ductus arteriosus stellt vor allem beim beatmeten unreifen Frühgeborenen ein Problem dar. Aufgrund der dreidimensionalen Anatomie und Luftüberlagerung aus dem rechten Hauptbronchus ist die direkte Darstellung eines offenen Duktus häufig schwierig. Gelegentlich gelingt es, den Duktus in einer suprasternalen langen Achse direkt sichtbar zu machen (Abb. 17a).

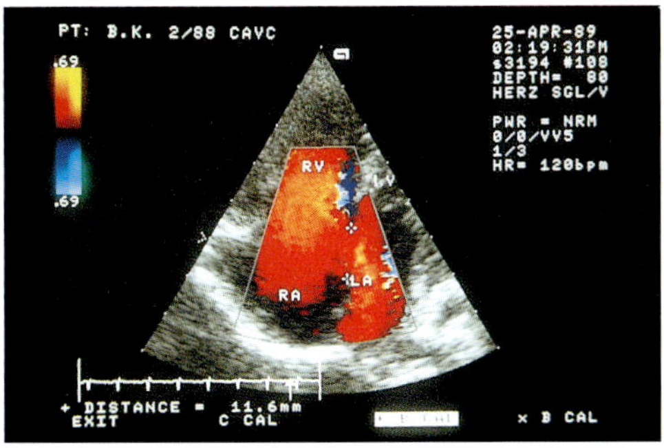

Abb. 16: Kompletter Atrioventrikulardefekt (AV-Defekt): Farbcodierte Dopplersonographie. Der Defekt ist durch Kreuze markiert. Das Bild ist in der Diastole bei geöffneter AV-Klappe aufgenommen. In dieser Phase des Herzzyklus ist die Blutströmung auf den Schallkopf zugerichtet, so daß sie rot wiedergegeben wird.

Beurteilung der hämodynamischen Relevanz.
Ein hämodynamisch wirksamer Duktus führt über den vermehrten Links-rechts-Shunt zu einer deutlichen Volumenbelastung des linken Vorhofes. Für einen großen Duktus spricht dabei ein LA : AO-Quotient von über 1,3. Des weiteren kann die hämodynamische Bedeutung eines offenen Duktus durch dopplersonographische Flußmessungen in der Aorta, in der Pulmonalarterie und in den großen Systemarterien erfolgen. Der Druckgradient zwischen Aorta und Pulmonalarterie wird aus der Höhe des diastolischen Einstroms in die Pulmonalarterie bestimmt, womit nichtinvasiv auf den Pulmonalarteriendruck geschlossen werden kann.

Der Nachweis eines offenen Ductus arteriosus mit der *farbcodierten Dopplersonographie* ist eine Blickdiagnose. Mit dem Farbdoppler gelingt die zweidimensionale Darstellung des retrograden Einstroms über den Duktus aus dem Bereich der Pulmonalisbifurkation. Während sich normalerweise die Blutströmung im Pulmonalarterienstamm homogen blau darstellt, kann beim offenen Ductus arteriosus im Bereich der Pulmonalisbifurkation ein retrograder diastolischer Einstrom nachgewiesen werden (Abb. 17b).

Obstruktionen im Ausflußtrakt des rechten Ventrikels

Mit der Echokardiographie lassen sich die verschiedenen Obstruktionen im Bereich des rechtsventrikulären Ausflußtraktes morphologisch erfassen. Es gelingt eine Differenzierung zwischen subvalvulärer, valvulärer und supravalvulärer Pulmonalstenose. Die Pulmonalarterie kann bis in den Bereich der Bifurkation, vor allem mit der farbcodierten Dopplersonographie, dargestellt werden. Periphere Pulmonalstenosen können jedoch nicht mit hinreichender Sicherheit echokardiographisch nachgewiesen werden, da störende Luftüberlagerungen die Darstellung der peripheren Pulmonalarterienäste verhindern.

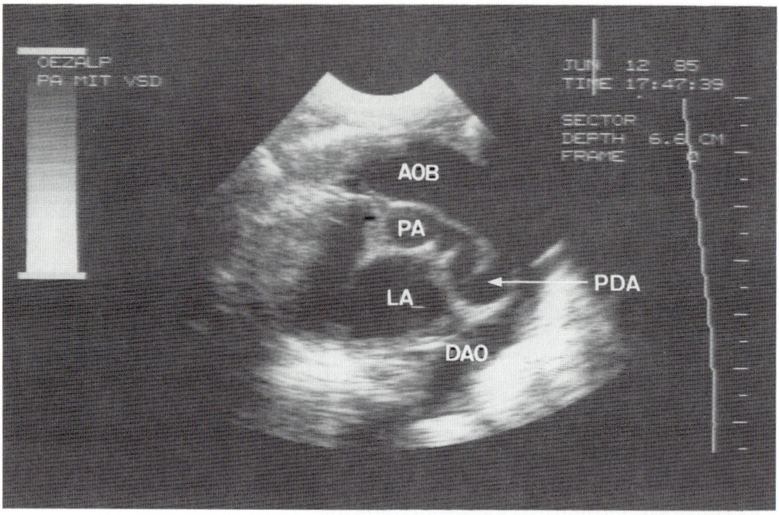

a

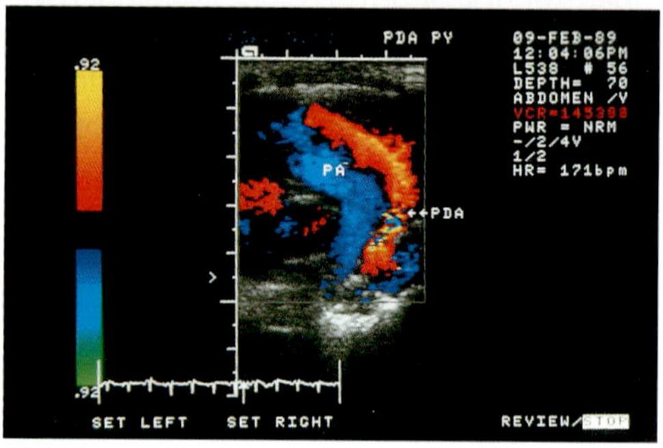

b

Abb. 17: Persistierender Ductus arteriosus:
a Zweidimensionale Darstellung eines offenen Ductus arteriosus (PDA) bei einem Kind mit Pulmonalatresie (suprasternale lange Achse durch den Aortenbogen).
b Farbcodierte Darstellung eines offenen Ductus arteriosus (parasternale lange Achse durch die Pulmonalarterie). Während sich die normale Blutströmung in der Pulmonalarterie (PA) blau darstellt, zeigt sich beim offenen Ductus ein retrograder diastolischer Einstrom über den Ductus (PDA), der auf den Schallkopf zugerichtet ist und deswegen rot wiedergegeben wird.

Pulmonalstenose

Der rechtsventrikuläre Ausflußtrakt, die Pulmonalklappe und der Pulmonalarterienstamm werden am besten in der parasternalen langen und kurzen Achse dargestellt (zweidimensionales Schnittbild).

Valvuläre Pulmonalstenose. Bei der *valvulären* Pulmonalstenose läßt sich die ungenügende Klappenöffnung mit Domstellung der Klappensegel in der Systole nachweisen (Abb. 18a). Dysplastische Pulmonalklappen stellen sich echogen dar. Bei hämodynamisch relevanten Stenosen findet sich häufig eine poststenotische Dilatation der Pulmonalarterie.

Subvalvuläre Pulmonalstenose. *Subvalvuläre* Stenosen findet man vor allem bei der Fallot-Tetralogie in Form einer Hypertrophie des Infundibulums. Beim *Double-chambered-right-ventricle* durchzieht ein hypertrophiertes Muskelbündel den rechten Ventrikel. Mit der Echokardiographie läßt sich von subkostal das akzessorische Muskelbündel gut darstellen.

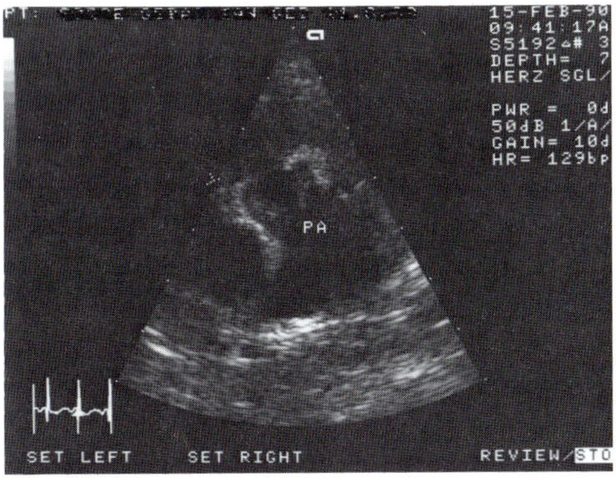

a

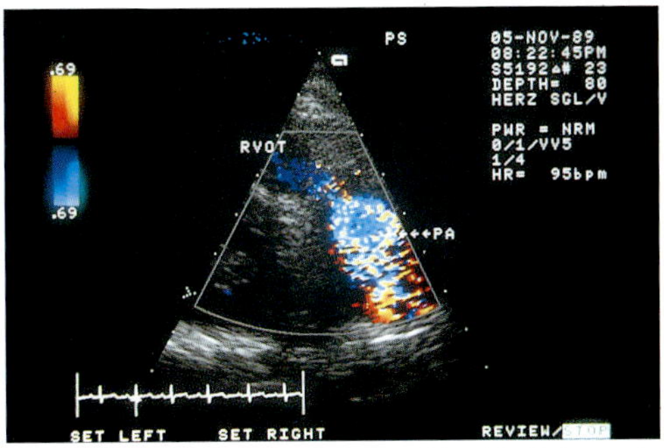

b

Abb. 18: Pulmonalstenose:
a Valvuläre Pulmonalstenose (parasternale lange Achse durch den Pulmonalarterienstamm). Deutliche Domstellung der Klappe mit ungenügender Öffnung in der Systole. Poststenotische Dilatation des Pulmonalarterienstammes.
b Farbcodierte Dopplersonographie bei hochgradiger valvulärer Pulmonalstenose (parasternale lange Achse durch die Pulmonalarterie). Die Blutströmung im Bereich des rechtsventrikulären Ausflußtraktes (RVOT) stellt sich normal blau dar. Im Bereich der Pulmonalklappe (PA) kommt es zu einem Umschlag der Farbe in ein Mosaik aus blau-weiß-gelben Farbpunkten, die durch eine Überschreitung des Meßbereichs aufgrund einer starken Flußbeschleunigung zustandekommen.

Supravalvuläre Stenose. Bei *supravalvulären* Stenosen läßt sich oberhalb der Pulmonalklappe meist eine sanduhrförmige Einschnürung darstellen.

Beurteilung der hämodynamischen Relevanz.
Mit der *Dopplersonographie* (CW-Doppler) kann die hämodynamische Bedeutung einer Pulmonalstenose sowie der Obstruktion im Bereich des rechtsventrikulären Ausflußtraktes erfaßt werden. Mit dem CW-Doppler ist die nichtinvasive Bestimmung des Druckgradienten möglich.

Mit der *farbcodierten Dopplersonographie* kann die Stenose qualitativ in Form eines gelb-grünen Mosaiks dargestellt werden. Der Ort der Stenose läßt sich mit dem Farbdoppler wesentlich sicherer als mit den anderen Dopplerverfahren erkennen. Insbesondere können periphere Pulmonalstenosen besser nachgewiesen werden (Abb. 18b).

Obstruktionen im Ausflußtrakt des linken Ventrikels – Fehlbildungen im Bereich der Aorta und der großen Gefäße

Aortenstenose

Mit der Echokardiographie kann die Lokalisation einer Engstelle im Bereich des linksventrikulären Ausflußtraktes sicher dargestellt werden. Wie bei der Pulmonalstenose ist eine Differenzierung zwischen subvalvulärer, valvulärer und supravalvulärer Stenose möglich.

Valvuläre Aortenstenose. Darstellung der Aortenklappe in der parasternalen langen und kurzen Achse. Echokardiographisch lassen sich hierbei verdickte Klappensegel, die sich während der Systole nur ungenügend öffnen, darstellen (Abb. 19a). In der parasternalen kurzen Achse kann zwischen bi- und trikuspider Aortenklappe differenziert werden. In der parasternalen langen Achse läßt sich eine Domstellung der verdickten Aortenklappensegel in der Systole sowie eine poststenotische Dilatation der Aorta ascendens nachweisen.

Subvalvuläre Aortenstenose. Bei der subvalvulären Aortenstenose muß zwischen einer idiopathisch-hypertrophen Subaortenstenose (IHSS) und einer subvalvulären Membran- oder Ringstenose unterschieden werden (Abb. 19b).

Supravalvuläre Aortenstenose. Bei der supravalvulären Aortenstenose läßt sich meist eine sanduhrförmige Einschnürung der Aorta ascendens echokardiographisch nachweisen (Abb. 19c).

Beurteilung der hämodynamischen Relevanz.
Bei der echokardiographischen Untersuchung spricht ein erheblich hypertrophierter linker Ventrikel für eine hämodynamisch relevante Stenose. Die hämodynamische Bedeutung kann zuverlässig mit dem CW-Doppler durch Bestimmung des Druckgradienten von supraster-

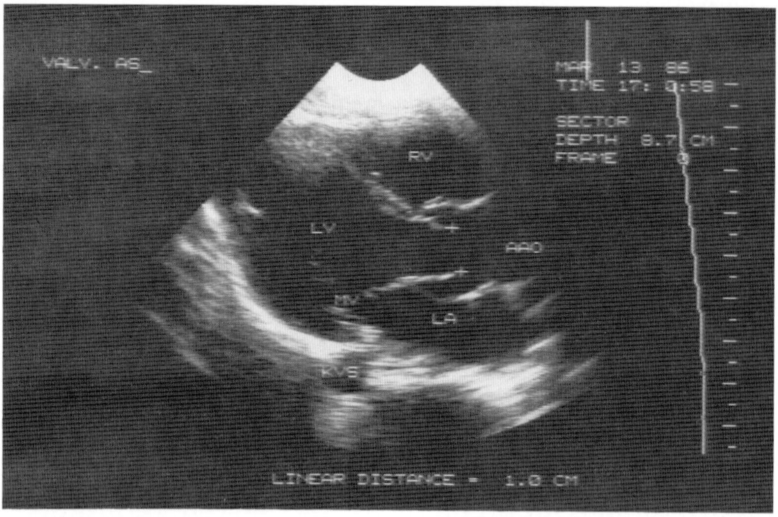

a

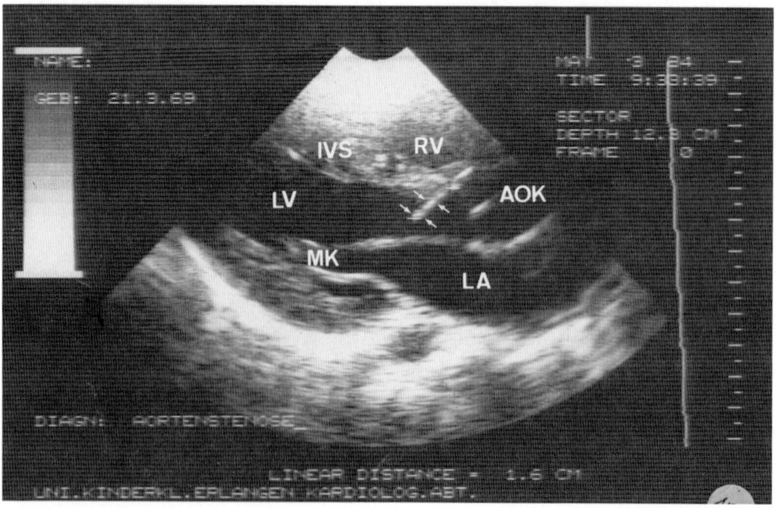

b

Abb. 19: Aortenstenose:
a Valvuläre Aortenstenose (parasternale lange Achse durch den linken Ventrikel). Ungenügende Öffnung der verdickten Aortenklappensegel während der Systole (Kreuze).
b subvalvuläre Membran im Bereich des linksventrikulären Ausflußtraktes (parasternale lange Achse durch den linken Ventrikel). Die Membran ist durch Pfeile markiert.

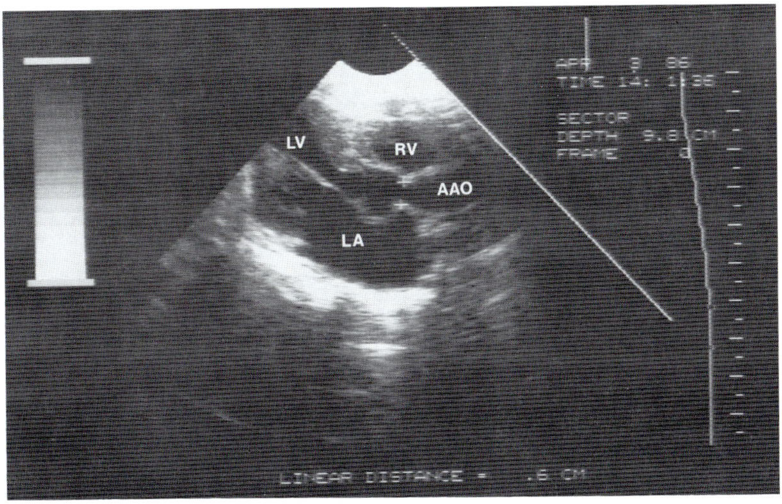

c

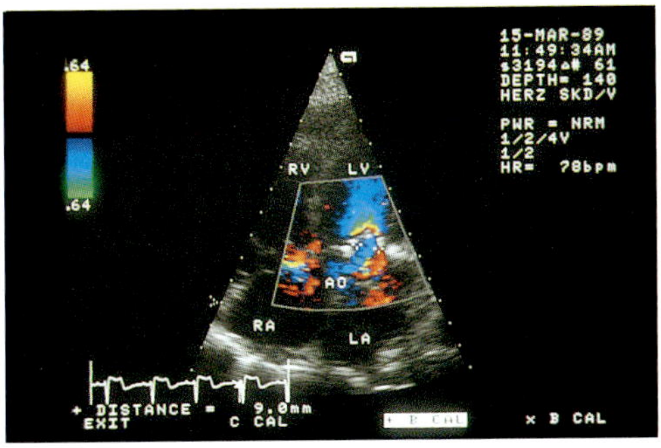

d

c Supravalvuläre Aortenstenose (parasternal lange Achse). Oberhalb der Aortenklappe kommt es zu einer sanduhrförmigen Einschnürung der Aorta ascendens (Kreuze).
d Farbcodierte Dopplersonographie bei hochgradiger subvalvulärer Ringstenose (apikaler Fünf-Kammerblick). Im Bereich des linksventrikulären Ausflußtraktes kommt es zu einer deutlichen Flußbeschleunigung im Bereich der Stenose, die durch einen Umschlag der normalen blauen Farbe in gelb-rot gekennzeichnet ist (Kreuze).

nal, rechts- und links-parasternal sowie apikal bestimmt werden. Der höchste dopplersonographisch ermittelte Druckgradient entspricht dabei am ehesten den invasiv im Herzkatheterlabor gemessenen Werten.

Mit der *farbcodierten Dopplersonographie* läßt sich die Blutströmung im linksventrikulären Ausflußtrakt und der Aorta ascendens zweidimensional darstellen. Bei Vorliegen einer Stenose kommt es zu einem Überschreiten des Meßbereiches, so daß die Blutströmung mosaikartig gelb-grün wiedergegeben wird (Abb. 19d).

Aortenisthmusstenose

Die Aortenisthmusstenose kann in der suprasternalen langen Achse durch Darstellung des Aortenbogens im zweidimensionalen Schnittbild nachgewiesen werden. Hierbei gilt es, zwischen einer lokalisierten Engstelle im Isthmusbereich, langstreckigen tubulären Stenosen sowie Hypoplasien des gesamten Aortenbogens und einem unterbrochenen Aortenbogen zu unterscheiden (Abb. 20a).

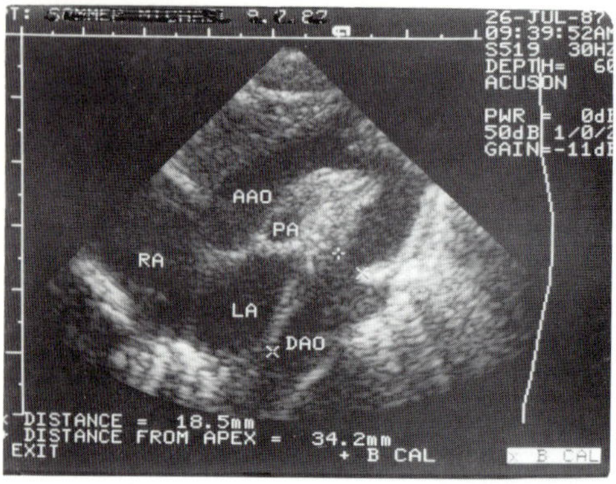

a

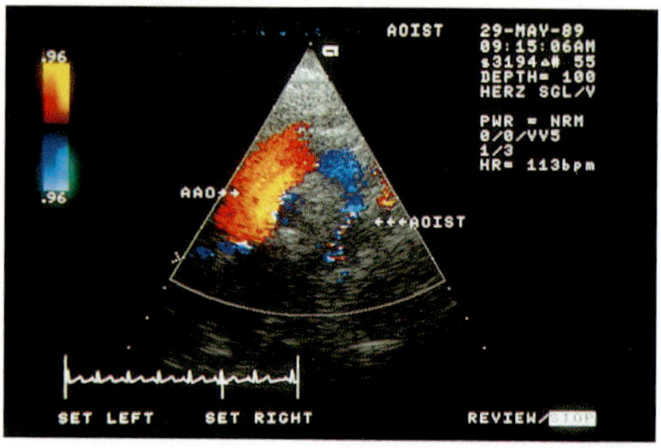

b

Abb. 20: Aortenisthmusstenose: a Hochgradige Aortenisthmusstenose (suprasternale lange Achse durch den Aortenbogen). Neben der Einengung im Isthmusbereich (Kreuze) zeigt sich eine leichte Hypoplasie des Aortenbogens. b Farbcodierte Dopplersonographie der Blutströmung in der Aorta bei hochgradiger Aortenisthmusstenose (suprasternale lange Achse). Die Blutströmung in der dilatierten Aorta ascendens (AAO) ist auf den Schallkopf zugerichtet und stellt sich rot dar. Im Bereich des Aortenbogens und der descendierenden Aorta ist die Blutströmung vom Schallkopf weggerichtet, so daß sie blau wiedergegeben wird. Im Bereich der Isthmusstenose (AOIST) fadenför-

Bestimmung der hämodynamischen Relevanz. Die hämodynamische Bedeutung einer Aortenisthmusstenose läßt sich am besten mit der Dopplersonographie erfassen. Mit dem CW-Doppler kann die Blutströmung im Bereich der Stenose gemessen werden. Hierbei erkennt man einen turbulenten beschleunigten Fluß während der Systole und der Diastole. Ein ausschließlich auf die Systole beschränkter Gradient spricht für eine milde, hämodynamisch nicht besonders wirksame Stenose. Hämodynamisch bedeutsame Stenosen sind durch einen systolisch-diastolischen Gradienten gekennzeichnet.

Mit der *farbcodierten Dopplersonographie* lassen sich hochgradige, langstreckige Stenosen wesentlich besser abbilden als mit der zweidimensionalen Echokardiographie allein (Abb. 20b).

Koronargefäßanomalien

Beim *Bland-White-Garland-Syndrom* kann in einer parasternalen kurzen Achse durch die Aortenwurzel nur der Ursprung der linken Koronararterie dargestellt werden. Bei der sorgfältigen Inspektion der Pulmonalarterie läßt sich häufig der Fehlabgang der rechten Koronararterie aus dem Pulmonalarterienstamm nachweisen (Abb. 21a). Das zweidimensionale Schnittbild zeigt in der Regel einen dilatierten linken Ventrikel mit eingeschränkter Kontraktilität. Hierbei fällt vor allem die Echogenität der Papillarmuskeln des linken Ventrikels auf. Mit der Dopplersonographie kann im Bereich der Einmündung der Koronararterie in den Pulmonalarterienhauptstamm ein diastolischer Einstrom im Sinne eines Links-rechts-Shunts gefunden werden.

Aneurysmen der Koronararterien treten bei ca. 20% der Kinder mit *Kawasaki-Syndrom* auf. Der proximale Anteil beider Koronararterien läßt sich in einer parasternalen kurzen Achse durch die Aortenwurzel nachweisen. Koronaraneurysmen sind durch unregelmäßige Wandkonturen und eine deutliche Dilatation des Lumens über 3 mm gekennzeichnet (Abb. 21b). Um das gesamte Ausmaß des Befalls der Koronararterien beim Kawasaki-Syndrom zu erfassen, sollte beim echokardiographischen Nachweis von Aneurysmen im proximalen Anteil der Koronararterien immer eine Koronarangiographie durchgeführt werden.

mige Darstellung der Blutströmung in Form eines weiß-blau-roten Mosaiks.

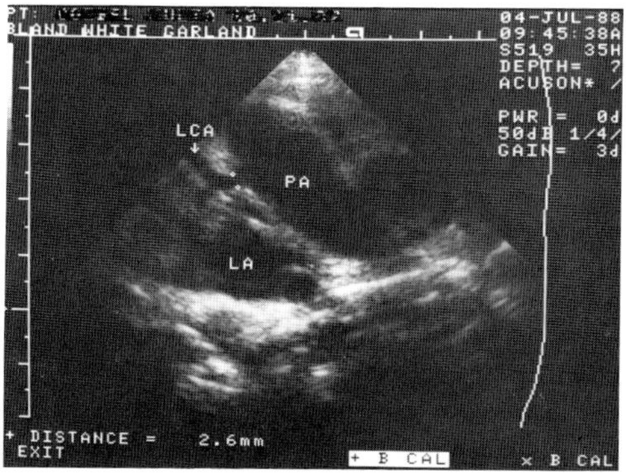

a

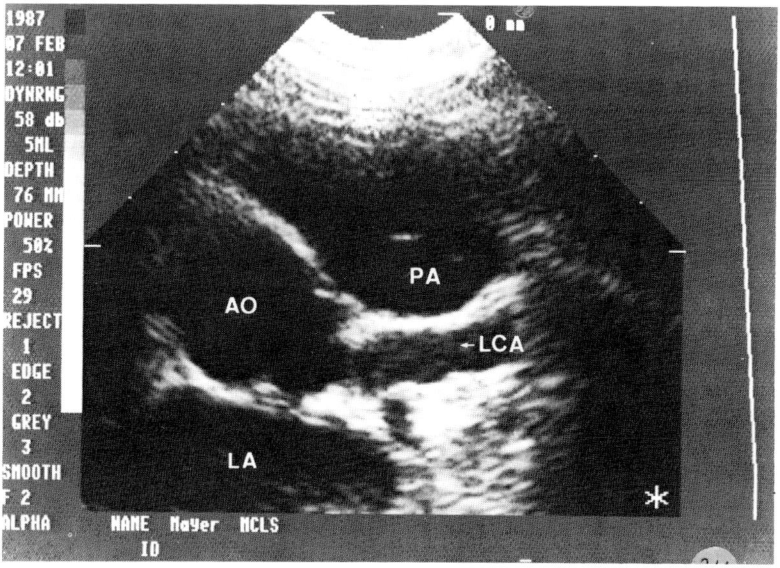

b

Abb. 21: Koronargefäßanomalien: a Bland-White-Garland-Syndrom mit Fehlabgang der linken Koronararterie aus dem Pulmonalarterienstamm (parasternale lange Achse durch den Pulmonalarterienstamm), b Koronargefäßaneurysmen bei Kawasaki-Syndrom (parasternale kurze Achse durch die Aortenwurzel). Deutliche Dilatation der linken Koronararterie mit unregelmäßigen Wandkonturen (LCA).

Anomalien des Ursprungs der großen Gefäße – komplexe Herz-Gefäßmißbildungen mit Rechts-links-Shunt und Zyanose

Fallot-Tetralogie

Die Diagnose erfolgt in der parasternalen langen Achse und im Vierkammerblick (Abb. 22a). Mit dem *CW-Doppler* läßt sich in der parasternalen kurzen Achse durch den rechtsventrikulären Ausflußtrakt und die Pulmonalarterie der Druckgradient über dem rechtsventrikulären Ausflußtrakt und der Pulmonalstenose nichtinvasiv bestim-

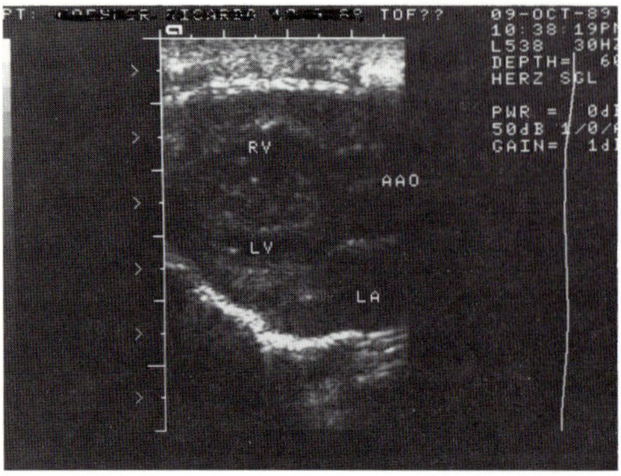

a

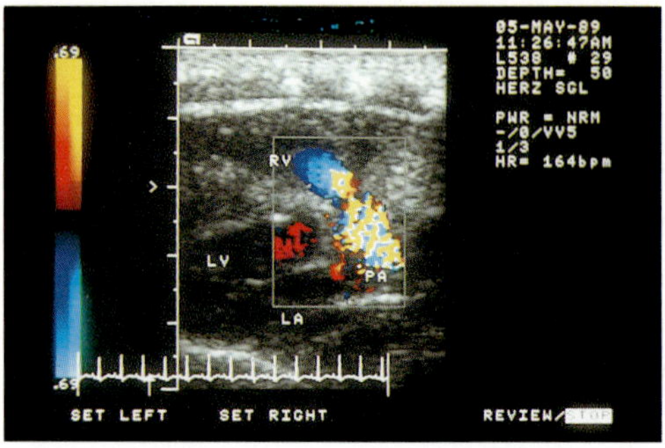

b

Abb. 22: Fallot-Tetralogie:
a (parasternale lange Achse) Darstellung einer über einem Ventrikelseptumdefekt reitenden Aorta ascendens, die zu gleichen Teilen aus dem hypertrophierten rechten Ventrikel und dem linken Ventrikel entspringt.
b Farbcodierte Dopplersonographie der Blutströmung in der Pulmonalarterie bei Fallot-Tetralogie (parasternale lange Achse durch den Pulmonalarterienstamm). Normale Blutströmung in der Pulmonalarterie (blau). Im Bereich des rechtsventrikulären Ausflußtraktes und der Pulmonalarterie kommt es zu einem Umschlag der Farbe in ein Mosaik aus gelb-grün, bedingt durch eine deutliche Überschreitung des Meßbereiches.

men. Mit der *farbcodierten Dopplersonographie* können der rechtsventrikuläre Ausflußtrakt, die Pulmonalstenose und die hypoplastischen Pulmonalarterien wesentlich besser in Form eines gelb-grünen Mosaiks dargestellt werden als mit der konventionellen Echokardiographie (Abb. 22b). Eine Quantifizierung der Blutströme ist jedoch nicht möglich. Besonders hilfreich ist die farbcodierte Dopplersonographie zur Differenzierung zwischen der Fallot-Tetralogie und der Pulmonalatresie mit Ventrikelseptumdefekt.

D-Transposition der großen Arterien

Die Diagnose erfolgt in der parasternalen langen und kurzen Achse durch den links- und rechtsventrikulären Ausflußtrakt. Hierbei kann der parallele Abgang beider großen Arterien aus dem Herzen nachgewiesen werden, wobei die Aorta aus dem vorne gelegenen rechten und die Pulmonalarterie aus dem hinten gelegenen linken Ventrikel entspringt (Abb. 23). Bei der D-Transposition der großen Arterien muß immer nach zusätzlichen Fehlbildungen wie einem offenen Ductus arteriosus (Dopplersonographie), einem Ventrikelseptumdefekt, einer Pulmonalstenose sowie einem Vorhofseptumdefekt gefahndet werden.

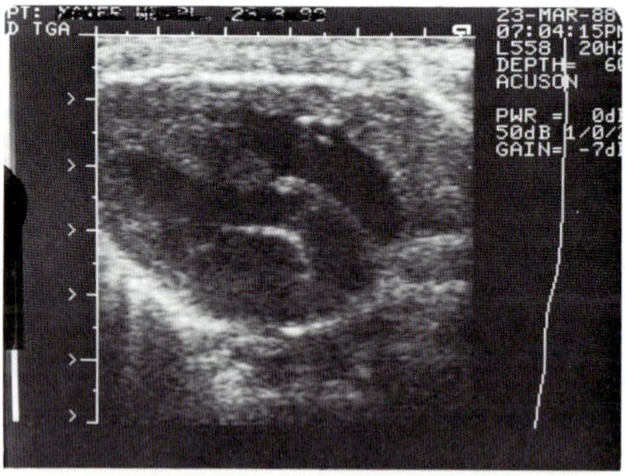

Abb. 23: D-Transposition der großen Arterien: (parasternale lange Achse). Paralleler Ursprung der großen Arterien aus dem Herzen, wobei die Aorta aus dem vorne gelegenen rechten Ventrikel und die Pulmonalarterie auf dem hinten gelegenen linken Ventrikel hervorgehen.

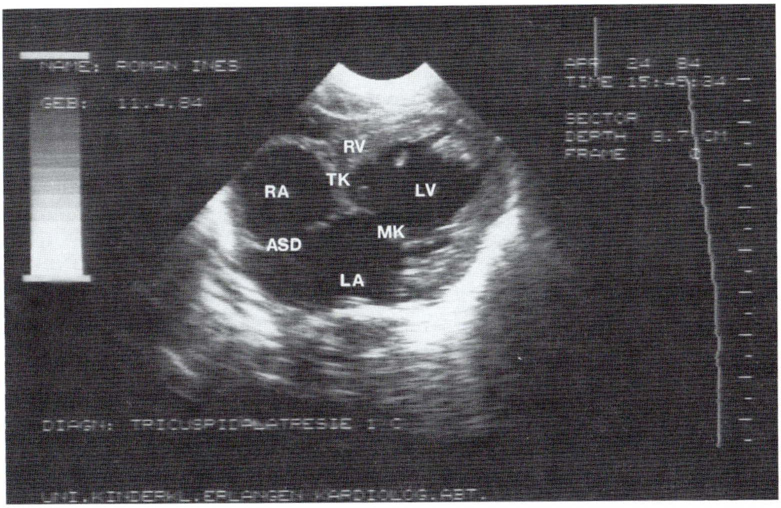

a

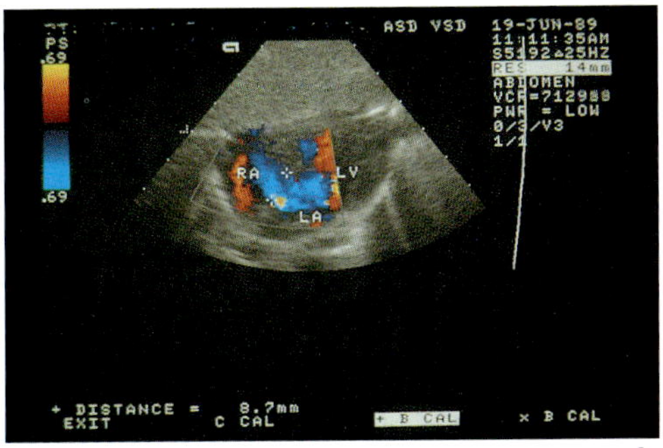

b

Abb. 24: Trikuspidalatresie (subkostaler Vierkammerblick)
a Darstellung einer atretischen Trikuspidalklappe, eines Vorhofseptumdefektes in Ostium secundum-Position und eines rudimentären rechten Ventrikels.
b Farbcodierte Dopplersonographie bei Trikuspidalatresie mit Vorhof- und Ventrikelseptumdefekt (subkostaler Vier-Kammer-blick). Über einen großen Vorhofseptumdefekt in Ostium secundum-Position (Kreuze) erfolgt auf Vorhofebene ein Rechts-links-Shunt vom rechten zum linken Vorhof, der sich blau darstellt, da die Blutströmung vom Schallkopf weggerichtet ist. Über einen Ventrikelseptumdefekt erfolgt ein Links-rechts-Shunt vom linken in den rechten Ventrikel. Da die Blutströmung in diesem Fall zum Schallkopf hin gerichtet ist, wird der Links-rechts-Shunt rot abgebildet.

Trikuspidalatresie

Echokardiographisch läßt sich die Trikuspidalatresie am besten im Vierkammerblick nachweisen. Hierbei stellt sich die Trikuspidalklappe als echogene Membran dar (Abb. 24a). In der Regel besteht ein Vorhofseptumdefekt mit Rechts-links-Shunt auf Vorhofebene sowie meist ein Ventrikelseptumdefekt mit Links-rechts-Shunt auf Ventrikelebene. Die Shuntverhältnisse lassen sich klar mit der farbcodierten Dopplersonographie nachweisen (Abb. 24b). Die Größe des rechten Ventrikels hängt in erster Linie vom Links-rechts-Shunt auf Ventrikelebene und damit von der Größe des Ventrikelseptumdefektes ab. Sie kann zwischen extrem hypoplastisch bis nahezu normal variieren.

Truncus arteriosus communis

Echokardiographisch zeigt sich in der parasternalen Längsachse ähnlich wie bei Fehlbildungen aus dem Fallot-Formenkreis ein über dem Ventrikelseptum reitendes großes Systemgefäß (Abb. 25). Die Darstellung einer rechtsventrikulären Ausflußbahn wie bei der Fallot-Tetralogie und der Pulmonalatresie mit Ventrikelseptumdefekt gelingt

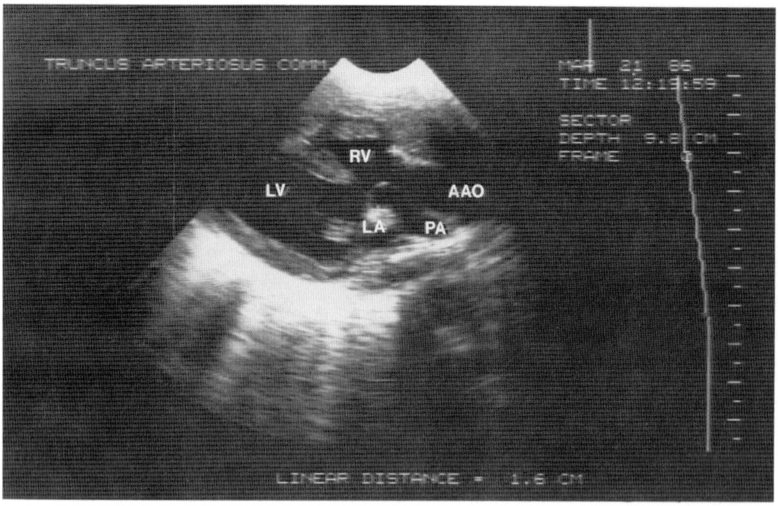

Abb. 25: Truncus arteriosus communis Typ A I (parasternale lange Achse). Darstellung eines über dem Ventrikelseptumdefekt reitenden Systemgefäßes (Truncus communis), das sich in die Aorta ascendens und den Pulmonalarterienstamm teilt.

nicht. Diese Fehlbildungen müssen differentialdiagnostisch abgegrenzt werden. Zum Nachweis eines Truncus arteriosus communis eignen sich neben der parasternalen und suprasternalen langen Achse vor allem hohe parasternale Querschnitte. Mit der *Dopplersonographie* kann die Insuffizienz der Trunkusklappe erfaßt werden. Dies gelingt vor allem mit der farbcodierten Dopplersonographie.

Singulärer Ventrikel

Beim Fehlbildungskomplex des singulären Ventrikels fließt das Blut aus zwei oder einem gemeinsamen Vorhof über zwei oder eine gemeinsame Atrioventrikularklappe in eine einzige große Kammer. Aus der gemeinsamen Kammer entspringt ein großes arterielles Gefäß direkt und das zweite über eine rudimentäre Auslaßkammer.

Die echokardiographische Untersuchung erfolgt am besten im apikalen und subkostalen Vier-Kammerblick, wobei kein Einlaßventrikelseptum gefunden wird (Abb. 26). Die atrioventrikuläre Verbindung er-

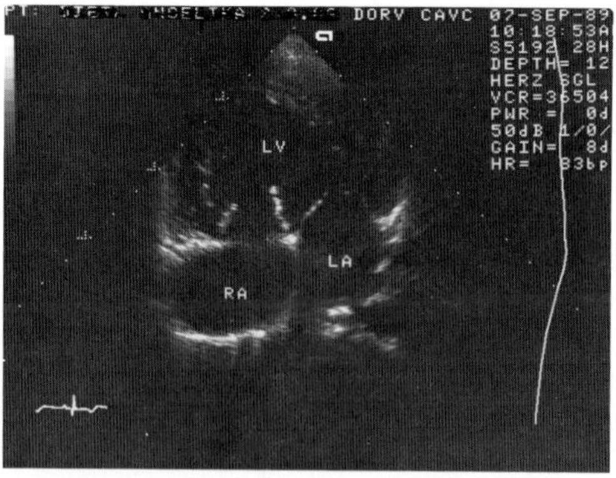

Abb. 26: Singulärer Ventrikel (apikaler Vier-Kammerblick). Darstellung einer einzelnen Ventrikelhöhe sowie eines rechten und linken Vorhofs mit zwei AV-Klappen, die in den gemeinsamen Ventrikel drainieren.

folgt in der Regel über zwei getrennte AV-Klappen. In seltenen Fällen kann auch eine gemeinsame AV-Klappe oder eine Atresie der linken bzw. rechten AV-Klappe im Vier-Kammerblick nachgewiesen werden.

Hypoplastisches Linksherz

Die echokardiographische Untersuchung kann sowohl in der parasternalen langen Achse als auch im apikalen und subkostalen Vier-Kammerblick erfolgen. In der Regel ist die Aorta ascendens extrem hypoplastisch (Durchmesser < 6 mm). Der linke Ventrikel hat meist nur ein schlitzförmiges Cavum. Die Kontraktilität ist aufgrund einer gleichzeitig bestehenden Endokardfibrose deutlich eingeschränkt. Der rechte Vorhof, der rechte Ventrikel und die Pulmonalarterie sind deutlich vergrößert (Abb. 27a, b). Die atretische Mitralklappe stellt sich als echogene Membran dar. Bei der Aortenklappenatresie erfolgt die Perfusion der Aorta ascendens und der Koronararterien retrograd über einen offenen Ductus arteriosus.

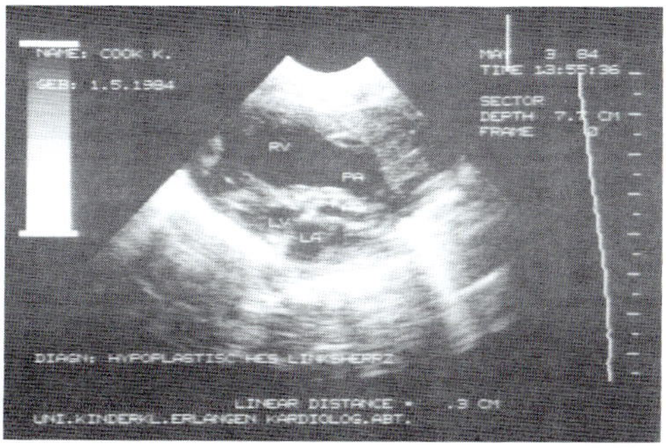

a

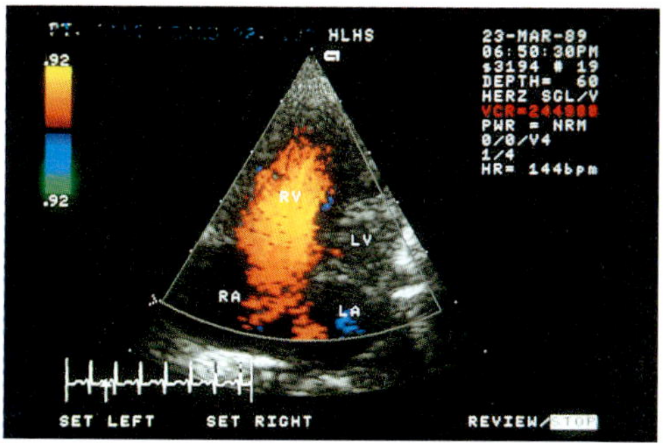

b

Abb. 27: Hypoplastisches Linksherz:
a (parasternale lange Achse) Hypoplasie des linken Ventrikels, der Aorta ascendens sowie des linken Vorhofs. Atresie der Mitralklappe und Aortenklappe. Großer rechter Ventrikel und Pulmonalarterienstamm.
b Farbcodierte Dopplersonographie beim hypoplastischen Linksherz-Syndrom (apikaler Vier-Kammerblick): Hypoplastischer linker Vorhof und Ventrikel. Über die Mitralklappe kann keine transvalvuläre Blutströmung nachgewiesen werden, was für eine Mitralatresie spricht. Über den Vorhofseptumdefekt erfolgt ein Links-rechts-Shunt vom linken Vorhof in den rechten Vorhof. Unauffällige Blutströmung zwischen rechtem Vorhof und rechtem Ventrikel. Die Blutströmung in diesem Bereich ist auf den Schallkopf zugerichtet und stellt sich rot dar.

Kardiomyopathien

Mit Hilfe der Echokardiographie kann zwischen hypertropher und dilatativer Kardiomyopathie unterschieden werden.

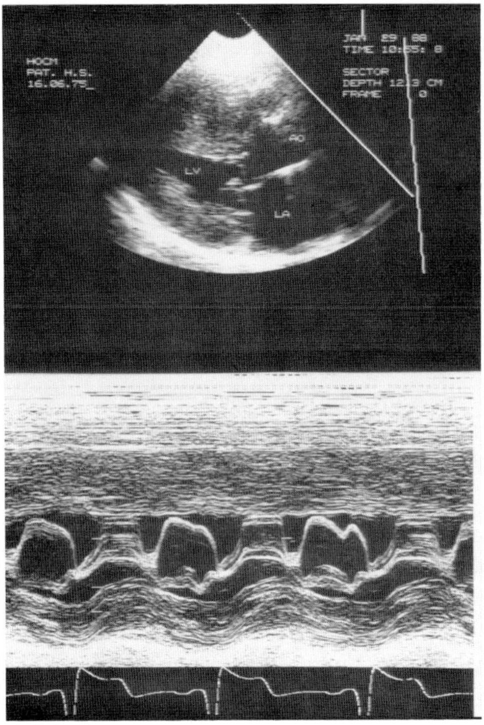

a

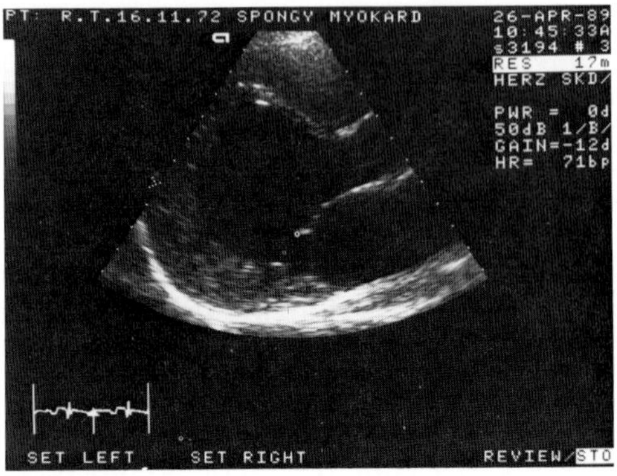

b

Abb. 28: Kardiomyopathien:
a Hypertrophe obstruktive Kardiomyopathie (idiopathische hypertrophe Subaortenstenose). Der obere Bildabschnitt zeigt eine parasternale lange Achse durch den linken Ventrikel mit ausgeprägter asymmetrischer Hypertrophie des Ventrikelseptums, die den linksventrikulären Ausflußtrakt einengt. Im zweidimensionalen Schnittbild erkennt man das Anschlagen des anterioren Mitralsegels am Ventrikelseptum, der untere Bildabschnitt zeigt das m-Mode im Bereich der Mitralklappe mit der systolischen Vorwärtsbewegung des anterioren Mitralsegels SAM (= systolic anterior movement).
b Dialatative Kardiomyopathie des linken Ventrikels bei Texturstörung des linksventrikulären Myokards (parasternale lange Achse). Das Bild zeigt einen deutlich dilatierten linken Ventrikel. Bei der real-time-Untersuchung fiel die schlechte Kontraktilität des linken Ventrikels auf.

Hypertrophe Kardiomyopathie

Bei der *nicht-obstruktiven* Form liegt eine konzentrische Hypertrophie des linken Ventrikels ohne Obstruktion, bei der *obstruktiven* hypertrophen Kardiomyopathie eine asymmetrische Hypertrophie des Ventrikelseptums vor, die zu einer Einengung des linksventrikulären Ausflußtraktes in der Systole führt. Die echokardiographische Differentialdiagnose der hypertrophen Kardiomyopathien erfolgt in der parasternalen langen bzw. kurzen Achse sowie im apikalen und subkostalen Vier-Kammerblick. Hierbei kann die konzentrische Hypertrophie des linken Ventrikels oder die asymmetrische Verdickung des Ventrikelseptums direkt nachgewiesen werden. In der parasternalen langen Achse läßt sich die systolische Vorwärtsbewegung des anterioren Mitralsegels (SAM-Phänomen = „systolic anterior movement") im M-mode nachweisen (Abb. 28 a).

Dilatative Kardiomyopathie (Abb. 28 b)

Bei der ätiologisch unklaren ditatativen Kardiomyopathie müssen in erster Linie Koronargefäßanomalien, wie das Bland-White-Garland-Syndrom (s. S. 40), Myokarditiden und die Endokardfibroelastose abgegrenzt werden. Bei der Endokardfibroelastose zeigt sich ein dilatierter linker Ventrikel mit eingeschränkter Kontraktilität und echogener endokardialer Abgrenzung. Ähnliche echogene Veränderungen im Bereich des Endokards wie bei der Endokardfibrose können beim Bland-White-Garland-Syndrom als Folge multipler Myokardinfarkte vor allem im Bereich der Papillarmuskeln gefunden werden. Bei der real-time-Untersuchung zeigt sich ein dilatierter linker Ventrikel mit eingeschränkter Kontraktilität. Im M-mode ist die Verkürzungsfraktion deutlich unter 30 % erniedrigt. Häufig liegt eine mehr oder weniger ausgeprägte AV-Klappeninsuffizienz vor, die mit der farbcodierten Dopplersonographie nachgewiesen werden kann.

Zusammenfassung

Die zweidimensionale Echokardiographie stellt heute das bildgebende Verfahren der ersten Wahl bei der nichtinvasiven kardiologischen Diagnostik dar. Insbesondere bei kritisch kranken, zyanotischen oder herzinsuffizienten Neugeborenen ist innerhalb kurzer Zeit eine Entscheidung zwischen kardialen und nichtkardialen Erkrankungen möglich. Beim Nachweis einer kardialen Fehlbildung kann die invasive Herzkatheterdiagnostik und die chirurgische Therapie gezielt zum optimalen Zeitpunkt durchgeführt werden. Im Vergleich zur Angiokardiographie lassen sich alle wesentlichen pathologisch-anatomischen Veränderungen sicher nachweisen. Die Morphologie der AV-Klappen beim AV-Defekt kann mit der Echokardiographie wesentlich besser dargestellt werden als mit der Angiographie. Probleme ergeben sich bei der Beurteilung des Koronararterienverlaufes, der Beurteilung der peripheren Pulmonalarterien und Pulmonalvenen. In manchen Fällen ist die echokardiographische Darstellung einer hochgradigen Aortenisthmusstenose und pathologischer Gefäßringe schwierig, da störende Luftüberlagerungen aus vorgeschalteten Lungenabschnitten die Abbildung verhindern.

Mit der Dopplersonographie können Klappenstenosen und -insuffizienzen in der Regel sehr gut quantifiziert werden. Mit Hilfe der modifizierten Bernoulli-Gleichung kann der Druckgradient über der entsprechenden Klappe nichtinvasiv bestimmt und die hämodynamische Relevanz beurteilt werden. Die Indikation zur Ballondilatation einer valvulären Pulmonalstenose oder zur Kommisurotomie einer valvulären Aortenstenose bzw. zum Aortenklappenersatz kann heute ohne eine Herzkatheteruntersuchung allein aufgrund einer dopplersonographischen Flußmessung erfolgen. Beim Ventrikelseptumdefekt läßt sich der Druckgradient zwischen den Ventrikeln nichtinvasiv bestimmen. Aus dem systolischen Blutdruck kann dann der systolische Druck im rechten Ventrikel berechnet und die hämodynamische Relevanz des Defektes abgeschätzt werden. Weiterhin ist eine Bestimmung der Blutflußvolumina in der Aorta und Pulmonalarterie möglich, womit die hämodynamische Relevanz von Shuntvitien (VSD, ASD, Duktus) beurteilt werden kann.

Mit zunehmender Verbesserung der Echokardiographiegeräte werden in naher Zukunft immer mehr Herzfehler allein aufgrund dopplerechokardiographischer Diagnosen operiert werden können. Nichtverzichtbare Herzkatheteruntersuchungen lassen sich auf ein Mindestmaß reduzieren und können dann zum optimalen Zeitpunkt durchgeführt werden. Die genaue Kenntnis der pathologischen Anatomie bereits vor der Herzkatheteruntersuchung kann die Bestrahlungsdosis der Katheterisierung auf ein Minimum reduzieren helfen.

Literatur:

Biamino, G., L. Lange: Echocardiographie. Hoechst (1983)

Hatle, L., B. Angelsen: Doppler ultrasound in Cardiology. Physical principles and clinical applications. Lea & Febiger 2nd ed. Philadelphia (1985)

Kruck, I., G. Biamino: Quantitative Methoden in der M-Mode-, 2 D- und Doppler-Echokardiographie. Boehringer, Mannheim (1988)

Nanda, N. C.: Atlas of color Doppler echocardiography. Lea & Febiger; Philadelphia, London (1989)

Nanda, N. C.: Textbook of Color Doppler echocardiography. Lea & Febiger; Philadelphia, London (1989)

Peters, H., K. H. Deeg, D. Weitzel: Die Ultraschalluntersuchung des Kindes. Springer; Berlin, 107–155 (1987)

Pfefferkorn, J.: Kinderechokardiographie. Thieme, Stuttgart (1988)

Redel, A. D.: Color blood flow imaging of the heart. Springer; Berlin, Heidelberg, New York (1988)

Silverman, N. H., A. R. Snider: Two-Dimensional echocardiography in congenital heart disease. Appleton-Century-Crofts, Norwalk, Connecticut (1982)

Snider, A. R.: Use and abuse of the echocardiogramm. Pediatric clinics of North America 31: 1345–1366 (1984)

Abkürzungen

AO	= Aorta
AOB	= Aortenbogen
AAO	= Aorta ascendens
ACL	= A. carotis communis links
ACR	= A. carotis communis rechts
AK	= Aortenklappe
CT	= Chordae tendineae
DAO	= Aorta descendens
IVS	= Interventrikularseptum
KVS	= Koronarvenensinus
LA	= linker Vorhof
LAS	= A. subclavia links
LV	= linker Ventrikel
MB	= Moderatorband
MK	= Mitralklappe
PA	= Pulmonalarterienstamm
PM	= Papillarmuskel
PK	= Pulmonalklappe
PV	= Pulmonalvene
RA	= rechter Vorhof
RAS	= A. subclavia rechts
RPA	= rechte Pulmonalarterie
RV	= rechter Ventrikel
TBC	= Truncus brachiocephalicus
VA	= Vena anonyma
TK	= Trikuspidalklappe
VBC	= Vena brachiocephalica
VCS	= Vena cava superior
VHS	= Vorhofseptum

Invasive Diagnostik

von J. Apitz

Unter invasiver Diagnostik lassen sich alle transkutanen Untersuchungsmethoden zusammenfassen, d.h. alle Untersuchungsmethoden, bei denen es notwendig ist, aus diagnostischen Gründen die Haut entweder zur Punktion eines Gefäßes oder aber zur Freilegung eines Gefäßes zu verletzen. In der kardiologischen Diagnostik versteht man unter invasiver Diagnostik im allgemeinen die Maßnahmen der Herzkatheterisierung und Angiokardiographie.

Herzkatheterisierung

Es ist üblich, zwischen der Rechts-Herz- und Links-Herzkatheterisierung zu unterscheiden.

Die *Rechts-Herz-Katheterisierung* erfolgt im Neugeborenenalter in den ersten Lebenstagen über die Nabelvene, danach nach Freilegung einer peripheren Vene, meist der Vena saphena oder nach perkutaner Punktion einer größeren Vene, in aller Regel der V.femoralis. In das so freigelegte oder punktierte Gefäß wird eine dünne biegsame, im Röntgenbild schattengebende Kunststoffsonde eingeführt und auf venösem Wege in den rechten Vorhof, den rechten Ventrikel und bei normaler Gefäßstellung in die A.pulmonalis vorgeschoben.

Die *Links-Herz-Katheterisierung* kann nach venösem Zugang vom rechten Vorhof aus über ein offenes Foramen ovale oder transseptal erfolgen. Wegen des höheren Risikos ist die transseptale Punktion nur bei speziellen Fragestellungen indiziert; die Links-Herz-Katheterisierung erfolgt im allgemeinen retrograd nach Punktion oder Freilegung einer peripheren Arterie, meist nach Punktion einer A.femoralis. Dabei wird entgegen dem Blutstrom die ascendierende Aorta und von hier aus durch die Aortenklappe der linke Ventrikel sondiert. Eine Sondierung des linken Vorhofs ist möglich, wird jedoch möglichst vermieden, weil hierzu auch die retrograde Sondierung der Mitralklappe erforderlich wäre, die hierdurch leicht verletzt werden kann.

Durch die Rechts- und Links-Herz-Katheterisierung sind in den erreichten Herzhöhlen und Gefäßen eine Druckmessung und die Bestimmung der Sauerstoffsättigung des Blutes möglich. Dabei werden die Drucke über Rezeptoren gemessen, die außerhalb des Herzens gelegen sind, so daß die Druckmessung nach Fortleitung über eine längere Flüssigkeitssäule erfolgt. Seltener wird ein sog. Katheter-Tip-Manometer verwendet, bei dem der Druckrezepter an der Spitze des Katheters angebracht ist. Durch einen solchen Katheter läßt sich die Druckanstiegsgeschwindigkeit messen und es können sog. Druckschleifenfiguren registriert werden. Die normalen

Druckwerte sind den speziellen Lehrbüchern zu entnehmen. Von klinischer Bedeutung sind bei der Rechts-Herz-Katheterisierung insbesondere die Druckwerte in der A.pulmonalis. Hier beträgt der systolische Druck normalerweise 20–35 mmHg und der Mitteldruck 12–22 mmHg. Im linken Herzen entsprechen die systolischen Drucke im linken Ventrikel und in der Aorta im allgemeinen dem peripher gemessenen Blutdruck.

Allein durch die Druckmessung können Stenosen im Bereich der Herzklappen, in den einzelnen Herzhöhlen oder in den großen und peripheren Gefäßen nachgewiesen und Klappeninsuffizienzen erfaßt werden. Bei einer Stenose ist der Druck in der Herzhöhle oder in dem Gefäß vor der Einengung gegenüber der Norm erhöht, nach der Einengung normal oder erniedrigt. Zwischen den prä- und poststenotisch gelegenen Herzabschnitten besteht ein sog. Druckgradient. Bei einer Rückzugskurve unter fortlaufender Registrierung des Druckes werden dieser Gradient und der genaue Sitz der Stenose erfaßt.

Bei einer Klappeninsuffizienz ist der diastolische Druck vor der betroffenen Klappe erhöht, während der systolische Druck hier normal ist oder leicht erhöht sein kann. Hinter der betroffenen Klappe ist der diastolische Druck in aller Regel erniedrigt.

Die Bestimmung der Sauerstoffsättigung (in %) erfolgt mit Hilfe eines Oxymeters, zumeist in entnommenen Blutproben, die nach der Messung verworfen werden, seltener direkt im Herzen durch Verwendung eines Oxymeter-Katheters, an dessen Spitze ein Oxymeter mit einer Fiberoptik als Lichtquelle angebracht ist. Wegen der Einwendungen der Krankenhaushygieniker gegen die Wiederaufbereitung von Herzkathetern verliert die Verwendung des Oxymeter-Katheters in der klinischen Kardiologie zunehmend an Bedeutung.

Durch die Bestimmung der Sauerstoffsättigung können intrakardiale oder aortopulmonale Defekte mit einem Links-rechts-Shunt oder mit einem Rechts-links-Shunt erfaßt werden. Dabei kommt es bei einem Links-rechts-Shunt, d.h. bei einem Übertritt von arteriellem Blut aus dem linken Herzen bzw. der Aorta in das rechte Herz bzw. in die A.pulmonalis zu einem Anstieg der Sauerstoffsättigung im rechten Herzen, der durch die Bestimmung der Sauerstoffsättigung erfaßt wird. Hierdurch sind eine Lokalisation und die Bestimmung der Größe des Links-rechts-Shunts möglich.

Bei einem Rechts-links-Shunt, der nur bei einem intrakardialen Defekt mit gleichzeitiger Druckerhöhung im rechten Herzen auftreten kann, kommt es zu einem Übertritt von venösem Blut aus dem rechten Herzen oder der A.pulmonalis in das linke Herz bzw. in die Aorta und führt hier zu einem Abfall der Sauerstoffsättigung. Der Ort im linken Herzen oder in der Aorta, in dem diese Erniedrigung der Sauerstoffsättigung auftritt, gibt einen diagnostischen Hinweis auf die Lokalisation, das Ausmaß des Sauerstoffsättigungsabfalls einen Hinweis auf die Größe des Rechts-links-Shunts.

Aus der Bestimmung der Sauerstoffsättigung und der Drucke in den einzelnen Herzhöhlen und Gefäßen ist bei zusätzlicher Messung des Sauerstoffverbrauchs die Berechnung verschiedener Kreislaufgrößen möglich. Die Bestimmung des Sauerstoffverbrauchs ist jedoch bei Kindern unter 10 Jahren außerordentlich schwierig. Man begnügt sich deshalb in der Regel damit, das Verhältnis des Widerstandes im kleinen Kreislauf zum Widerstand im großen Kreislauf zu bestimmen und für die Volumenbelastung das Verhältnis des Durchflußvolumens im kleinen Kreislauf zum Durchflußvolumen des großen Kreislaufes zu berechnen.

Pharmakodynamische Untersuchungen, die intrakardiale Phonokardiographie sowie Indikatorverdünnungsuntersuchungen mit selektiver intrakardialer Injektion des Kontrastmittels sind in den letzten Jahren durch die Echokardiographie und insbesondere die Dopplersonographie aus der klinischen Diagnostik fast völlig verdrängt worden. Auf spezielle Untersuchungstechniken wie die Verwendung von Elektrodenkathetern zur Durchführung intrakardialer EKG und insbesondere des His-Bündel-EKG, auf die Verwendung von Impedanz- und Flowkathetern zur Berechnung der Ventrikelvolumina, der intrakardialen und intravasalen Strömungsgeschwindigkeit und der Strömungsvolumina soll hier nicht eingegangen werden.

Schließlich sei auf die transvenöse oder retrograde Katheter-Endomyokardbiopsie hingewiesen, bei der nach invasivem Eingang in eine Vene oder Arterie und Sondierung des rechten bzw. linken Ventrikels mit einem zangenförmigen Katheterbioptom aus dem entsprechenden Ventrikel eine Myokardbiopsie entnommen werden kann. Aus diesem Biopsat werden mikroskopische oder elektronenmikroskopische histologische Untersuchungen durchgeführt, die der differentialdiagnostischen Abgrenzung insbesondere der dilatativen oder kongestiven Kardiomyopathie von der Myokarditis dienen. Auch mikrochemische Untersuchungen sind aus dem Biopsat möglich.

Angiokardiographie

Bei der Angiokardiographie wird über einen Injektionskatheter Röntgenkontrastmittel unter hohem Druck injiziert. Auf diese Weise werden die Herzhöhlen und die Innenräume der herznahen großen Gefäße im Röntgenbild dargestellt. Als Kontrastmittel dienen jodhaltige wässrige Lösungen. Die seit einigen Jahren auf dem Markt befindlichen neueren Kontrastmittel haben eine geringere Toxizität. Die Wahl des Kontrastmittels und die applizierte Kontrastmittelmenge sind für das Risiko der invasiven Diagnostik mit entscheidend.

Zur besseren Darstellung der vorhandenen Läsion wird das Kontrastmittel selektiv, d.h. direkt vor die vermutete Läsion injiziert. So wird das Kontrastmittel bei einem Links-rechts-Shunt nach Möglichkeit in die linksseitigen Herzhöhlen bzw. die Aorta injiziert, um diesen Shunt

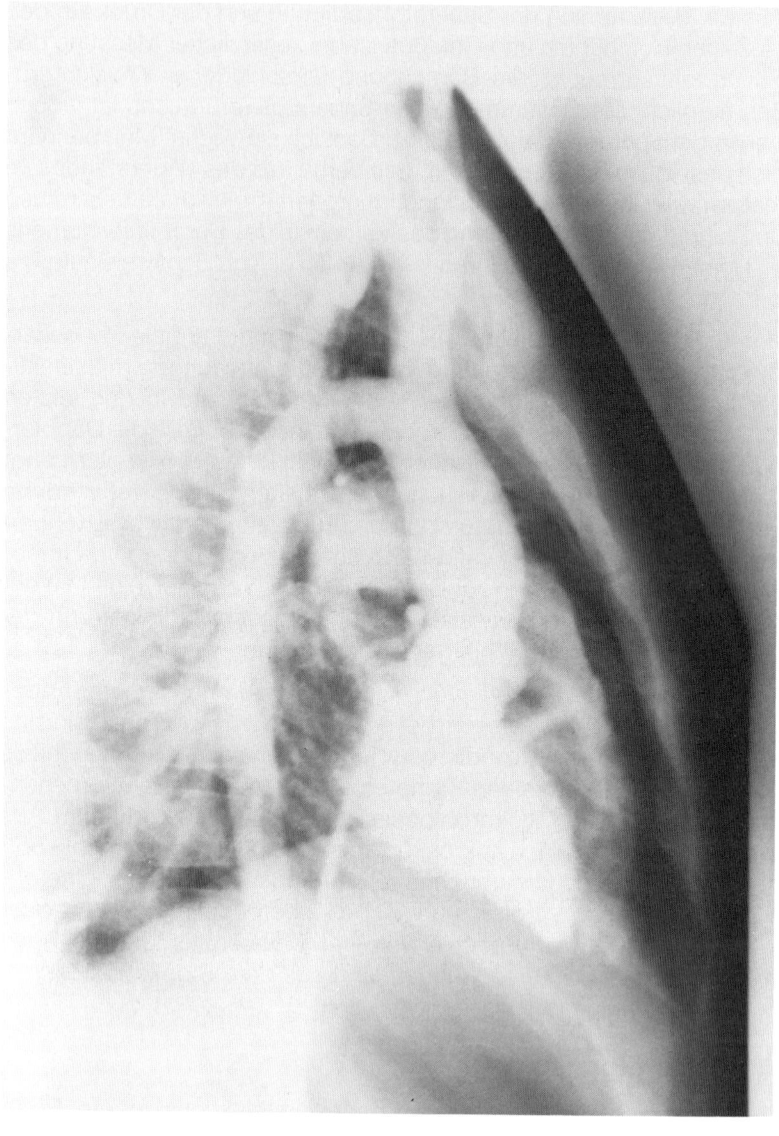

Abb. 29: Angiokardiographie bei einem Säugling mit Ventrikelseptumdefekt (seitliches Bild): Man erkennt den kontrastmittelgefüllten linken Ventrikel und in dessen oberen Teil einen Kontrastmittelabstrom über einen hochgelegenen Ventrikelseptumdefekt nach vorne in die Ausflußbahn des rechten Ventrikels. Füllung der A. pulmonalis.

darzustellen, bei einem Rechts-links-Shunt in die rechte Herzhälfte, direkt am Ausgang des Shunts. Bei einer Klappeninsuffizienz erfolgt die Kontrastmittelinjektion jenseits der betroffenen Klappe, bei einer Klappenstenose direkt vor der stenotischen Klappe.

Der Abstrom des Kontrastmittels im Herzen und den großen Gefäßen wird durch Röntgenaufnahmen festgehalten, heute in der Regel durch Kleinbildkameras. Dabei werden die Röntgenstrahlen zur Verminderung der Strahlenbelastung über einen Bildwandler elektronisch verstärkt.

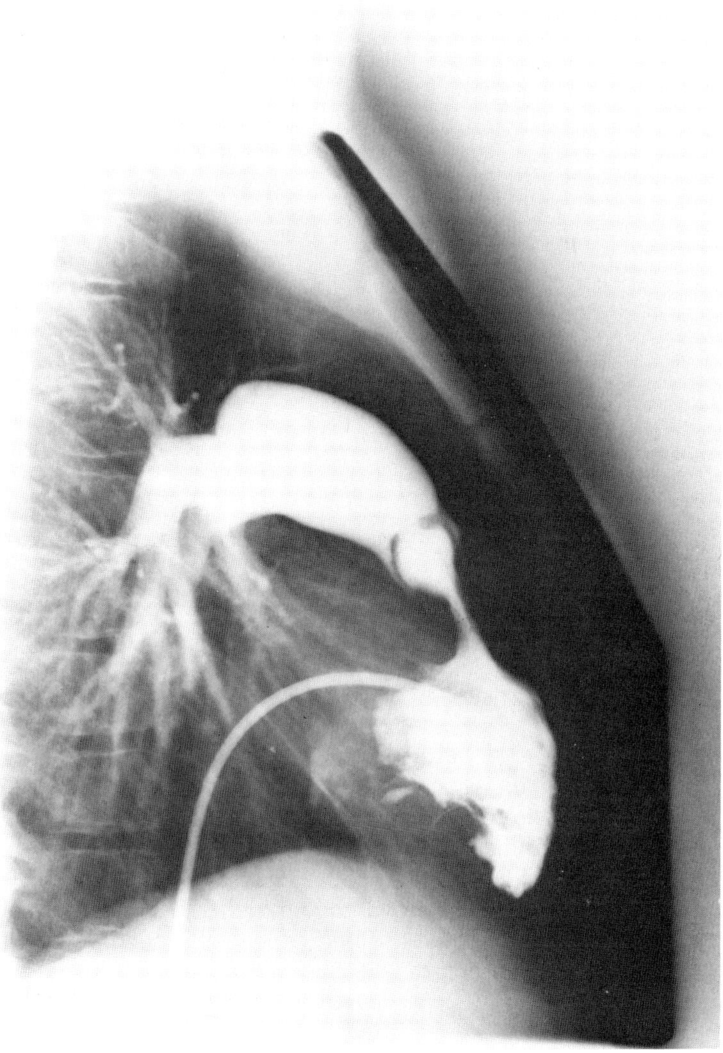

Abb. 30: Angiokardiographie bei einem Kind mit valvulärer Pulmonalstenose. Die Klappenränder zeigen die typische Domstellung, zu erkennen ist der zentrale Kontrastmitteljet. In diesem Fall zeigt sich eine Einengung des Infundibulumkanals in der Systole (infundibuläre Reaktion, sog. kontraktiles Infundibulum).

Zur Abklärung angeborener Herzfehler ist in der Regel die Durchführung der selektiven Angiokardiographie simultan in zwei Ebenen erforderlich, zumeist im p.-a.- und im seitlichen Strahlengang. Für spezielle Darstellungen sind Schrägaufnahmen erforderlich. Hierzu mußte der Patient früher in einer Drehmulde gedreht werden. Inzwischen erlaubt die Anordnung von Röntgenröhren und Aufnahmekameras über 2-U- bzw. 2 C-Bögen die verschiedensten Schrägeinstellungen und damit eine exakte Darstellung aller im Kindesalter vorkommenden Anomalien. Dabei sind zur genauen Klärung der anatomischen oder pathophysiologischen Verhältnisse von komplexen Herzfehlern vielfach zwei oder auch mehr Angiokardiogramme mit unterschiedlichem Injektionsort und unterschiedlicher räumlicher Einstellung der Aufnahmeapparatur erforderlich (Abb. 29–33).

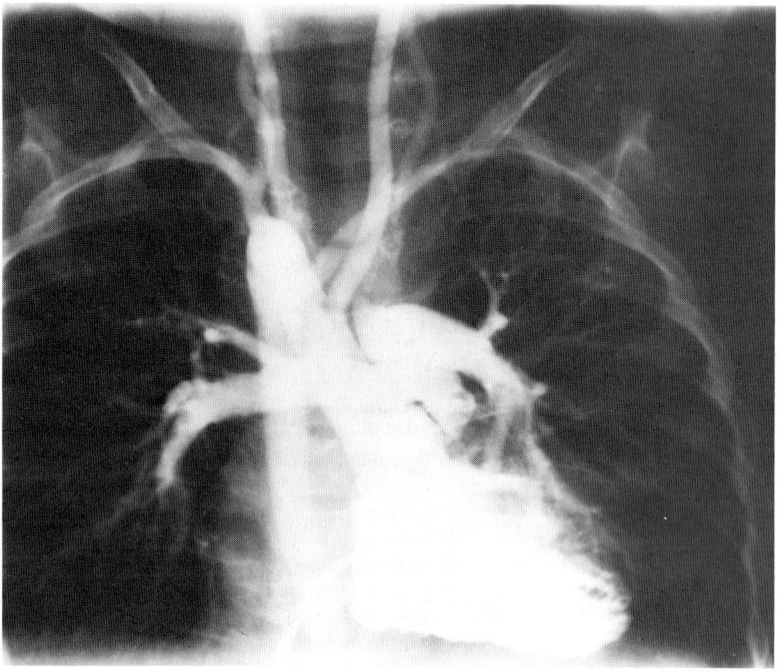

Abb. 31: Angiokardiographie bei einem Säugling mit Fallot-Tetralogie. Es zeigt sich die Kontrastmittelfüllung des rechten Ventrikels, das verengte Infundibulum und die Stenose der Pulmonalklappe. Die Aorta deszendiert rechts (Rechtsaortenbogen). Aus dem Deszendensteil entspringt die A.subclavia links.

Komplikationen sind bei der invasiven Herzdiagnostik nicht völlig vermeidbar, können jedoch auf ein Mindestmaß reduziert werden. Bei der Herzkatheterisierung können alle Formen von Reizbildungs- und Reizleitungsstörungen mit Arrhythmien und Veränderungen der Herzfrequenz bis zur Bradykardie oder Tachykardie und bis zu den Extremformen Herzstillstand und Kammerflimmern auftreten. Vermeidbar sind mechanische Läsionen oder Perforationen, Abkühlung oder Blutverlust des untersuchten Patienten.

Das Risiko der invasiven Herzdiagnostik ist von der Erfahrung des Untersuchers und seines Teams, von Art, Länge und Intensität der Untersuchung, von der Art der verwendeten Katheter und der verwendeten Kontrastmittel, von der Schwere des Herzfehlers, vom Hämatokrit, vom Alter und Zustand des Patienten und vom Zustand seines Kreislaufes abhängig. Das Risiko ist erhöht bei stark verminderter arterieller Sauerstoffsättigung und entsprechend erhöhtem Hämatokrit, bei einer hochgradigen Klappenstenose, bei stärkerer Dilatation des Herzens und extrem erhöht bei pulmonaler Hypertonie. Das Risiko quoad vitam wird insgesamt mit 2,6‰, in den ersten Lebenswochen von einzelnen Arbeitsgruppen mit 6,2 % bis zu 14,8 % angegeben.

Sicher kann das Risiko der invasiven Diagnostik besonders im Neugeborenen- und Säuglingsalter gesenkt werden, wenn folgende Voraussetzungen erfüllt werden:

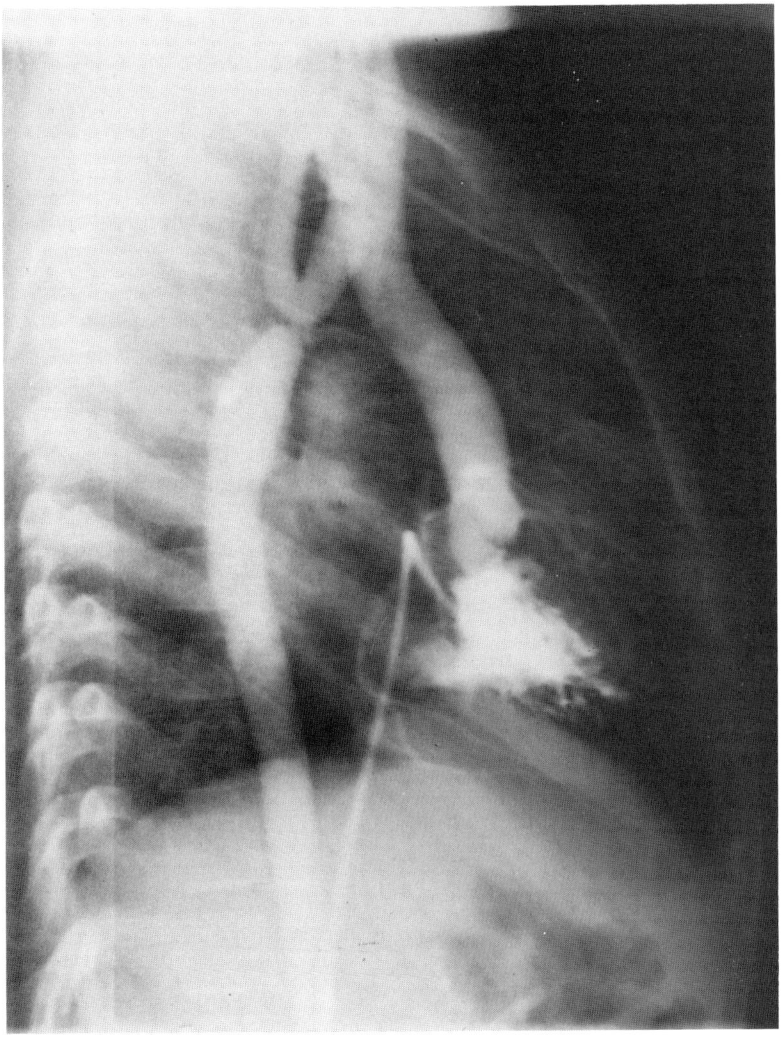

Abb. 32: Angiokardiographie bei einem Säugling mit ausgeprägter Aortenisthmusstenose. Der Katheter liegt, transseptal vom rechten über den linken Vorhof vorgeführt, im linken Ventrikel. Unterhalb der Aortenklappe zeigt sich eine fibröse Subaortenstenose. Nach Kontrastmittelfüllung der Aorta ascendens und des Bogens kommt eine ausgeprägte Stenose im Bereich des Aortenisthmus zur Darstellung. Die linke A.subclavia entspringt knapp oberhalb der Stenose.

1. Diagnostik nur durch erfahrene Untersucher,
2. Einhaltung notwendiger Vorsichtsmaßnahmen,
3. Zurückhaltung bei Patienten, insbesondere bei Neugeborenen, die ohnehin ein hohes Risiko quoad vitam haben und bei denen die Diagnose nicht-invasiv genügend sicher geklärt werden kann.

Durch die stürmische Entwicklung der zweidimensionalen Echokardiographie und der Dopplersonographie ist es in den vergangenen zehn Jahren möglich geworden, alle angeborenen Herzfehler echokardiographisch zu erfassen, bei Klappenstenosen dopplersonographisch den Druckgradienten relativ exakt zu bestimmen, so daß auf die invasive Diagnostik bei bestimmten Herzfehlern und insbesondere bei komplexen Herzfehlern im Neugeborenen- und Säuglingsal-

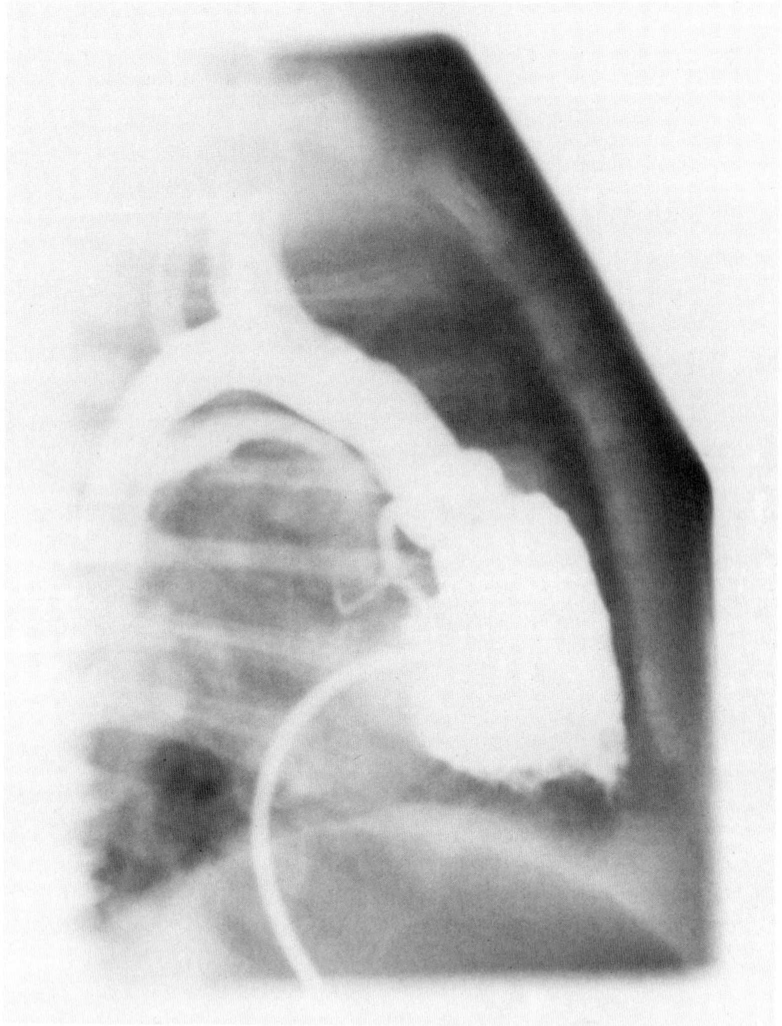

Abb. 33: Angiokardiographie bei einem Neugeborenen mit Transposition der großen Arterien (seitliches Bild): Aus dem vorne gelegenen rechten Ventrikel füllt sich die Aorta mit Abgang der großen Gefäße. Darstellung eines offenen Ductus arteriosus. Das Ventrikelseptum erscheint intakt.

ter verzichtet werden kann. Insbesondere bei den nicht-operablen Herzfehlern, bei denen ohnehin die Herzkatheterisierung ein hohes Risiko aufweist, sollte von der invasiven Diagnostik Abstand genommen werden, sofern die Diagnose durch die Echokardiographie exakt gestellt werden kann und ein Interventionseingriff nicht möglich oder nicht erforderlich ist. Allein hierdurch kann das Risiko der Herzkatheterisierung erheblich gesenkt werden. Unter dieser strengeren Indikationsstellung haben wir für Herzkatheterisierung und Angiokardiographie an unserer Abteilung in den letzten Jahren ein Risiko von 1–2‰ unter Einschluß aller Altersgruppen erreichen können.

Darüber hinaus kann die invasive Diagnostik angezeigt sein durch die Notwendigkeit, bestimmte pathologisch-anatomische Veränderungen präoperativ angiokardiographisch genau darzustellen:

1. Bei bestimmten Trunkusformen,
2. bei der Pulmonalatresie
   a) zur Klärung des Kollateralkreislaufes
   b) zum Nachweis einer Pulmonalarterie
3. bei Aortenbogenanomalien,
   a) bei der Aortenisthmusstenose, um Schweregrad und Länge der Stenose, prä- und poststenotisches Kaliber der descendierenden Aorta, sowie Art und Ausmaß eines Kollateralkreislaufes zu klären
   b) bei der Unterbrechung des Aortenbogens, um die Länge der Unterbrechung und den Abgang der Gefäße aus dem Aortenbogen darzustellen
   c) bei doppeltem Aortenbogen zur genauen Klärung der Pathoanatomie.
4. bei komplexen angeborenen Herzfehlern zum Nachweis oder Ausschluß zusätzlicher Fehlbildungen, insbesondere von Koronararterienanomalien.
5. zur Darstellung multipler, insbesondere muskulärer Ventrikelseptumdefekte.

Während durch die Einschränkung der Indikation die Zahl der rein diagnostischen Herzkatheterisierungen in den vergangenen Jahren weltweit deutlich zurückgegangen ist, hat die Anwendung von Spezialkathetern zur Therapie angeborener Herzfehler im gleichen Zeitraum zugenommen und damit wiederum zu einer Zunahme des invasiven Zuganges geführt. Diese sog. Interventionskardiologie wird im Kapitel Therapie besprochen.

Systematik angeborener Herz-Gefäß-Anomalien

von H. Gutheil

Die angeborenen Herz-Gefäß-Anomalien stellen mit einer Häufigkeit von nahezu 1% der lebendgeborenen Kinder die größte Gruppe angeborener Entwicklungsstörungen in einem Organsystem dar. Bei etwa 8% aller Kinder mit angeborenem Herzfehler ist dieser Bestandteil eines durch Chromosomenaberrationen bedingten Syndroms, in etwa 5–10% der Fälle besteht eine andere, klar faßbare genetische Ursache (autosomal dominant oder rezessiv). In allen anderen Fällen muß die Entstehung der Mißbildungen multifaktoriell gedeutet werden als eine Kombination von genetischen und Umweltfaktoren.

Nach einer heute gebräuchlichen **Einteilung** unterscheidet man folgende vier Gruppen:

Herzfehler mit überwiegendem *Links-rechts-Shunt* (vermehrte Lungendurchblutung)

Obstruktionen im Ausflußtrakt des rechten Ventrikels

Obstruktionen im Ausflußtrakt des *linken Ventrikels – Fehlbildungen im Bereich der Aorta* und der *abgehenden Gefäße*

Anomalien des *Ursprungs der großen Gefäße – komplexe Herz-Gefäß-Anomalien* mit *Rechts-links-Shunt* und *Zyanose*

Herzfehler mit überwiegendem Links-rechts-Shunt

Vorhofseptumdefekt

Häufigkeit und Definition. Der zentral im Bereich des Septum-secundum gelegene Defekt ist am häufigsten (Ostium-secundum-Defekt). Seltener ist der in der Nähe der Einmündung der oberen Hohlvene gelegene Sinus-venosus-Defekt. Die Häufigkeit dieser beiden Defekte unter den angeborenen Herzfehlern beträgt 8–10%.

Ostium-secundum-Defekt (ASD II)

Hämodynamik. Über den Defekt fließt arterielles Blut vom linken in den rechten Vorhof: Links-rechts-Shunt. Pathophysiologisch spielen die Größe und Lokalisation des Defektes eine eher untergeordnete Rolle. Die Hämodynamik wird bestimmt vom Verhältnis der Dehnbarkeit (compliance) des linken zu der des rechten Ventrikels. Bei großen Defekten sind die Drucke im rechten und linken Vorhof einander weitgehend angeglichen. Das Blut fließt vorwiegend in Richtung des geringsten Widerstands ab, d.h. in die rechte Herzkammer, die sich leichter füllen läßt als der muskelstärkere linke Ventrikel. Es kommt zu einer Volumenüberlastung und Dilatation des rechten Ventrikels und einer vermehrten Füllung der Lungengefäße.

Klinik. Anamnestisch sind in den meisten Fällen wenig Angaben zu erwarten. Gelegentlich besteht eine erhöhte Anfälligkeit gegenüber Infekten der Luftwege, körperliche Entwicklung und Belastbarkeit sind in der Regel normal.

Auskultatorisch ist ein mittellautes systolisches Geräusch, meist vom Grad 3/6 mit Punctum maximum über dem 2. und 3. ICR links parasternal nachweisbar. Das Geräusch beim Vorhofseptumdefekt ist Ausdruck einer funktionellen Pulmonalstenose: die an und für sich normal weite Pulmonalklappe ist für den infolge des Links-rechts-Shunts erhöhten Blutdurchfluß vom rechten Ventrikel her relativ zu klein. Meist hört man atemunabhängig eine Spaltung des 2. Herztons.

Röntgen. Die Thoraxaufnahme zeigt ein entsprechend der Größe des Shuntvolumens vergrößertes Herz mit Prominenz des Pulmonalbogens. Vermehrte Lungengefäßzeichnung (Abb. 34).

EKG. Meist findet sich ein Steil- oder Rechtstyp mit den Zeichen einer Volumenhypertrophie des rechten Ventrikels: In den Brustwandableitungen EKG-Muster einer Rechtshypertrophie mit gleichzeitiger rechtsventrikulärer Leitungsstörung (inkompletter Rechtsschenkelblock) (Abb. 35).

Echokardiographie (S. 32). Mit ihrer Hilfe lassen sich Größe und Lage des Defektes, Ausmaß des Links-rechts-Shunts und der Volumenbelastung des rechten Herzens bestimmen. Wenn sich danach in Übereinstimmung mit den übrigen Untersuchungsbefunden ein eindeutiges Bild ergibt, kann in bestimmten Fällen auf eine Herzkatheterisierung verzichtet werden.

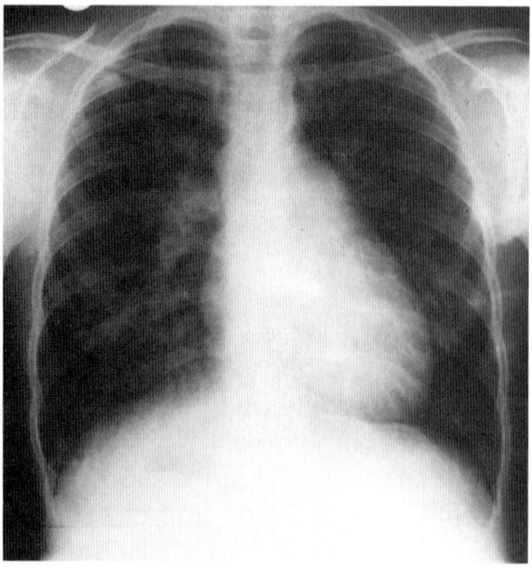

Abb. 34: Röntgen-Thoraxaufnahme eines 12jährigen Mädchens mit Vorhofseptumdefekt (ASD II).

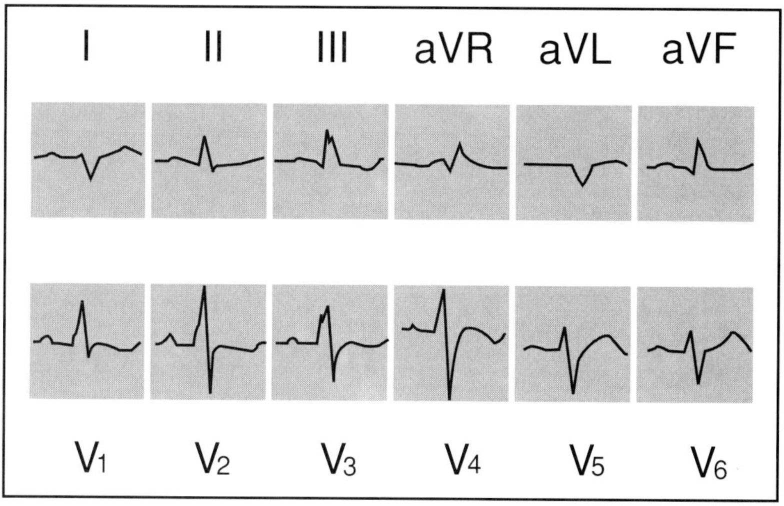

Abb. 35: EKG-Kurvenbild bei Vorhofseptumdefekt (ASD II).

Ostium-primum-Defekt (ASD I)

Der Defekt ist im kaudalen Anteil der Vorhofscheidewand im Bereich des Septum primum gelegen. Meist ist er mit einer Spaltbildung im Bereich der AV-Klappen (am häufigsten der Mitralklappe) kombiniert und wird dann in die Gruppe der Atrioventrikulardefekte (AV-Defekte) eingereiht.

Differentialdiagnose. Die Differenzierung eines Ostium-secundum- von einem Ostium-primum-Defekt ist auf den ersten Blick fast immer anhand des EKG-Befundes möglich. Für einen ASD I spricht der *ausgeprägte* bis *überdrehte Linkstyp,* wobei gleichzeitig die Zeichen der Rechtsvolumenhypertrophie meist weniger deutlich ausgeprägt sind als dies bei einem Ostium-secundum-Defekt der Fall ist (Abb. 36).

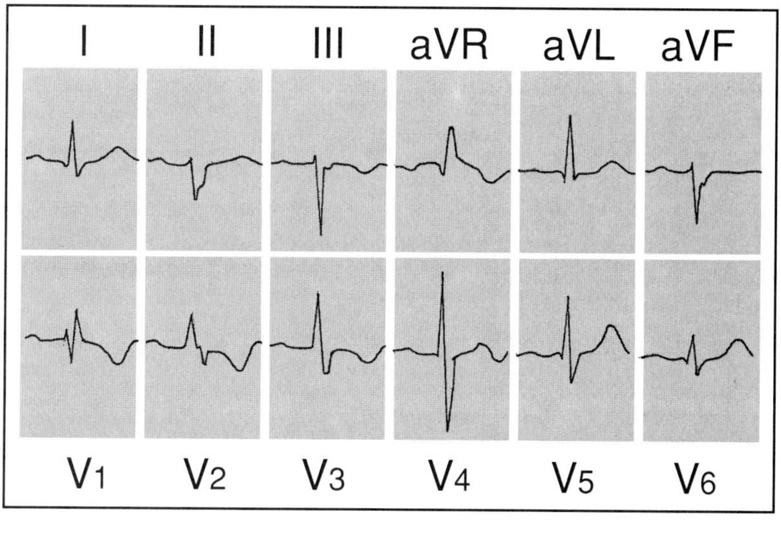

Abb. 36: EKG bei Vorhofseptumdefekt (ASD I).

Partiell fehleinmündende Lungenvenen. Häufigste zusätzliche Fehlbildung bei einem Vorhofseptumdefekt. Definitionsgemäß sind bei einem Vorhofseptumdefekt nur eine oder zwei Lungenvenen mit dem rechten Vorhof oder einer der beiden Hohlvenen verbunden. Selten kommt die partielle Lungenvenenfehleinmündung als isolierte Anomalie vor.

Atrioventrikuläre (AV-) Defekte

Häufigkeit und Definition. Nach einer bisher üblichen Definition wurden die AV-Defekte als Endokardkissendefekte bezeichnet. Die Häufigkeit unter den angeborenen Herzfehlern wird mit 1,5–3,9% angegeben. AV-Defekte werden relativ häufig bei Kindern mit einem Down-Syndrom gefunden.

Man unterscheidet *zwei Formen*:

- der *partielle* AV-Defekt besteht aus einem Ostium-primum-Defekt mit einer Spaltung und Verdickung des anterioren Segels der Mitralklappe, während die Trikuspidalklappe relativ selten befallen ist. Es sind immer *zwei AV-Klappen* vorhanden.
- der *komplette* AV-Defekt ist gekennzeichnet durch die Kombination eines Ostium-primum-Defektes mit einem hochsitzenden Ventrikelseptumdefekt. Es findet sich nur *eine gemeinsame AV-Klappe* (Abb. 37).

Hämodynamik. Beim partiellen AV-Defekt besteht wegen des Reflux in den linken Vorhof zusätzlich zur Rechtsvolumenhypertrophie eine ebenfalls volumenbedingte Überlastung des linken Ventrikels. Im Gegensatz zum partiellen AV-Defekt kommt es bei der kompletten Form fast immer zur Entwicklung einer pulmonalen Hypertonie, die besonders bei Kindern mit Down-Syndrom einen ungünstigen Verlauf nimmt und deshalb frühzeitig als solche erkannt werden muß.

Klinik. Kinder mit einem isolierten *Ostium-primum-Defekt* zeigen im frühen Lebensalter kaum Symptome. Der Herzfehler wird mit

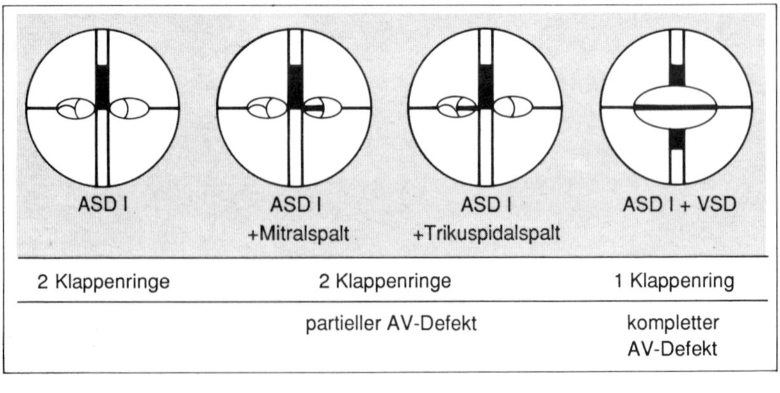

Abb. 37: Schematische Darstellung der anatomischen Verhältnisse bei partiellem und komplettem AV-Defekt.

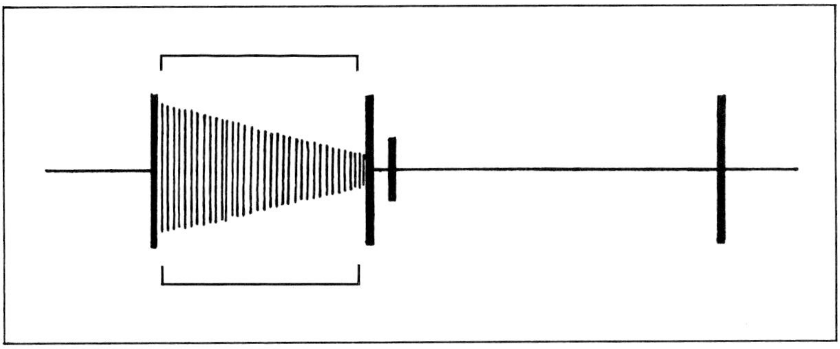

Abb. 38: Mitralinsuffizienzgeräusch im Phonokardiogramm mit Spaltung des 2. Herztons.

dem Nachweis eines systolischen Geräusches meist zufällig entdeckt. Beim partiellen AV-Defekt können besonders bei ausgeprägter Mitralinsuffizienz gelegentlich Kurzatmigkeit in Verbindung mit einer Verminderung der körperlichen Belastbarkeit in Erscheinung treten. Kinder mit einem kompletten AV-Defekt fallen meist schon im Säuglingsalter durch Dyspnoe, Herzinsuffizienz und Wachstumsstörung auf. Beim partiellen AV-Defekt weist ein hellklingendes, blasendes Geräusch vom Grad 3/6 über dem 4.–5. ICR links parasternal und der Herzspitze, das in Linksseitenlage verstärkt nachweisbar ist, auf die bestehende Mitralklappeninsuffizienz hin. Wie beim ASD II ist der 2. Herzton fast immer gespalten (Abb. 38).

Der Auskultationsbefund beim *kompletten AV-Defekt* wird im wesentlichen durch den Ventrikelseptumdefekt bestimmt. Man hört entsprechend ein lautes systolisches Geräusch vom Grad 4/6 über dem 4. ICR links parasternal, das als Schwirren tastbar ist. Bei einer pulmonalen Drucksteigerung erscheint der 2. Herzton immer verstärkt und fixiert gespalten. Der für den Ventrikelseptumdefekt typische Geräuschbefund ist ein wichtiges Unterscheidungsmerkmal zwischen einem partiellen und einem kompletten AV-Defekt.

Röntgen. Das Herz ist fast immer vergrößert, dies gilt vor allem für den kompletten AV-Defekt. Es zeigt sich eine Prominenz des Pulmonalsegments; die Lungengefäßzeichnung ist vermehrt (Abb. 39).

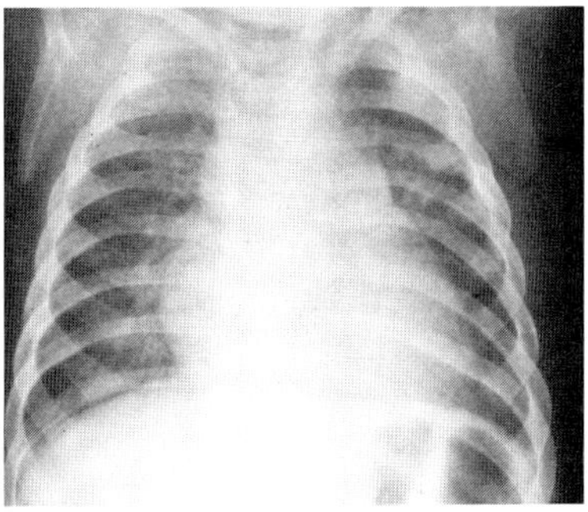

Abb. 39: Röntgen-Thoraxaufnahme eines 7 Monate alten Kindes mit Down-Syndrom und komplettem AV-Defekt.

EKG. Wie beim isolierten, tiefsitzenden Ostium-primum-Defekt zeigen beide Formen der AV-Defekte in typischer Weise eine Abweichung der elektrischen Herzachse in der Frontalebene nach links: *ausgeprägter bis überdrehter Linkstyp.* Häufig ist eine AV-Leitungsstörung 1. Grades nachweisbar. Während beim partiellen AV-Defekt die Zeichen der Rechtsvolumenhypertrophie meist nur gering ausgeprägt sind, zeigt das EKG beim kompletten AV-Defekt immer deutliche Zeichen einer Hypertrophie des rechten Ventrikels, die durch den bestehenden systolischen Druckausgleich zwischen beiden Herzkammern zu erklären sind.

Echokardiographie (S. 34–35). Die anatomischen und die entsprechenden funktionellen Störungen lassen sich gut darstellen. Vor der Operation muß in der Regel eine Herzkatheterisierung durchgeführt werden.

Ventrikelseptumdefekt (VSD)

Häufigkeit und Definition. Der Ventrikelseptumdefekt ist der häufigste angeborene Herzfehler. Als isolierter Defekt beträgt sein Vorkommen 30–40%, in Verbund mit komplexen Herzfehlern (Fallot-Tetralogie, Transposition der großen Gefäße) etwa 50% der angeborenen Herz-Gefäß-Fehlbildungen. Die Mehrzahl der Defekte findet sich im oberen Teil der Kammerscheidewand. Diese bezeichnet man auch als *perimembranöse Defekte.* Die im *muskulären* Teil lokalisierten trabekulären Defekte können singulär oder multipel vorhanden sein. Für diese Form der Scheidewanddefekte gibt es die treffende Bezeichnung *„swiss cheese".*

Ein *Malalignment-VSD* ist ein hochsitzender, subaortal gelegener Defekt, bei dem die Aorta oder ein entsprechendes Systemgefäß über dem Defekt „reitet" (Beispiel Fallot-Tetralogie, Truncus arteriosus).

Hämodynamik. Für die hämodynamischen Veränderungen bzw. die funktionellen Störungen ist nicht die Lage, sondern in erster Linie die Größe des Defektes entscheidend. Bei kleinen bis mittelgroßen Defekten ist der Druck im Lungenkreislauf und im rechten Ventrikel für gewöhnlich nur mäßig erhöht. Der Querdurchmesser dieser Defekte beträgt etwa ein Viertel bis ein Drittel des Aortendurchmessers, und es besteht systolisch immer eine Druckdifferenz zwischen beiden Herzkammern. Erst ab einer Defektgröße von 1,2 cm^2/m^2 Körperoberfläche sind die systolischen Druckwerte im rechten und linken Ventrikel einander angeglichen. Für die Größe des Shuntvolumens und auch für die Shuntrichtung ist jetzt nicht mehr die Defektgröße, sondern allein das Verhältnis des Gefäßwiderstandes im kleinen und großen Kreislauf ausschlaggebend. Bei hohem Gefäßwiderstand im Lungenkreislauf ist der Links-rechts-Shunt niedrig und umgekehrt. Zur Shuntumkehr, einer Umwandlung des ursprünglichen Links-rechts- in einen Rechts-links-Shunt kommt es dann, wenn der Gefäßwiderstand im kleinen Kreislauf den des großen Kreislaufs übersteigt. Diese Entwicklung geht mit Veränderungen an der Media und Intima der Lungengefäße einher und ist in der Regel nicht reversibel. Man bezeichnet diese pathophysiologische Entwicklung als *Eisenmenger-Reaktion.* Klinisch kommt es zum Auftreten einer Zyanose.

Ein großer Links-rechts-Shunt führt zunächst zu einer Volumenhypertrophie des linken Ventrikels, später ist auch der rechte Ventrikel einer vermehrten Volumen- und Druckbelastung (Hypertrophie und Dilatation) ausgesetzt.

Klinik. Bei Kindern mit einem *kleinen VSD* ohne Drucksteigerung im Lungenkreislauf hört man ein sehr lautes, rauhklingendes Geräusch ab Grad 4/6 im 4. ICR links parasternal, das als Schwirren tastbar und schon im 1. Lebensjahr feststellbar ist. Es finden sich keine Symptome einer kardialen Erkrankung, die körperliche Entwicklung verläuft normal. Das Herz zeigt sich röntgenologisch normal groß, der EKG-Befund ist unauffällig. In treffender Weise spricht man in Anbetracht des lauten Geräusches von einem „viel Lärm um nichts".

Bei Säuglingen mit *mittelgroßen* Septumdefekten ist neben dem lauten systolischen Geräusch über dem 4. ICR links zusätzlich ein leises diastolisches Geräusch nachweisbar, das seine Ursache in einer vermehrten Blutströmung durch die Mitralklappe hat (relative Mitralstenose). Dieses Geräusch ist jedoch nicht immer vorhanden. Im Röntgenbild zeigt sich ein vergrößertes Herz mit vermehrter Lungengefäßzeichnung. Im EKG findet man Zeichen einer biventrikulären Hypertrophie.

Ausgeprägte Symptome zeigen sich bei Kindern mit einem *großen VSD* vor allem im 2. Trimenon. Die Säuglinge werden auffällig durch starkes Schwitzen, Atemnot, ungewöhnlich häufige bronchopulmonale Infekte und Gedeihstörungen. Die Hyperaktivität des rechten Ventrikels ist entlang dem linken Sternalrand sicht- und tastbar. Unverändert ist der Auskultationsbefund. Bei der bestehenden pulmonalen Hypertonie erscheint der 2. Herzton laut und häufig gespalten. Sehr häufig finden sich Zeichen der Rechtsherzinsuffizienz mit einer Vergrößerung der Leber. *Röntgenologisch* ist das Herz stark vergrößert, die Lungengefäßzeichnung vermehrt. Das *EKG* läßt eine Hypertrophie des rechten Ventrikels erkennen (Abb. 40, 41). Bei dieser Situation müssen die Kinder unverzüglich der kinderkardiologischen Ambulanz einer Klinik vorgestellt werden, wo die weiteren Untersuchungen, eine *Echokardiographie,* und die invasive Diagnostik zur Beurteilung der Operationsindikation durchgeführt werden.

Verlauf und Prognose. Kinder mit einem kleinen VSD oder auch mittelgroßen Defekten (Links-rechts-Shuntvolumen unter 60%), das sind etwa 90% aller Ventrikelseptumdefekte, haben eine günstige

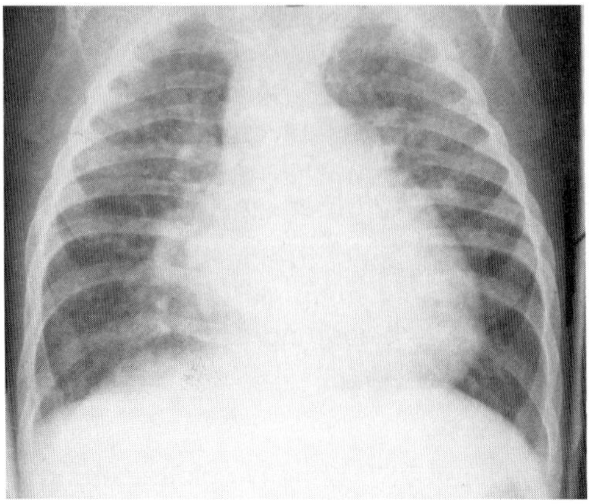

Abb. 40: Röntgen-Thorax-Aufnahme eines 4 Monate alten Kindes mit großem Ventrikelseptumdefekt und pulmonaler Hypertonie.

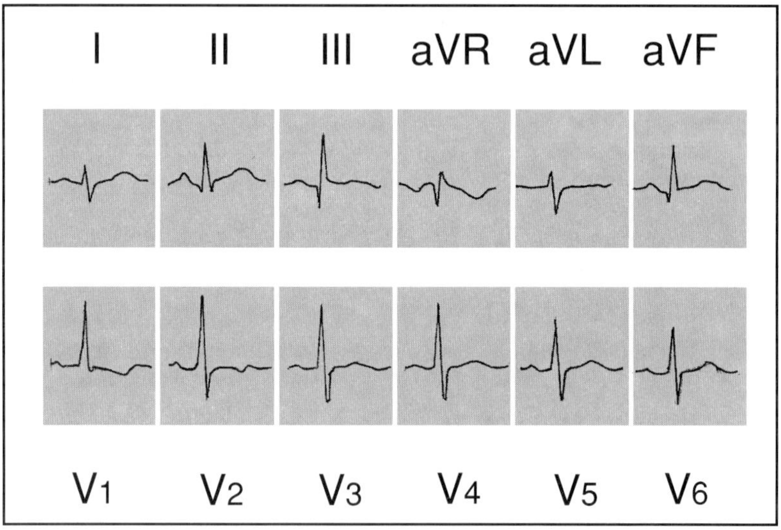

Abb. 41: EKG bei großem Ventrikelseptumdefekt. Deutliche Zeichen einer Hypertrophie des rechten Ventrikels.

Prognose. Bei diesen beobachtet man kaum je irgendwelche Symptome, wie eine Herzinsuffizienz oder eine pulmonale Gefäßbeteiligung. In mindestens 25% der Fälle kommt es innerhalb der ersten drei Lebensjahre zum Spontanverschluß, bei einer weiteren größeren Zahl zu einer Verkleinerung der Defekte. Wichtig ist in diesen Fällen eine regelmäßige kardiologische Überwachung. Nur bei einem kleinen Teil der Kinder mit Ventrikelseptumdefekt zeigt sich bereits frühzeitig ein Anstieg des Lungengefäßwiderstandes, womit die Shuntumkehr im Sinne einer Eisenmenger-Reaktion eingeleitet wird. Klinische Hinweise sind das Auftreten einer Zyanose, ein Leiserwerden des systolischen Geräusches und röntgenologisch ein Rückgang der Herzvergrößerung.

Ductus arteriosus persistens

Häufigkeit und Definition. Die Häufigkeit eines offenen Ductus arteriosus schwankt zwischen 9 und 18% der angeborenen Herz-

Gefäß-Anomalien, je nach isoliertem Vorkommen oder in Kombination mit anderen Herzfehlern. 10–15 Stunden nach der Geburt erscheint der Duktus funktionell verschlossen, die organische Obliteration findet in der Regel 2–3 Wochen später statt. Bei Frühgeborenen ist der Duktusverschluß um Wochen bis Monate verzögert. Eine Persistenz des Duktus ist bei diesen Kindern wesentlich häufiger als bei Reifgeborenen. Etwa bei 60–70 % aller Frühgeborenen mit einem Geburtsgewicht unter 1750 g findet sich ein offener Duktus.

Hämodynamik. Bei einem Offenbleiben des Duktus nach der Geburt fließt Blut aus der Aorta über die A.pulmonalis in den Lungenkreislauf. Ähnlich den Verhältnissen bei einem Ventrikelseptumdefekt ist das Ausmaß des Links-rechts-Shunts einmal abhängig vom Druckgradienten zwischen der Aorta und der Pulmonalarterie, zum anderen von der Größe des Duktusquerschnitts. Bei einem weit offenen Duktus mit Druckangleich zwischen den beiden großen Gefäßen ist das Verhältnis des Gefäßwiderstandes im großen und kleinen Kreislauf ausschlaggebend.

Bei einem kleinen (engen) bis mittelgroßen Duktus kommt es zu einer Volumenbelastung des linken Ventrikels. Bei einem großen (weiten) Duktus mit Drucksteigerung im Lungenkreislauf ist auch der rechte Ventrikel in Form einer vermehrten Druckbelastung betroffen. Die Entwicklung einer Eisenmenger-Reaktion stellt beim persistierenden Duktus ein seltenes Ereignis dar.

Klinik. Symptome zeigen sich im Säuglingsalter für gewöhnlich nur bei einem weit offenen Duktus in Form von Dyspnoe, starkem Schwitzen und Gedeihstillstand. Die Linksherzinsuffizienz äußert sich in verstärktem Husten; auskultatorisch sind über der Lunge feuchte Rasselgeräusche nachweisbar. Bei der Untersuchung sind die peripheren Pulse meist lebhaft (Wasserhammerpuls). In den ersten Lebenswochen und -monaten ist das Herzgeräusch meist noch atypisch rein systolisch und vom Geräusch eines Ventrikelseptumdefektes oft nicht zu unterscheiden. Später hört man dann das charakteristische systolisch-diastolische Crescendo-Decrescendo-Geräusch, das den 2. Herzton einschließt. Punctum maximum des Geräusches ist der 2. ICR links parasternal mit Fortleitung in die Schlüsselbeingegend. Die systolische Komponente des Geräusches ist häufig auch über der Herzspitze deutlich zu hören. Die Ursache des systolisch-diastolischen Geräusches ist darin zu sehen, daß der Blutfluß von der Aorta zur A.pulmonalis wegen des in beiden Phasen bestehenden Druckgradienten sowohl in der Systole als auch in der Diastole erfolgt.

Röntgen. Das Herz ist nur bei einem weit offenen Duktus mit entsprechendem Links-rechts-Shunt vergrößert, die Lungengefäßzeichnung vermehrt. Bei kleinen bis mittelgroßen Shunts zeigt sich der Herzschatten unauffällig.

EKG. In der Regel ist der EKG-Befund normal; bei einem größeren Duktus können Zeichen einer Volumenhypertrophie des linken Ventrikels nachweisbar sein. Eine biventrikuläre Hypertrophie ist meist Hinweis auf eine Drucksteigerung im rechten Ventrikel und im Lungenkreislauf.

Bei einem 5 Monate alten Kind war in der Kinderarztpraxis anläßlich der U_3 ein Herzgeräusch aufgefallen. Der Säugling war nach den Angaben der Mutter bisher seitens des Herzens unauffällig gewesen bei normaler körperlicher Entwicklung.

Auskultatorisch fand sich ein relativ lautes systolisches Geräusch (Grad 3–4/6) von blasendem Klangcharakter, Punctum maximum über dem 3.–4. ICR links; 2. Herzton unauffällig. Die peripheren Pulse an Armen und Beinen waren normal tastbar. Im *EKG* Rechtstyp mit den Zeichen eines inkompletten Rechtsschenkelblockes. Im *Phonokardiogramm* Darstellung eines holosystolischen Geräusches von großer Amplitude in allen Frequenzgängen, zusätzlich ein kurzes protodiastolisches Geräusch. *Röntgenologisch* normal großes Herz.

Nach diesen Befunden wurde die Diagnose eines *Ventrikelseptumdefektes* gestellt (Abb. 42).

Bei der *echokardiographischen* Untersuchung zeigten sich das Vorhof- und Ventrikelseptum intakt. Durch die Farbdoppler- und CW-Dopplersonographie konnte ein offener Ductus arteriosus nachgewiesen werden, wobei sich ein Blutfluß von der Aorta in die Pulmonalarterie lediglich in der Systole fand. Damit war auch der Geräuschbefund erklärt. Die Bestimmung des systolischen Druckgradienten zwischen Aortenbogen und Pulmonalarterienstamm ergab einen Wert von 70 mmHg, dies als Hinweis auf normale Druckverhältnisse im Lungenkreislauf.

Beurteilung: Vorwiegend im Säuglingsalter muß bei einem Geräuschbefund, der für einen Ventrikelseptumdefekt spricht, auch an einen offenen Duktus mit einem atypischen Geräusch gedacht werden. In diesem Fall erschien ein operatives Vorgehen mit Verschluß des Duktus noch nicht indiziert. Vorgesehen war eine weitere kardiologische Überwachung des Kindes mit Kontrolle des klinischen und echokardiographischen Befundes.

Differentialdiagnose. Eine Reihe **seltener Herz-Gefäß-Anomalien** geht ebenso wie der persistierende Ductus arteriosus in typischer Weise mit einem *systolisch-diastolischen* Geräusch einher. Es sind dies:

- das *aortopulmonale Fenster* (aortopulmonaler Septumdefekt)
- *Ventrikelseptumdefekt mit Aorteninsuffizienz*

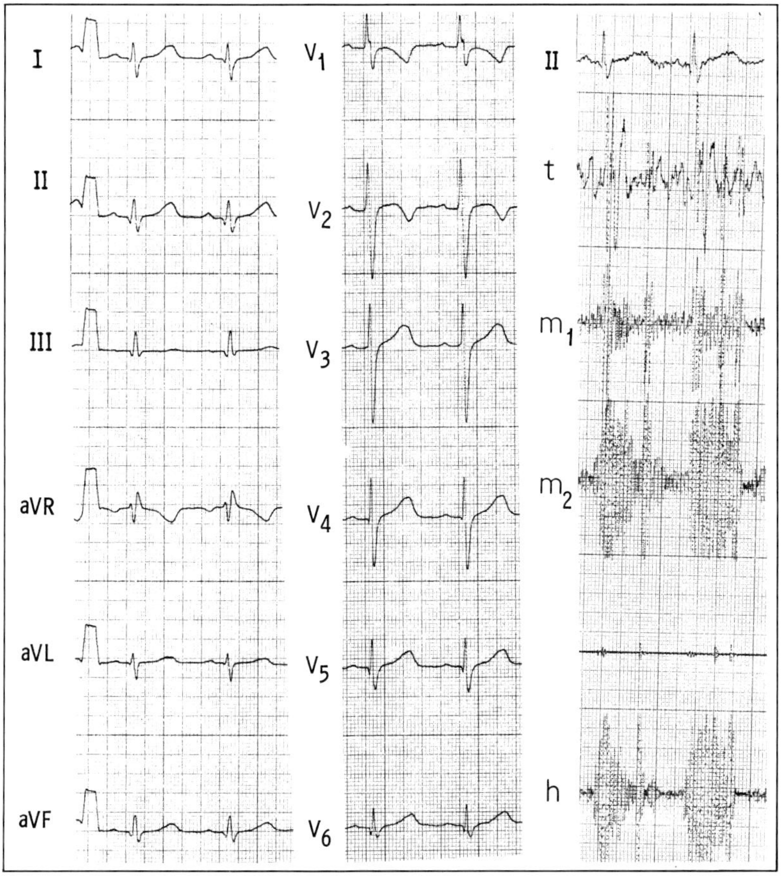

Abb. 42: EKG und PKG eines 5 Monate alten Säuglings mit offenem Ductus arteriosus.

- *periphere Pulmonalstenose* (hier ist das typische Geräusch überwiegend über den befallenen Lungenabschnitten zu hören)
- *abnormer Ursprung der A.coronaria sinistra* aus der A.pulmonalis (*Bland-White-Garland-Syndrom*)
- *Nonnensausen* (in den großen Halsvenen entstehendes funktionelles Strömungsgeräusch) (s. S. 16)

Obstruktionen in der Ausflußbahn des rechten Ventrikels

Pulmonalstenose

Häufigkeit und Definition. Die Häufigkeit der isolierten Pulmonalstenose (Pulmonalstenose mit intaktem Ventrikelseptum) wird mit 10% der angeborenen Herzfehler angegeben. Bei der isolierten Form handelt es sich überwiegend um eine valvuläre Stenose. Bei der seltenen infundibulären Stenose ist die Verengung in der muskulären

Ausflußbahn des rechten Ventrikels gelegen. Anomale Muskelbündel können zu einer Obstruktion zwischen der Ein- und Ausflußbahn der rechten Herzkammer führen, wobei sich das anatomische Bild eines *doppelkammrigen rechten Ventrikels* (*double chambered right ventricle*) zeigt. Am seltensten sind die *supravalvulär* gelegenen oder *peripheren* Pulmonalstenosen. Diese finden sich gehäuft bei der Rötelnembryopathie.

Noonan-Syndrom. Die Erkrankung weist phänotypische Züge des Turner-Syndroms auf; die Geschlechtschromosomen zeigen jedoch ein normales Muster (XX oder XY). Meist ist die Pulmonalklappe dysplastisch, daneben finden sich auch valvuläre und infundibuläre Stenosen. Die Kinder zeigen Minderwuchs, geistige Retardierung, Hypertelorismus, eine Ptosis der Augenlider und ein Pterygium colli.

Beim Noonan-Syndrom ist bevorzugt das *rechte Herz* befallen im Gegensatz zu den vorwiegend *linksseitigen* Anomalien beim **Turner-Syndrom** (Aortenstenose, Aortenisthmusstenose).

Hämodynamik. Der Anstieg des Strömungswiderstandes im Bereich der Stenose führt zu einer Druckerhöhung in der rechten Kammer. Es entwickelt sich eine konzentrische Muskelhypertrophie. Während der systolische Druck im rechten Ventrikel auf Werte über 200 mmHg ansteigen kann, bleibt der systolische Druck in der Pulmonalarterie meist normal. Daraus ergibt sich ein Druckgradient über der Stenose, dessen Schweregrad dem Ausmaß der Obstruktion proportional ist.

Im frühen Säuglingsalter kann eine schwere Pulmonalstenose zu einer lebensbedrohlichen Situation mit Auftreten einer Herzinsuffizienz und Zyanose (Rechts-links-Shunt über ein offenes Foramen ovale) führen. Man bezeichnet diesen Zustand als *„kritische Pulmonalstenose"*. In diesen Fällen ist ein sofortiges operatives Eingreifen erforderlich.

Entsprechend der Ausprägung der Pulmonalstenose wird eine *Einteilung* in drei Schweregrade vorgenommen:

Grad 1: Leichte (milde) Stenose
Druckgradient bis 30 mmHg
Grad 2: Mittelschwere Stenose
Druckgradient 31–80 mmHg
Grad 3: Schwere Stenose
Druckgradient über 80 mmHg

Klinik. Kinder mit einer leichten Pulmonalstenose zeigen meist keine Symptome. Sie sind subjektiv beschwerdefrei; körperliche Entwicklung und Belastbarkeit sind normal. Bei *mittelschweren* Stenosen kann es unter körperlicher Belastung in manchen Fällen zu einer Dyspnoe kommen. Bei *schweren* Stenosen besteht häufig bereits eine Ruhedyspnoe mit einer meist erheblich eingeschränkten Belastbarkeit, mit dem Auftreten einer Rechtsherzinsuffizienz muß gerechnet werden. Bei Kindern mit valvulärer Pulmonalstenose hört man mit Punctum maximum über dem 2.–3. ICR links ein rauh klingendes systolisches Geräusch, meist Grad 3–4/6, dessen Fortleitung in die linke Axillargegend erfolgt. Je ausgeprägter die Stenose, desto lauter ist das Geräusch.

Phonokardiographisch kommt bei den leichten bis mittelschweren Stenosen mehr ein früh- bis mesosystolisches Geräusch zur Darstellung. Das Geräusch der schweren Pulmonalstenosen füllt die gesamte Systole aus. Der 2. Herzton ist fast immer gespalten, der Pulmonalanteil meist von kleiner Amplitude.

Röntgen. Die Pulmonalstenose zeigt ein mehr oder weniger typisches Bild: Das Herz ist normal groß, fast immer findet sich eine Prominenz des Pulmonalsegmentes. Bei den leichten bis mittelschweren Stenosen ist die Lungengefäßzeichnung normal, bei den schwereren Formen zeigen sich helle Lungenfelder (Abb. 43).

EKG. Entsprechend der Druckbelastung des rechten Ventrikels und damit parallel der Ausprägung der Muskelhypertrophie der rechten Herzkammer finden sich im EKG unterschiedliche Zeichen der Rechtshypertrophie (Abb. 44). Zwischen beiden Parametern besteht eine gute Korrelation. Während sich bei der leichten Stenose mit niedrigem Druckgradienten normale EKG-Kurvenbilder zeigen können, findet man bei einer schweren Pulmonalstenose fast immer das typische Bild einer Widerstandshypertrophie des rechten Ventrikels, bei gleichzeitiger Druckerhöhung im rechten Vorhof ein P-dextrokardiale.

Echokardiographie (S. 37). Die valvuläre Pulmonalstenose läßt sich sonographisch im zweidimensionalen Bild an der Domstellung der Klappensegel in der Systole erkennen. Mit dem Dopplerverfahren

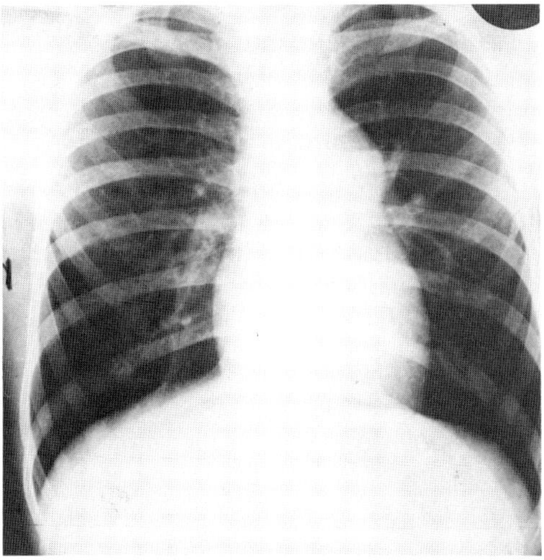

Abb. 43: Röntgen-Thorax-Aufnahme eines 9jährigen Kindes mit valvulärer Pulmonalstenose.

Abb. 44: EKG bei mittelschwerer Pulmonalklappenstenose mit deutlichen Zeichen einer Rechtshypertrophie.

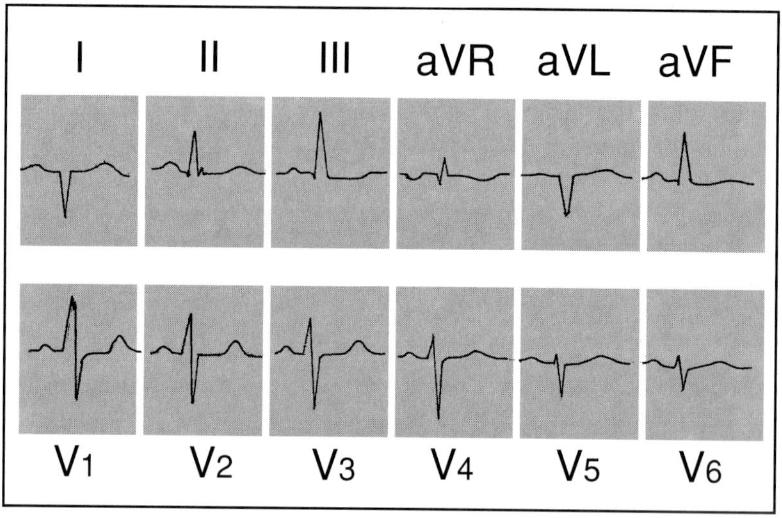

kann im Stenosebereich eine erhöhte Flußgeschwindigkeit nachgewiesen werden. Der Druckgradient über der Stenose läßt sich mit relativ großer Genauigkeit bestimmen.

Obstruktionen in der Ausflußbahn des linken Ventrikels – Fehlbildungen im Bereich der Aorta und der abgehenden Gefäße

Aortenstenose

Häufigkeit und Definition. Die Häufigkeit der Aortenstenose im Kindesalter beträgt 5–6 % aller angeborenen Herz-Gefäß-Anomalien. 75–80 % der Aortenstenosen finden sich im Bereich der Klappe, 15–20 % sind subvalvulär, 1–5 % supravalvulär gelegen.

Aortenklappenstenosen haben häufig nur zwei Taschen, sie sind *bikuspid.* Es wird vermutet, daß ein großer Teil der beim Erwachsenen vorkommenden erworbenen Aortenstenosen aus diesen bikuspiden kongenitalen Stenosen hervorgeht, wobei eine bakterielle Endokarditis die entscheidende Rolle spielt. Bei den *subvalvulär gelegenen Stenosen* verursacht am häufigsten eine dünne bindegewebige diaphragmaähnliche Struktur eine Obstruktion im Ausflußtrakt des linken Ventrikels. Die *supravalvulär gelegenen Stenosen* zeigen eine mehr umschriebene sanduhrförmige oder auch eine diffuse Form der Verengung.

Eine besondere Form der *subvalvulären* Aortenstenose ist durch hypertrophierte Muskelpartien im Ausflußtrakt der linken Herzkammer gekennzeichnet, die zu einer funktionellen Einengung in der Systole führen. Es handelt sich um eine in ihrer Ätiologie ungeklärte Erkrankung, die unter den Begriffen

- *idiopathische hypertrophe Subaortenstenose (IHSS)*
- *hypertrophische obstruktive Kardiomyopathie (HOCM)*
- *asymmetrische Septumhypertrophie*

bekannt ist. Pathologisch-anatomisch steht die Muskelhypertrophie im Bereich des Septums und der freien Wand des linken Ventrikels im Vordergrund, wie sie bei der hypertrophen Kardiomyopathie gefunden wird.

Williams-Beuren-Syndrom. Als kardiovaskuläre Fehlbildung besteht eine supravalvuläre Aortenstenose, isoliert oder in Kombination mit peripheren Pulmonalstenosen. Die Kinder zeigen eine typische Fazies: Elfen- oder Koboldgesicht, Epikanthus, sowie Kiefer- und Zahnstellungsanomalien. Die psychomotorische Entwicklung ist retardiert, die Stimme auffallend tief und metallisch klingend. Es werden Beziehungen zur idiopathischen Hyperkalzämie des Fanconi-Schlesinger-Syndroms angenommen (Abb. 45).

Hämodynamik. Allen Formen der Aortenstenose gemeinsam ist die Druckbelastung des linken Ventrikels, die in der Regel zu einer konzentrischen Muskelhypertrophie führt. Wie bei der Pulmonalstenose ist die Höhe des Druckgradienten über der Stenose abhängig

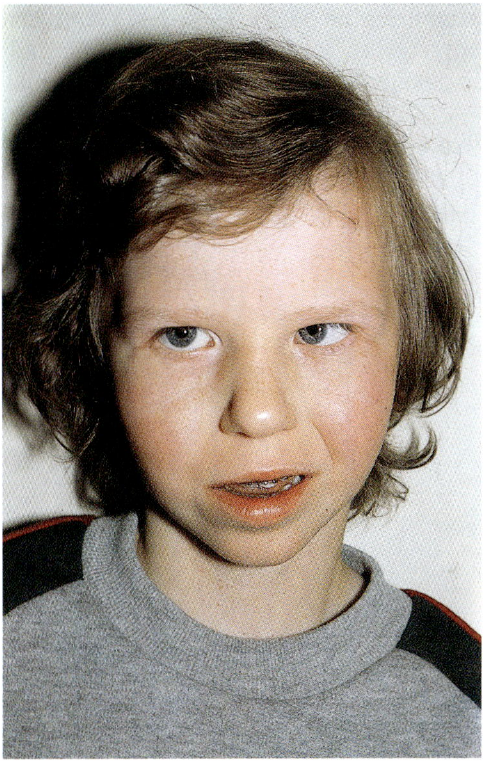

Abb. 45: Charakteristische Fazies eines 8jährigen Jungen mit Williams-Beuren-Syndrom.

vom Grad der Verengung und des geförderten Herzminutenvolumens. Es werden drei Schweregrade unterschieden:

- Leichte Stenose: Druckgradient 25–50 mmHg
- Mäßiggradige Stenose: Druckgradient 51–75 mmHg
- Schwere Stenose: Druckgradient über 75 mmHg

Klinik. Im Säuglingsalter kommt es bei hochgradigen Stenosen zur akuten Dekompensation mit Auftreten einer schweren Herzinsuffizienz, häufig unter dem klinischen Bild eines kardiogenen Schocks (*kritische Aortenstenose*). Ältere Kinder mit leichten bis mäßiggradigen Aortenstenosen sind meist beschwerdefrei. Nach dem 10. Lebensjahr, vor allem nach der Pubertät, zeigen sich die Symptome einer hämodynamisch bedeutsamen Stenose in Form von frühzeitiger Ermüdbarkeit bei körperlicher Belastung. Hochgradige Aortenstenosen können mit Synkopen, anfallsweisen Tachykardien und Angina pectoris-ähnlichen Zuständen einhergehen.

Kinder mit Aortenstenose sind meist normal entwickelt. Typisch für die valvuläre Stenose ist ein rauh klingendes systolisches Stenose- oder Austreibungsgeräusch vor allem über dem 2. ICR rechts und über dem 3. ICR links parasternal mit Fortleitung in die Halsgefäße, zur Herzspitze und zum Rücken. Da die Aortenstenose im Laufe des Kindesalters eine Progredienz des Schweregrades zeigt, beobachtet man auch eine Zunahme der Lautstärke des systolischen Geräusches im Laufe des Wachstums. Wenn das Punctum maximum höher liegt, spricht dies für eine supravalvuläre Stenose. Bei den subvalvulär gelegenen Stenosen ist das Geräusch am lautesten über dem 3.–4. ICR links zu hören, wobei sich dann Schwierigkeiten in der Differentialdiagnose zu einem Ventrikelseptumdefekt ergeben können. Ähnlich wie bei der Pulmonalstenose gilt, daß ein leises, in der Frühsystole gelegenes Geräusch für eine leichte Stenose spricht,

Abb. 46: Röntgen-Thorax-Aufnahme eines 14jährigen Jungen mit hochgradiger Aortenklappenstenose.

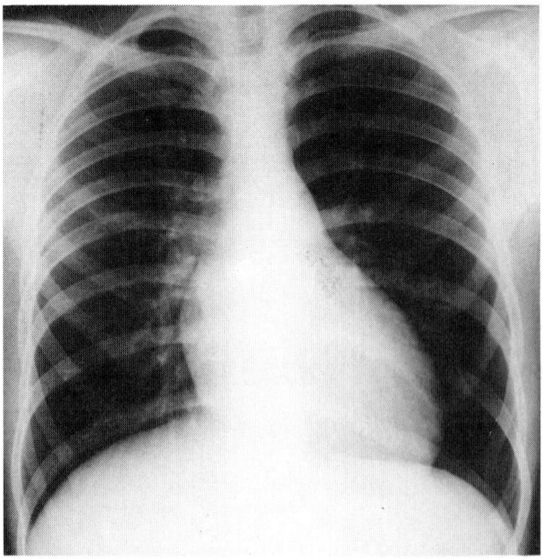

während bei den mittelschweren und hochgradigen Stenosen im Phonokardiogramm das die ganze Systole ausfüllende Geräusch charakteristisch ist. Der 2. Herzton ist oft gespalten. Die Blutdruckwerte sind bei Kindern meist normal.

Röntgen. Bei den leichten und mäßiggradigen Stenosen ist das Herz normal groß, lediglich bei den hochgradigen Stenosen sieht man den linken Kammerbogen häufig verlängert. Die Herzspitze zeigt sich nach außen unten verlagert und taucht in den Zwerchfellschatten ein (Abb. 46): Der Gegensatz zum Befund bei einer Pulmonalstenose wird deutlich. Im allgemeinen läßt der Röntgen-Befund keine sicheren Aussagen über den Schweregrad des Herzfehlers zu.

EKG. Die bei einer Rechtshypertrophie bestehende, meist deutliche Korrelation zwischen dem Schweregrad der Stenose und den EKG-Veränderungen ist bei den Herzfehlern mit einer Hypertrophie des linken Ventrikels nicht in diesem Maße nachweisbar. Auch bei leichten und mäßiggradigen Aortenstenosen sind nicht in allen Fällen Zeichen einer Linkshypertrophie im EKG zu erkennen. Lediglich die hochgradige Aortenstenose zeigt ein mehr oder weniger typisches EKG-Bild: tiefe, schlanke S-Zacken in den parasternalen Brustwandableitungen V_1 und V_2, sowie in V_5 und V_6 hohe schlanke R-Zacken. Bei einer ausgeprägten Linkshypertrophie findet man in diesen beiden Ableitungen eine konvexbogenförmige Senkung der ST-Strecken mit negativen T-Wellen. Man bezeichnet diese Veränderungen als „strain pattern". Sie sind immer Ausdruck einer ausgeprägten linksventrikulären Muskelhypertrophie, nicht jedoch einer „Hypertrophieschädigung" (Abb. 47).

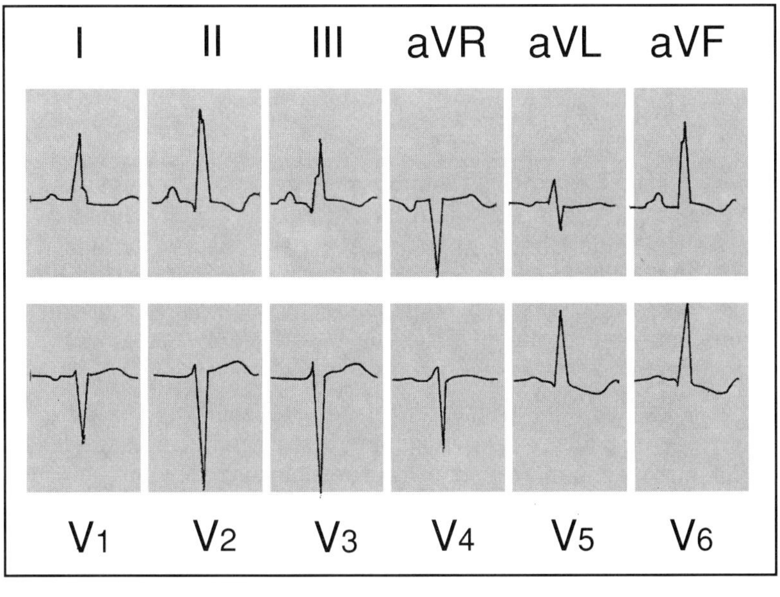

Abb. 47: EKG bei hochgradiger Aortenklappenstenose mit den Zeichen einer ausgeprägten Linkshypertrophie („strain-pattern").

Echokardiographie (S. 38–39). Wie bei der Pulmonalstenose zeigt sich im zweidimensionalen Bild die typische kuppelförmige Darstellung der Aortenklappensegel. Subvalvuläre und supravalvuläre Stenosen können dargestellt werden. Mit der Dopplersonographie ist eine Bestimmung des Druckgradienten an der Klappe mittels spezieller Technik möglich. Der echokardiographische Befund muß immer Angaben über eine eventuell vorhandene bikuspide Klappe enthalten.

Aortenisthmusstenose

Häufigkeit und Definition. Die Häufigkeit der Aortenisthmusstenose unter den angeborenen Herz-Gefäßanomalien beträgt 5–6%. Man unterscheidet eine *eng lokalisierte membranartige* Form der Stenose, die entweder isoliert oder zusammen mit einem kleinen, funktionell unbedeutenden Duktus vorkommt (postduktale Form). Bei der zweiten Form ist die Stenosierung mehr *diffus* und *tubulär.* Hier sind praktisch immer zusätzliche Fehlbildungen vorhanden, vor allem ein Ventrikelseptumdefekt oder eine valvuläre Aortenstenose. Die Kombination Aortenisthmusstenose mit Ventrikelseptumdefekt und offenem Ductus arteriosus wird als *Koarktationssyndrom* bezeichnet. Das Krankheitsbild ist auf das Säuglingsalter beschränkt (deshalb früher als „infantile“ Form bezeichnet im Gegensatz zur „Erwachsenen“-Form der isolierten Aortenisthmusstenose).

Isolierte Aortenisthmusstenose

Hämodynamik. Die isolierte Stenose des Aortenisthmus führt zu einer Druckerhöhung im linken Ventrikel und zur konzentrischen Muskelhypertrophie. Die Druckerhöhung besteht in der Aorta ascendens, dem Aortenbogen und den hier entspringenden Hals-Armgefäßen. Nach der Geburt und dem Verschluß des Ductus arteriosus bildet sich im Laufe von Jahren ein Kollateralkreislauf aus, wobei unter Umgehung des stenotischen Bereichs im Aortenisthmus Blut über erweiterte Aa. mammariae int. und Aa. intercostales zur Aorta thoracia geleitet wird.

Klinik. Kinder mit Aortenisthmusstenose klagen selten über Beschwerden, gelegentlich findet man Angaben über Kopfschmerzen, Nasenbluten oder Beinschmerzen bei längerem Laufen. Die körperliche Entwicklung ist insgesamt meist normal. Bei ausgeprägter Stenose findet sich ein Mißverhältnis in den Proportionen der oberen und unteren Körperhälfte. Bei kräftig entwickelten oberen Körperanteilen (Kopf, Arme) erscheinen die Beine relativ grazil.

Der *Auskultationsbefund* ist eher uncharakteristisch: man hört über dem Herzen ein leises bis mittellautes systolisches Geräusch (Grad 2–3/6), das zum Rücken fortgeleitet vor allem in die linke Interskapulargegend, und hier deutlicher als präkordial nachweisbar ist. Das Geräusch entsteht herzfern und beginnt deshalb mit einem freien Intervall nach dem 1. Herzton. Der wichtigste Befund ist zweifellos die

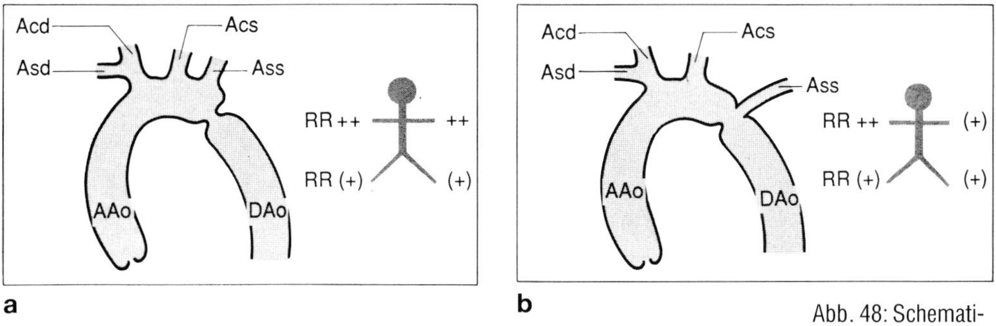

Abb. 48: Schematische Darstellung bei isolierter Aortenisthmusstenose mit unterschiedlichem Ursprung der linken A.subclavia.
a Bei einem Abgang proximal der Stenose sind die systolischen Blutdruckwerte an beiden Armen erhöht;
b Bei Ursprung im Bereich der Stenose ist nur der Druck am rechten Arm erhöht, links finden sich Normalwerte oder erniedrigte Werte.
AAo Aorta ascendens
DAo Aorta descendens
Asd A.subclavia dextra
Acd A.carotis dextra
Acs A.carotis sinistra
Ass A.subclavia sinistra

Erhöhung des Blutdrucks an den Armen und die unterschiedlichen Pulsqualitäten. Bei der Palpation der A.radialis findet sich ein Pulsus celer et altus, die Pulse der A.femoralis in der Leistenbeuge, und die Fußpulse (A.dorsalis pedis) sind abgeschwächt oder überhaupt nicht tastbar. Bei Verdacht auf eine Aortenisthmusstenose sollte immer der Blutdruck an beiden Armen und am Bein (Unterschenkel) gemessen werden. Wenn die rechte A.subclavia im Bereich der Stenose oder sogar distal davon entspringt, sind die Blutdruckwerte an beiden Armen unterschiedlich: Druck nur am rechten Arm erhöht, am linken Arm normal oder sogar erniedrigt (Abb. 48).

Röntgen. Die Röntgen-Thoraxaufnahme trägt zur Diagnose relativ wenig bei. Nur bei ausgeprägter Linkshypertrophie kann das Herz verbreitert sein. Die durch die Kollateralgefäße bedingten Rippenusuren sind für gewöhnlich erst nach dem 10. Lebensjahr nachweisbar.

EKG. Bei ausgeprägten Isthmusstenosen finden sich Zeichen der Linkshypertrophie, häufig nur an den relativ tiefen, schlanken S-Zacken in den Ableitungen V_1 bis V_3 erkennbar, während das von den Veränderungen der Aortenstenose bekannte „strain pattern“ in der Regel fehlt.

Echokardiographie (S. 40). Die Aortenisthmusstenose läßt sich durch Darstellung des Aortenbogens im zweidimensionalen Schnittbild nachweisen. Mit Hilfe des Dopplerverfahrens ist eine Beurteilung der hämodynamischen Auswirkungen möglich.

Koarktationssyndrom

In der Praxis des Kinderarztes werden Kinder mit einem Koarktationssyndrom selten gesehen. Unmittelbar nach der Geburt entwickelt sich ein schweres Krankheitsbild, an dem viele Neugeborene und junge Säuglinge bei nicht rechtzeitiger Erkennung und operativer Behandlung des Krankheitsbildes sterben. Es handelt sich um eine *präduktal* gelegene *Stenose.* Dadurch steht der meist weit offene Ductus arteriosus in direkter Verbindung mit der deszendierenden Aorta (Abb. 49). Da der fast immer vorhandene Ventrikelseptumdefekt groß ist, besteht ein systolischer Druckangleich zwischen den beiden Herzkammern und eine pulmonale Hypertonie. Bei dieser

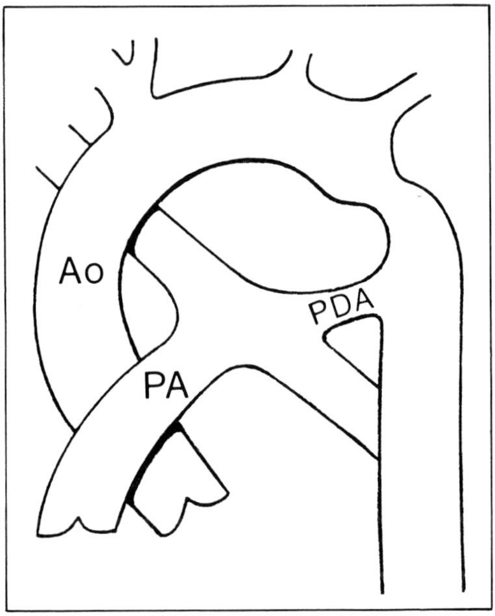

Abb. 49: Schematische Darstellung der präduktalen Form einer Aortenisthmusstenose (Koarktationssyndrom)
Ao Aorta
PA Pulmonalarterie
PDA Persistierender Ductus arteriosus

Situation geraten die Säuglinge frühzeitig in eine schwere Herzinsuffizienz bis zum Schock.

Klinik. Auskultatorisch ist ein lautes systolisches Geräusch über dem 4. ICR links parasternal (Ventrikelseptumdefekt) nachweisbar. Als Ausdruck der pulmonalen Drucksteigerung ist der 2. Herzton immer akzentuiert. Röntgenologisch erscheint das Herz erheblich vergrößert, die Lungengefäßzeichnung vermehrt. Im *EKG* finden sich Zeichen der Hypertrophie des rechten Ventrikels. Die Pulse an den unteren Extremitäten sind meist schwach tastbar, in diesem Fall nicht als Folge der Isthmusverengung, sondern wegen der bestehenden Herz-Kreislaufinsuffizienz.

Aortenbogenanomalien

Die häufigste Form ist der **doppelte Aortenbogen.** Es besteht eine Persistenz des paarig angelegten Aortenbogens. Die Aorta ist am Beginn des Bogenteils in zwei Gefäße geteilt, die sich dort, wo die Aorta descendens beginnt, wieder vereinen. Trachea und Ösophagus werden von den beiden Gefäßbögen quasi „in die Zange genommen" und teilweise eingemauert (Abb. 50). Schon in den ersten Lebenswochen können sich Symptome wie Stridor und eine rasselnde Atmung zeigen. Häufig bestehen auch eine Dyspnoe und Infektionen der Luftwege. Bei einer Kompression des Ösophagus kommt es zu Schluckbeschwerden, jedoch erst dann, wenn die Kinder feste Speisen zu sich nehmen. Bei der Röntgenuntersuchung ist die Trachealeinengung schon auf einer harten Leeraufnahme zu erkennen. Im Ösophagogramm zeigt sich im seitlichen Bild die Impression

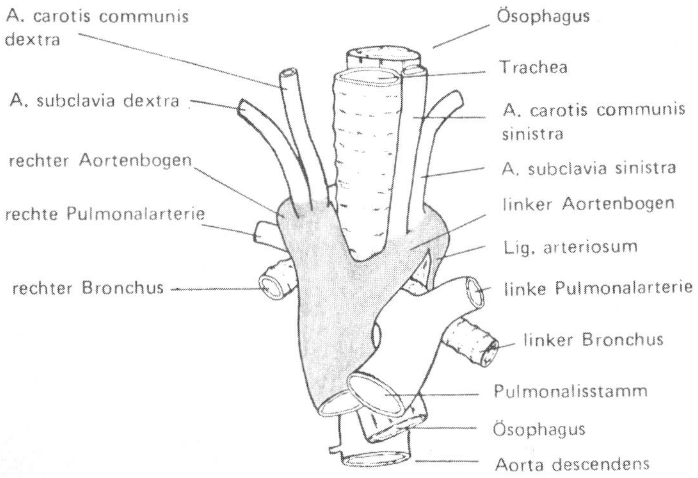

Abb. 50: Schematische Darstellung der anatomischen Verhältnisse bei doppeltem Aortenbogen.

der Speiseröhre. Die entscheidende Untersuchung im Hinblick auf die Indikationsstellung zur Operation ist die Aortographie.

Fehlerhafter Ursprung und Verlauf der A.subclavia. Wenn bei einem Rechtsaortenbogen die rechte A.subclavia nicht in normaler Weise aus dem Truncus brachiocephalicus, sondern als letztes Gefäß distal von der A.subclavia links am Ende des Aortenbogens entspringt, überquert sie in ihrem Verlauf die Medianlinie meist hinter dem Ösophagus und kann diesen in seinem oberen Drittel lokal imprimieren. Dies führt zu Schlingbeschwerden, wobei die Symptome der Dysphagie häufig geringer ausgeprägt sind als bei der Aortenringbildung. Die anomal entspringende A.subclavica hat den Beinamen A.„lusoria“ erhalten, womit man eine Spielart der Natur (ludus = das Spiel) kennzeichnen wollte. Demnach wird das Krankheitsbild auch als **Dysphagia lusoria** benannt.

Bei entsprechenden Symptomen wird man zunächst als erste Untersuchung eine Kontrastmittelfüllung des Ösophagus durchführen, danach eine Angiographie (Abb. 51).

Aortenringbildungen und die fehlerhaft entspringende A.subclavia dextra können operativ mit Erfolg behandelt werden.

Koronargefäßanomalien

Die häufigste Anomalie besteht in einem Fehlursprung der linken Koronararterie aus der A.pulmonalis und wird als **Bland-White-Garland-Syndrom** bezeichnet. Bei der hämodynamisch günstigeren Form bestehen Gefäßanastomosen zur rechten Koronararterie, wobei die Blutversorgung des Myokards meist ausreichend ist. Ein wichtiger diagnostischer Hinweis ist ein systolisch-diastolisches

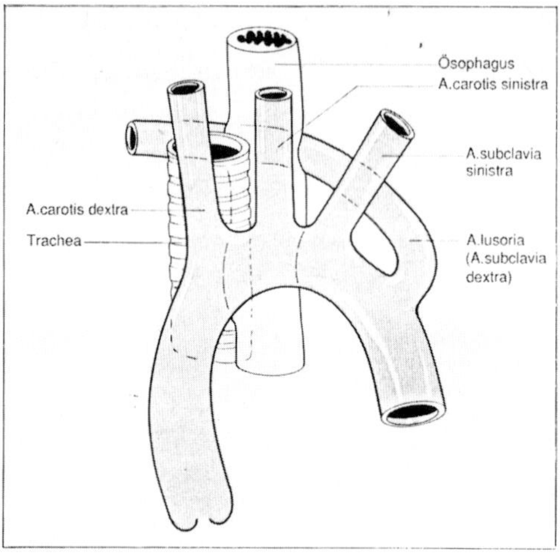

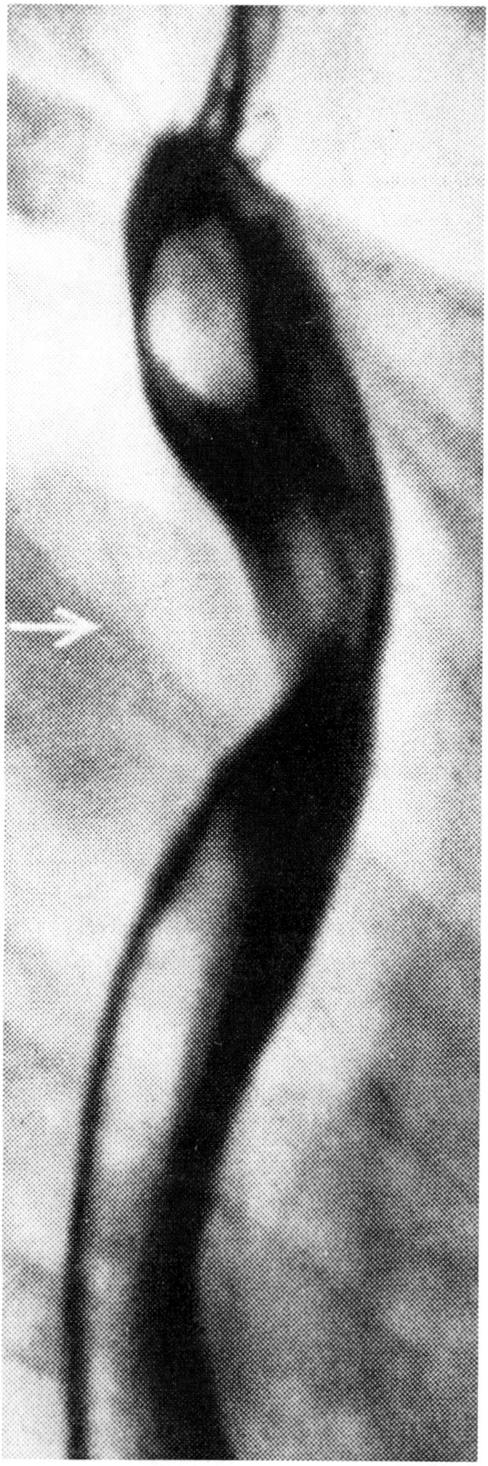

Abb. 51: Schematische Darstellung der Gefäßursprünge bei A. lusoria (a).
b Röntgen-Thorax-Aufnahme (Ösophagogramm im ersten schrägen Durchmesser): Impression der hinteren Ösophaguswand durch das Lusoriagefäß.

Geräusch, dessen Punctum maximum tiefer als beim normalen Duktus über dem 4. ICR links gelegen ist. Bei einer anderen Form sind keine Querverbindungen zwischen den beiden Herzkranzgefäßen vorhanden. Es kommt in den entsprechenden Versorgungsgebieten zur Ischämie sowie zur Wandverdünnung und Vernarbung bestimmter Myokardbezirke.

Den ersten wichtigen diagnostischen Hinweis erhält man durch das *EKG.* Dieses zeigt bei der zweiten Form in typischer Weise das Bild eines *Vorderseitenwandinfarktes.* Das Herz ist vergrößert. Im zweidimensionalen *echokardiographischen* Schnittbild läßt sich zum einen die erhebliche Dilatation des linken Ventrikels nachweisen, dessen Kontraktilität herabgesetzt ist; schwierig ist meist die Darstellung der fehlerhaft entspringenden linken Koronararterie (S. 41).

Koronargefäßaneurysmen – Kawasaki-Syndrom

Die kardiovaskuläre Manifestation des Kawasaki-Syndroms (mukokutanes Lymphknoten-Syndrom) betrifft das Myokard, das Perikard, die Herzklappen und die Koronararterien. Eine Arteriitis der intramyokardialen Herzkranzgefäße kann zur Aneurysmabildung führen. Bei der Erfassung der Komplikationen spielen die EKG-Untersuchung und die zweidimensionale Echokardiographie die entscheidende Rolle. In knapp 50% der Fälle von Koronaraneurysmenbildung kommt es innerhalb von sechs Monaten zur Ausheilung.

Die medikamentöse Behandlung besteht in Verabreichung von Aspirin, evtl. in Verbindung mit Prednisolon.

Anomalien des Ursprungs der großen Gefäße – Komplexe Herz-Gefäß-Fehlbildungen mit Rechts-links-Shunt und Zyanose

Fallot-Tetralogie

Häufigkeit und Definition. Die Fallot-Tetralogie ist der häufigste zyanotische Herzfehler nach dem 1. Lebensjahr. Es handelt sich um die Kombination einer Pulmonalstenose mit einem hochsitzenden, im membranösen Teil des Kammerseptums subaortal gelegenen Defekt und einer Dextroposition der Aortenwurzel, die über dem Defekt „reitet". Hämodynamische Folge ist eine Hypertrophie der Muskulatur der rechten Herzkammer. Die Obstruktion im Ausflußtrakt des rechten Ventrikels kann valvulär, infundibulär gelegen sein oder es besteht eine kombinierte Stenose. Gelegentlich ist das Pulmonalarteriensystem hypoplastisch. Es gibt eine weitere Form, bei der lediglich eine Pulmonalstenose zusammen mit einem Ventrikelseptumdefekt vorliegt, die Aortenwurzel jedoch nicht nach rechts verlagert ist. Die Aorta entspringt in diesem Fall regelrecht aus dem linken Ventrikel.

Wegen des Fehlens einer Zyanose bezeichnet man diese Kombinationsfehlbildung auch als *„azyanotischen"* oder *„pink-Fallot"*. Von einer *Fallot-Trilogie* hat man früher gesprochen, wenn anstelle des Ventrikelseptum- ein Vorhofseptumdefekt mit Pulmonalstenose und Rechtshypertrophie bestand. Diese Bezeichnung ist nicht korrekt und deswegen auch heute nicht mehr gebräuchlich.

Hämodynamik. Der Schweregrad einer Fallot-Tetralogie wird bestimmt durch das Ausmaß der Pulmonalstenose. Diese behindert den Abfluß des Blutes aus der rechten Herzkammer, deren Muskulatur hypertrophiert. Das venöse Blut aus dem rechten Herzen kreuzt über den Ventrikelseptumdefekt in die dextroponierte Aorta, die demnach Mischblut zugeführt erhält (Rechts-links-Shunt). Die erniedrigte Sauerstoffsättigung in der Aorta und im Körperkreislauf bedingt das Auftreten einer zentralen Zyanose. Die Lungendurchblutung ist bei der klassischen Form der Fallot-Tetralogie immer vermindert (Abb. 52).

Klinik. Im Gegensatz zu anderen komplexen Herzfehlern ist das Leitsymptom Zyanose beim Neugeborenen und jungen Säugling meist noch nicht vorhanden. Typisch ist der milde und unauffällige Verlauf in diesem frühen Lebensalter. So wird die Verdachtsdiagnose Fallot-Tetralogie häufig vom Kinderarzt in der Praxis gestellt, wenn ihm die Kinder bei den Vorsorgeuntersuchungen in der Sprechstunde vorgestellt werden. Den Eltern waren bei ihrem Kind Schwierigkeiten

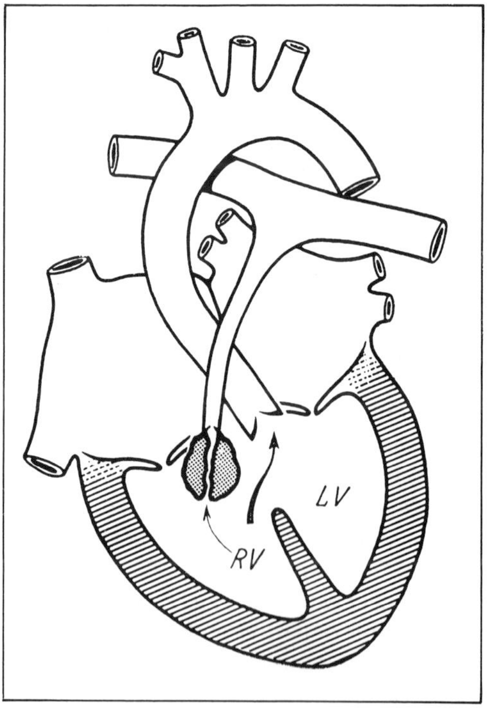

Abb. 52: Schematische Darstellung der anatomischen Fehlbildungen bei Fallot-Tetralogie
RV rechter Ventrikel
LV linker Ventrikel

bei der Nahrungsaufnahme, eine verminderte Gewichtszunahme und eine Zyanose aufgefallen. Früher, als die Kinder mit einer Fallot-Tetralogie erst relativ spät operiert wurden, konnte man ein für den Herzfehler typisches Symptom, die „Hockerstellung" beobachten, die während des Laufens auftrat. In der Zeit des Verharrens in dieser Stellung kam es zu einer Verbesserung der arteriellen Sauerstoffsättigung, einer Verminderung der Zyanose und Dyspnoe. Heute, wo der Herzfehler in der Regel in den ersten beiden Lebensjahren primär operativ korrigiert wird, ist dieses Symptom kaum noch zu beobachten.

Bei früh auftretender Zyanose und bei der schweren Form einer Fallot-Tetralogie kommt es nicht selten zum Auftreten von *hypoxämischen Anfällen.* Vorzugsweise nach dem Mittags- oder Nachtschlaf und auch nach einer Mahlzeit zeigen sich die Kinder auffallend unruhig. Unter Hyperventilation verstärkt sich die Zyanose, nach kurzer Zeit treten Dyspnoe und Blässe auf. In seltenen Fällen werden die Kinder auch bewußtlos und zeigen Krämpfe. Die Ursache der Anfälle ist nicht eindeutig geklärt. Wahrscheinlich handelt es sich um eine überschießende Kontraktion, einen Spasmus der Muskulatur der infundibulären Ausflußbahn des rechten Ventrikels infolge einer Beta-Rezeptorenstimulation. Dabei wird der Blutfluß in die Lunge zusätzlich vermindert und der Rechts-links-Shunt gleichzeitig vermehrt.

Sofortmaßnahmen. Wenn möglich Sauerstoffzufuhr. In Seitenlage des Kindes Knie an die Brust pressen (entspricht in etwa der Hockerstellung). Medikamentös kann versucht werden, durch Injektion von Morphin (subkutan 0,10 mg/kg KG als Einzeldosis) oder von Beta-Rezeptorenblockern (Propranolol (Dociton®) langsam i.v., 0,10 mg/kg KG) die übermäßige Muskelkontraktion im infundibulären Bereich zu lösen. *Digitalis* ist in jedem Fall *kontraindiziert* wegen seiner positiv inotropen Wirkung.

Die körperliche Entwicklung bei Kindern mit Fallot-Tetralogie ist meist beeinträchtigt. Trommelschlegelfinger und -zehen beobachtet man in der Regel erst im 2. Lebensjahr. Bei der Auskultation hört man ein lautes systolisches Geräusch über dem 4. ICR (Grad 4/6) und etwas leiser über dem 2. ICR links parasternal. Der 2. Herzton ist betont und ohne Spaltung. Entsprechend der Ausprägung der Zyanose findet sich im Blutbild eine Polyzythämie mit einer Vermehrung der Erythrozyten und einem Anstieg des Hämatokrit.

Röntgen. Das Herz ist normal groß. Die Abrundung und Anhebung der Herzspitze führt in Verbindung mit einem konkaven Pulmonalsegment zum typischen Bild der Holzschuhform. Die Lungengefäßzeichnung erscheint vermindert (Abb. 53).

EKG. Fast immer finden sich ein deutlicher Rechtstyp und ein P-dextrokardiale. Die Form der Rechtshypertrophie weist in den Brustwandableitungen eine Besonderheit im Vergleich zu dem üblichen Rechtshypertrophie-Muster auf (Abb. 54).

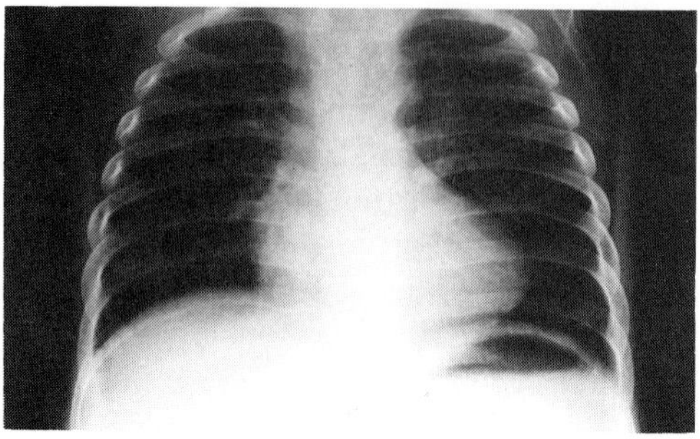

Abb. 53: Röntgen-Thorax-Aufnahme bei Fallot-Tetralogie

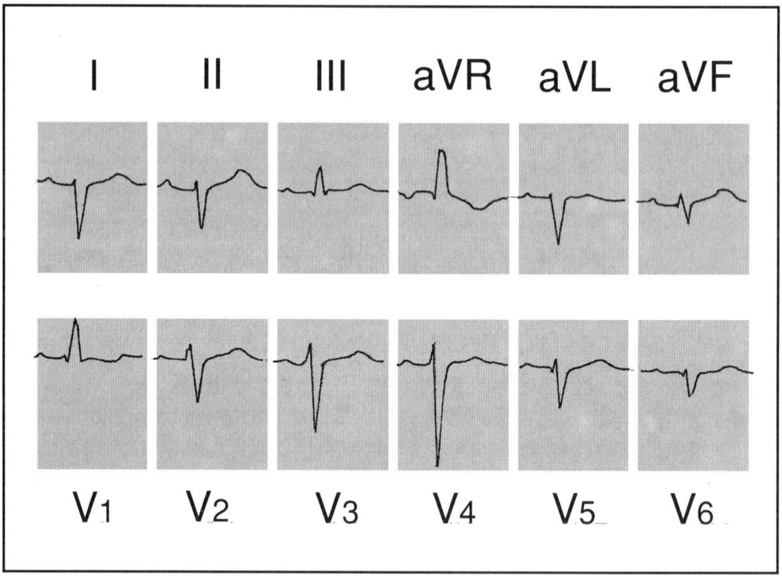

Abb. 54: EKG bei Fallot-Tetralogie. Als mehr oder weniger typisch zeigt sich unter dem Bild einer Rechtshypertrophie der abrupte Übergang einer Rs (rR's-) in eine rS-Form zwischen den Ableitungen V_1 und V_2.

Echokardiographie (S. 42). Die strukturellen und funktionellen Veränderungen lassen sich sonographisch in fast allen Fällen deutlich nachweisen. Vor der Operation werden allgemein eine Herzkatheterisierung und Angiokardiographie durchgeführt.

Pulmonalatresie

Es besteht eine vollständige Obliteration des Pulmonalklappenostiums. Man unterscheidet zwei Formen:

- Pulmonalatresie mit *intaktem Ventrikelseptum.*
  Die rechte Herzkammer hat keinen natürlichen Ausgang. Das Blut kann entweder über eine insuffiziente Trikuspidalklappe via rechter Vorhof – linker Vorhof – linker Ventrikel abfließen. In einigen Fällen finden sich Spalten und Hohlräume im Herzmuskel (Myokardsinusoide), über die der rechte Ventrikel Anschluß zu den Herzkranzgefäßen und damit zur Aorta hat. Die Pulmonalarterie selbst erhält Blut über einen offenen Duktus oder über aortopulmonale Kollateralgefäße.

- Pulmonalatresie mit *Ventrikelseptumdefekt*
  Hier hat der rechte Ventrikel einen Ausgang, den Ventrikelseptumdefekt. Es handelt sich um die extreme Form einer Fallot-Tetralogie. Andere Bezeichnungen sind Fallot-Tetralogie mit Pulmonalatresie oder wegen der Ähnlichkeit mit dem Truncus communis Pseudotruncus.

Dem Neugeborenen geht es so lange gut wie der Duktus weit offen ist. Bei seinem Verschluß entwickelt sich eine Notfallsituation. Bei der „duktusabhängigen" Lungendurchblutung ist die Gabe von Prostaglandin indiziert. Klinisch findet sich ein systolisch-diastolisches Geräusch, das Herz ist röntgenologisch meist normal groß. Auffallend ist der Befund einer Linkshypertrophie im EKG bei der Pulmonalatresie mit intaktem Ventrikelseptum.

Echokardiographisch muß die Abgrenzung gegenüber einem Truncus arteriosus communis, einer Fallot-Tetralogie, einer Transposition der großen Arterien und einer Trikuspidalatresie erfolgen. Die Untersuchung ist von hohem diagnostischem Stellenwert. Trotzdem wird in fast allen Fällen eine Herzkatheteruntersuchung mit Angiokardiographie durchgeführt.

Transposition der großen Arterien (TGA)

Häufigkeit und Definition. Unter allen angeborenen Herzfehlern beträgt die Häufigkeit etwa 6%. Die Transposition ist der häufigste zyanotische Herzfehler in der Neugeborenenperiode. Es besteht eine Diskordanz zwischen der Lage der beiden Herzkammern und der Stellung der großen Gefäße. Die Aorta entspringt vorne aus dem rechten Ventrikel, die A.pulmonalis dorsal davon aus dem linken Ventrikel. Während der Herzentwicklung ist die primitive Herzschleife nach rechts gewendet, daher auch die Bezeichnung *d-(= dexter) Transposition* für diese Form des Herzfehlers.

Die Kinder sind nur lebensfähig, wenn Querverbindungen zwischen den beiden Kreisläufen in Form eines offenen Foramen ovale bzw. eines Vorhofseptumdefektes, eines Ventrikelseptumdefektes oder/ und eines persistierenden Ductus arteriosus bestehen, über die eine ausreichende Blutmischung erfolgen kann (Abb. 55).

Sehr selten kommt es bei einer Transpositionsstellung der großen Gefäße in der Embryonalzeit zu einer *Linkswendung* der Herzschleife. Man spricht in diesem Fall von einer *l-(laevus) Transposition.* Infolge der in diesem Fall vorliegenden seitlichen Vertauschung der beiden Ventrikel wird der Blutstrom „korrigiert". Diese Form des Fehlbildungskomplexes ist auch unter dem Begriff der **angeboren korrigierten Transposition der großen Gefäße** bekannt. Die Kinder sind nicht zyanotisch; häufige zusätzliche Anomalien sind ein Ventrikelseptumdefekt und eine Pulmonalstenose.

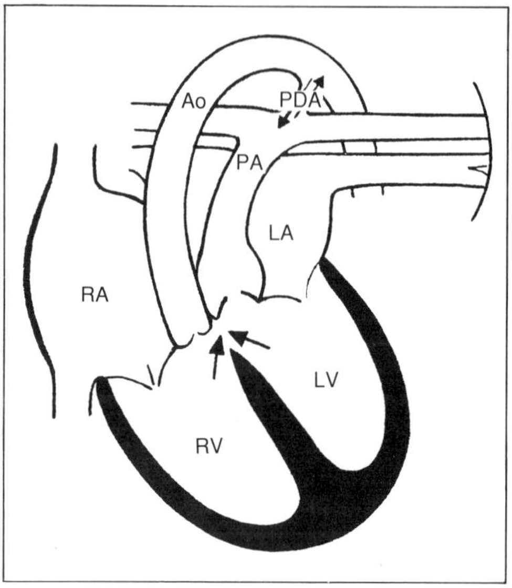

Abb. 55: Schematische Darstellung der anatomischen Verhältnisse bei Transposition der großen Arterien (d-TGA).
RV rechter Ventrikel
LV linker Ventrikel
RA rechter Vorhof
LV linker Vorhof
Ao Aorta
PA Pulmonalarterie
PDA Persistierender Ductus arteriosus

Klinik. Bei der d-Transposition entwickelt sich nach der Geburt rasch eine generalisierte Zyanose, die auf Zufuhr von Sauerstoff nicht anspricht. Die Hypoxämie führt zur metabolischen Azidose, zusätzlich kommt es zur Herzinsuffizienz.

Uncharakteristisch ist der Auskultationsbefund: ein meist vorhandenes systolisches Geräusch ist durch die begleitende Fehlbildung (Ventrikelseptumdefekt, Duktus) bedingt. Für die Diagnose wenig hilfreich ist auch das EKG: man findet die Zeichen der Rechtshypertrophie, die in etwa denen der physiologischen Rechtshypertrophie des Neugeborenen entsprechen. Im Röntgenbild zeigt sich das Herz vergrößert mit auffallend schmalem Gefäßband. Im Gegensatz zur Fallot-Tetralogie ist die Lungengefäßzeichnung vermehrt.

Die entscheidende nichtinvasive diagnostische Untersuchung ist die *Echokardiographie* mit der zweidimensionalen Technik und dem Doppler-Verfahren (S. 43).

Wenn danach die Diagnose weitgehend gesichert ist, muß unverzüglich eine Herzkatheterisierung durchgeführt werden im Hinblick auf die Möglichkeit einer *Ballonatrioseptostomie nach Rashkind.*

Trikuspidalatresie

Der vollständige Verschluß, die Atresie der Trikuspidalklappe bedingt eine Hypoplasie des rechten Ventrikels, eine offene Verbindung zwischen den beiden Vorhöfen ist obligatorisch. Der Lungenkreislauf wird über einen offenen Ductus arteriosus oder über einen Ventrikelseptumdefekt versorgt. Es bestehen von Geburt an eine Zyanose und Dyspnoe. Je nach Vorliegen oder Fehlen einer Pulmonalstenose dominiert die Hypoxämie oder im anderen Fall die Rechtsherzinsuffizienz. Im EKG zeigt sich in fast allen Fällen ein ausgeprägter bis überdrehter Linkstyp, eine Linkshypertrophie und ein P-dextrokardiale, ein Befund, der bei einem zyanotischen Säugling als pathognomisch für diesen Herzfehler angesehen werden kann. Die anatomischen Abnormitäten lassen sich im zweidimensionalen Echokardiogramm eindeutig nachweisen (S. 43).

Hypoplastisches Links-Herz-Syndrom

Hier ist der linke Ventrikel extrem unterentwickelt und nicht fähig, als Pumpe des Körperkreislaufs zu wirken. Es besteht eine Hypoplasie bzw. Atresie der Mitral- und Aortenklappe, die aszendierende Aorta ist ebenfalls hypoplastisch. Das pulmonalvenöse Blut fließt vom linken Vorhof in den rechten Ventrikel. Die Versorgung des Körperkreislaufs erfolgt über einen offenen Ductus arteriosus von der Pulmonalarterie aus. Die Lungenzirkulation ist vermehrt, es besteht eine pulmonale Hypertonie.

Innerhalb der ersten Lebenstage besteht ein schweres Krankheitsbild mit ausgeprägter Zyanose und den Zeichen einer globalen Herzinsuffizienz.

Bei der echokardiographisch gesicherten Diagnose eines hypoplastischen Links-Herz-Syndroms erübrigen sich in der Regel die Durchführungen einer Herzkatheterisierung und Angiokardiographie. Wegen der insgesamt schlechten Prognose werden operative Therapieversuche von vielen Kardiologen abgelehnt. Die Kinder sterben frühzeitig.

Truncus arteriosus communis

Aus beiden Herzkammern entspringt nur ein gemeinsames Gefäß, aus dem die Aorta und die Pulmonalarterie abgehen, wobei die Abgangsstellen der Pulmonalarterien unterschiedlich sind. Rechter und linker Ventrikel stehen über einen subtrunkal gelegenen Scheidewanddefekt miteinander in Verbindung. Bei Fehlen einer Pulmonalstenose überwiegt der Links-rechts-Shunt, während bei einer Stenose der A.pulmonalis der Rechts-links-Shunt mehr und mehr zunimmt. Die Kinder zeigen dann eine Zyanose. Die Abgrenzung von anderen Herz-Gefäß-Fehlbildungen ist heute mit der zweidimensionalen Echokardiographie einwandfrei möglich (S. 44).

Schwierigkeiten im klinischen Verlauf treten vor allem in der Neugeborenen- und frühen Säuglingszeit auf.

Singulärer Ventrikel

Der Herzfehler ist ebenso wie der Truncus communis relativ selten. Es ist nur eine Kammer angelegt, aus der Aorta und Pulmonalarterie entspringen. Die Vorhöfe sind über eine Trikuspidal- und eine Mitralklappe mit dem gemeinsamen Ventrikel verbunden. Bei Fehlen einer Pulmonalstenose überwiegt der Links-Rechts-Shunt, in diesem Fall ist die Lungenzirkulation verstärkt und es kommt zur pulmonalen Hypertonie mit einem Anstieg des Lungengefäßwiderstandes. Bei singulärem Ventrikel mit Pulmonalstenose steht der Rechts-links-Shunt im Vordergrund. Die Lungendurchblutung ist vermindert, die Kinder sind zyanotisch. Klinischer Befund und Symptome ähneln dann denen einer Fallot-Tetralogie. Im EKG werden Veränderungen als typisch angesehen, die in einem uniformen RS-Bild in den Brustwandableitungen bestehen (rS-, RS- oder Rs-Muster). Häufig fehlen Q-Zacken in den linkspräkordialen Ableitungen V_5 und V_6. Die entscheidende nichtinvasive Untersuchung ist die Echokardiographie (S. 44). Die operativen Möglichkeiten sind auch heute noch beschränkt. Eine anatomische Korrektur mit Rekonstruktion eines Septums sind nur ausnahmsweise möglich. Verschiedene funktionelle Korrekturoperationen werden durchgeführt.

Totale Lungenvenenfehlmündung

Am häufigsten ist die Form, bei der alle vier Lungenvenen über einen Gefäßsinus suprakardial in eine persistierende obere Hohlvene einmünden. Der ursprüngliche Links-rechts-Shunt wird durch den obligatorischen Rechts-links-Shunt über einen Vorhofseptumdefekt zumindest teilweise wieder rückgängig gemacht. Der Körperkreislauf erhält Mischblut, woraus klinisch eine Zyanose resultiert. Eine nahezu exakte Diagnose läßt sich mit Hilfe der zweidimensionalen Echokardiographie stellen. Es besteht von Geburt an ein schweres Krankheitsbild. Eine operative Behandlung ist möglich und muß frühzeitig noch während des ersten Lebensmonats erfolgen. Die Operationssterblichkeit konnte in den letzten Jahren entscheidend gesenkt werden.

Literatur:

Anderson, R. H., F. J. Macartney, E. A. Shinebourne, M. Tynan (eds.): Pediatric cardiology, Vol. 1,2. Churchill-Livingstone, Edinburgh (1987)

Keck, E. W.: Kardiologie Neugeborene – Säuglinge – Kinder. 4. Aufl., Urban & Schwarzenberg, München (1989)

Mocellin, R., K. Bühlmeyer: Hämodynamik der angeborenen Herzfehler mit Links-rechts-Shunt. In: K.-D. Bachmann, H. Ewerbeck, E. Kleihauer, E. Rossi, G. Stalder. Pädiatrie in Praxis und Klinik, 2. Aufl., Bd. I Fischer, Stuttgart; Thieme, Stuttgart (1989)

Moss, A. J.: Heart Disease in Infant, Children and Adolescents. 3rd ed. Williams & Wilkins, Baltimore (1983)

Nora, J. J., H. Nora: The genetic contributions to congenital heart diseases: In: J. J. Nora, A. Takao (eds.): Congenital Heart Disease. Futura, Mount Kisco/N.Y. (1984)

Passarge, E.: Genetik und Beratung bei angeborenen Fehlbildungen des Herzens. In: Keck, E. W.: Kardiologie Neugeborene – Säuglinge – Kinder, 4. Aufl. Urban & Schwarzenberg, München (1989)

Piccoli, G. P., u. Mitarb.: Morphology and classifications of atrioventricular defects. Brit. Heart J. 42 (1979) 621

Operative (interventionelle) Therapie angeborener Herzfehler

von Jürgen Apitz

Herzfehler mit Links-rechts-Shunt

Vorhofseptumdefekt

Die Operation des Vorhofseptumdefektes vom Secundum-Typ und vom Sinus-venosus-Defekt besteht im Verschluß des Defektes am stillstehenden Herzen in der Regel mit Hilfe des extrakorporalen Kreislaufes, seltener ohne diesen in Hypothermie. Dabei wird ein kleiner Defekt durch einfache Naht verschlossen, ein größerer Defekt durch Einnähen eines Flickens. Bei zusätzlich partiell fehleinmündenden Lungenvenen muß der Flicken so geformt und eingenäht werden, daß das Lungenvenenblut in den linken Vorhof abfließt.

Die *Operationsindikation* ist im Säuglingsalter nur ausnahmsweise bei großem Defekt mit zunehmender Herzinsuffizienz gegeben. Im übrigen wird der Vorhofseptumdefekt im Alter von 2–6 Jahren operiert bei einem Flußverhältnis von QP/QS von 2 : 1 oder mehr, bei kleinerem Flußverhältnis nur dann, wenn Symptome einer Herzvergrößerung oder eine beginnende Druckerhöhung im kleinen Kreislauf bestehen. Symptomlose, kleinere Defekte werden von uns nicht verschlossen. Das Operationsrisiko beträgt ca. 1%. *Postoperativ* können vorübergehende, seltener auch bleibende Herzrhythmusstörungen (z.B. Sick-Sinus-Syndrom) auftreten, seltener ein Postperikardiotomie-Syndrom.

1977 wurde von Rashkind eine Doppelschirmmethode zum Katheterverschluß des Vorhofseptumdefektes angegeben und inzwischen seit mehreren Jahren in den USA erprobt. Das Verschlußmaterial steht in der Bundesrepublik Deutschland bisher voraussichtlich erst Ende 1991 zur Verfügung. Diese Methode ist jedoch nur geeignet für zentral gelegene, nicht zu große Vorhofseptumdefekte ohne zusätzliche Fehlbildungen, d.h. insbesondere ohne zusätzliche Fehlmündung von Lungenvenen. Die genaue Plazierung der Prothese und damit der vollständige Verschluß des Defektes erweisen sich als relativ schwierig. Wenn man auch hiermit eine Operation mit Hilfe des extrakorporalen Kreislaufs vermeiden kann, so ist die Komplikationsrate noch relativ hoch, und die Erfolgsrate läßt noch Wünsche offen.

Ventrikelseptumdefekt

Die Behandlung der Wahl des großen Ventrikelseptumdefektes ist die frühzeitige *primäre Korrektur,* die im 1. Lebenshalbjahr jedoch mit einer relativ hohen Letalität von 5–13% einhergeht und die noch höher ist bei bestehenden Komplikationen.

Nach Möglichkeit sollte deshalb versucht werden, eine Herzinsuffizienz in den ersten Lebensmonaten so lange medikamentös zu behandeln, bis die Patienten das 1. Lebenshalbjahr überstanden haben. Sollte dies nicht gelingen, so wäre die korrektive Operation auch früher indiziert. Insgesamt hat die Primärkorrektur ein geringeres Risiko als die Banding-Operation und die spätere Korrektur mit De-Banding. Später als bis zum Ende des 1. Lebensjahres sollte die Korrektur des größeren Defektes jedoch nicht erfolgen, da die Gefahr der sekundären pulmonalen Hypertonie besteht.

Eine *Banding-Operation* ist beim Ventrikelseptumdefekt nur noch indiziert bei sehr niedrigem Gewicht (unter 2,5 kg KG), bei pulmonaler Hypertonie mit Verdacht auf bereits bestehende Fixierung, bei multiplen Defekten sowie bei zusätzlichen Anomalien.

Als *postoperative Komplikationen* können Restdefekte, Zweit- oder Mehrfachdefekte bestehenbleiben, es kann zu einer Rekanalisation des Defektes, einer Aorten- oder Trikuspidalinsuffizienz kommen oder zu einer Rechtsherzinsuffizienz bei bestehender pulmonaler Hypertonie. Herzrhythmusstörungen können vorübergehend oder bleibend auftreten. Bei ventrikulärem Zugang (Ventrikulotomie) ist ein postoperativer Rechtsschenkelblock häufig. Dabei kann es später, Jahre nach der Operation, insbesondere unter Belastung, zu Extrasystolen, unter Umständen auch zu schwerwiegenden Herzrhythmusstörungen kommen.

Atrioventrikuläre (AV-) Defekte

Die operative Behandlung der AV-Defekte (früher als Endokardkissendefekte bezeichnet) besteht in der *Korrektur* dieser Defekte unter Einsatz der extrakorporalen Zirkulation und in der Regel unter Verwendung von Patch-Material. Dabei wird der tiefe Vorhofseptumdefekt (Ostium-Primum-Defekt) mit einem eingenähten Flicken versorgt und der Spalt in den AV-Klappen verschlossen. Beim kompletten AV-Defekt wird zunächst der Ventrikelseptumdefekt mit einem Flicken verschlossen, dann die Spalten in den AV-Klappen und danach der Vorhofseptumdefekt (Rastelli). Diese Operation ist besonders im Säuglingsalter mit einem höheren Risiko verbunden. Dennoch bevorzugen inzwischen mehrere Zentren die sogenannte Frühkorrektur unter Inkaufnahme einer manchmal nicht unerheblichen späteren postoperativen AV-Klappeninsuffizienz. Die Operationsletalität liegt beim partiellen AV-Kanal unter 10%, beim kompletten AV-Kanal zwischen 12–25%.

Wir bevorzugen im Säuglingsalter beim kompletten AV-Defekt als erste operative Maßnahme die *Banding-Operation* zur wirksamen Behandlung der oft schweren Herzinsuffizienz und zur Vermeidung einer Fixierung der bestehenden pulmonalen Hypertonie und führen dann die korrektive Operation einschließlich De-Banding ab einem Alter von drei Jahren durch. Die bei Patienten mit einem AV-Defekt bestehende Trisomie 21 beeinflußt unsere Indikationsstellung nicht.

Durch die korrektive Operation der atrioventrikulären Defekte, insbesondere des kompletten AV-Defektes, entstehen sehr häufig Herzrhythmusstörungen, insbesondere ein kompletter AV-Block. Die intraoperative Implantation von vorübergehenden Pacemaker-Elektroden zur externen Ventrikelreizung ist daher erforderlich. Der komplette AV-Block ist vielfach nur vorübergehend, nicht selten bleibt er jedoch bestehen. Die Implantation eines permanenten Schrittmachers ist dann erforderlich. Die richtige Entscheidung, ob und vor allem wann die Implantation eines internen permanenten Schrittmachers und von bleibenden Elektroden erforderlich ist und welcher Schrittmacher verwendet werden soll, erfordert viel Erfahrung in der postoperativen Behandlung herzkranker Kinder. Darüber hinaus muß die regelmäßige Kontrolle von Kabel und Schrittmacheraggregat gewährleistet sein und auch erfolgen. Der AV-Block 3. Grades nach Operation eines kompletten AV-Defektes ist die häufigste Ursache für eine Schrittmacherimplantation im Kindesalter.

Ductus arteriosus persistens

Die operative Behandlung des Ductus arteriosus persistens erfolgt heute fast ausschließlich als *Durchtrennung,* nachdem die Unterbindung – bereits 1938 von Gross und Hubbard angegeben – zur Rekanalisation führen kann, die Gefahr der bakteriellen Endokarditis, die bei einem persistierenden Ductus arteriosus besonders hoch ist, nicht beseitigt und postoperativ Aneurysmen beobachtet wurden.

Das Operationsrisiko ist mit weniger als 1% gering und besteht vor allem in der Möglichkeit intraoperativer Blutungen.

Die *Indikation* zur Operation ist nach dem 1. Lebensjahr wegen der Gefahr der bakteriellen Endokarditis immer gegeben, im 1. Lebensjahr dann, wenn Zeichen einer Herzinsuffizienz zu aktivem Handeln zwingen.

Bei *Frühgeborenen,* besonders mit hyalinenem Membran-Syndrom, kann ein weit offener Ductus arteriosus zu massiver Herzinsuffizienz führen, so daß hier – auch bei einem Gewicht unter 1000 g – die sofortige Operation lebensrettend sein kann, wenn der Versuch, den Duktus medikamentös mit Indometacin zu verschließen, nicht zum Erfolg führt.

Der Ductus arteriosus ist fast die einzige Angiokardiopathie, bei der heute postoperativ so gut wie keine Komplikationen auftreten.

Bereits 1966 wurde von Porstmann eine Methode angegeben, mit der der Duktus *nichtoperativ* durch einen Schaumstoffpfropf verschlossen wird. Da die Katheter, die zur Einführung des Pfropfes benötigt werden, jedoch relativ groß sind, wurde diese Methode bisher nur bei älteren Kindern und bei Erwachsenen angewendet.

1979 wurde von Rashkind eine Methode angegeben, mit der der Duktus durch einen über einen Katheter eingeführten Doppelschirm verschlossen werden kann. Diese Methode steht seit 1989 nun auch in der Bundesrepublik Deutschland zur Verfügung und ist in mehreren Zentren bereits angewendet worden. Nach einer multizentrischen kooperativen Studie in den USA gelingt der Verschluß des Duktus in 85% der Fälle – inzwischen liegt die Erfolgsquote jedoch höher. Wegen der Möglichkeit der Embolisation der Prothese hat sich diese Methode jedoch nicht allgemein durchgesetzt. Der Katheterverschluß hat den Vorteil, daß keine Thorakotomie erforderlich ist, daß der stationäre Aufenthalt für den Duktusverschluß auf wenige Tage und die Intensivüberwachung auf wenige Stunden verkürzt und die Kosten dadurch deutlich gesenkt werden können. Wegen der Größe des Einführungskatheters wird dieser Eingriff jedoch erst ab einem Gewicht von 10 kg durchgeführt. Für Frühgeborene und für Säuglinge mit einem geringeren Gewicht ist diese Methode deshalb bisher noch nicht geeignet.

Herzfehler mit Obstruktion im Ausflußtrakt des rechten Ventrikels ohne Ventrikelseptumdefekt

Valvuläre Pulmonalstenose

Die valvuläre Pulmonalstenose kann nach Swan mit Hilfe des extrakorporalen Kreislaufs operiert werden. Nach Eröffnung der Pulmonalarterie werden die verwachsenen Klappenkommissuren inzidiert. Dabei wird die Stenose nur zum größeren Teil beseitigt, weil sonst die immer auftretende Klappeninsuffizienz zu stark würde. Das richtige Mittelmaß zu finden zwischen Beseitigung der Stenose und Vermeidung einer stärkeren Klappeninsuffizienz, zeigt die Erfahrung des Herzchirurgen. *Postoperativ* tritt damit immer ein diastolisches Geräusch auf, das vorher nicht bestanden hat. Das Operationsrisiko beträgt ca. 1–3%. Bei einem Alter unter zwei Jahren hat die offene Valvulotomie ein Risiko von 10%, die geschlossene (in inflow-occlusion) ein solches von 20%. Postoperativ kann die Leistungsfähigkeit durch die bestehende Pulmonalinsuffizienz beeinträchtigt sein. Herzrhythmusstörungen treten im allgemeinen postoperativ nicht auf, wenn die Operation transpulmonal durchgeführt wurde.

Die valvuläre Pulmonalstenose kann heute durch die **Ballondilatation (Valvuloplastie)** gut behandelt werden. Hiermit kann der Gradient um etwa zwei Drittel gesenkt werden. Auch hiernach tritt in der Regel eine, wenn auch leichte, Pulmonalinsuffizienz auf. Das letale Risiko des Eingriffs ist gleich Null. Komplikationen können bei sachgerechter Durchführung fast nur noch von seiten des zur Balloneínführung benutzten Gefäßes, der Vena femoralis, auftreten. Darüber hinaus kann es bei der Ballondilatation zu einer infundibulären Reaktion kommen, d.h. zu einer verstärkten Konstriktion des Infundibulums, die mehr oder weniger lange anhalten kann. Die Methode der Ballondilatation hat den Vorteil, daß keine Thorakotomie erforderlich ist und dadurch der stationäre Aufenthalt erheblich verkürzt wird.

Die *Indikation* zur Valvuloplastie stellen wir wegen der möglichen Komplikationen – ebenso wie für die Operation – erst von einem Druckgradienten zwischen rechtem Ventrikel und A.pulmonalis ab 60 mm Hg. Bei einem geringeren Druckgradienten sehen wir weder für die Operation noch für die Ballondilatation eine Indikation. Bei engem Klappenring ist die Operation die Methode der Wahl. Bei einem Druckgradienten über 75 mm Hg wird hierbei oft eine Erweiterung mit Hilfe eines Patch durchgeführt.

Ganz anders zu beurteilen ist die sogenannte **kritische Pulmonalstenose** des Neugeborenen und jungen Säuglings, die früh zur Herzinsuffizienz führt, und bei der sehr früh ein Eingriff erforderlich ist. Die Patienten sind in aller Regel bereits bei der Einweisung in einem moribunden Zustand. Da die kritische Pulmonalstenose meist durch eine dysplastische Klappe bedingt ist, mit verdickten Klappenresten, sind wir nach früheren erfolglosen Versuchen von einer Ballondilatation bei diesen Patienten ganz abgekommen. Nach echokardiographischer Diagnostik werden diese Patienten sofort der Operation zugeführt. Das Operationsrisiko ist hoch; es beträgt zwischen 10–66%, je nach der gewählten Operationsart und den vorherrschenden anatomischen Verhältnissen. Aber auch die postoperativen Ergebnisse lassen sehr zu wünschen übrig, da auch durch die Operation der meist hohe Druckgradient nur wenig oder gar nicht gesenkt werden kann. Der postoperative Verlauf ist unbefriedigend und durch langanhaltende Herzinsuffizienz kompliziert.

Manche Operateure sind deshalb jetzt zur völligen Entfernung der Klappe – zur Valvulektomie – übergegangen. Das operative Risiko soll hierbei niedriger sein. Ob die postoperativen Ergebnisse hierdurch gebessert werden, bleibt abzuwarten.

Die **Infundibulumstenose** *des rechten Ventrikels* kann durch eine Ballondilatation nicht verbessert werden. Im Gegenteil wird hierbei die oben beschriebene infundibuläre Reaktion die Stenose verstärken und damit den Gradienten erhöhen, so daß der operative Eingriff mit Hilfe des extrakorporalen Kreislaufes die einzige Möglichkeit einer wirksamen Behandlung darstellt.

Auch hier gilt als *Indikation* ein Druckgradient von mindestens 60 mm Hg. Das Operationsrisiko beträgt etwa 3–5%. Die postoperativen Ergebnisse und Komplikationen sind vom Zugang abhängig. Die Stenose kann durch eine Ventrikulotomie am besten beseitigt werden, unter Umständen mit einer Patch-Erweiterung des Ausflußtraktes des rechten Ventrikels. Dabei nehmen aber auch die postoperativen Komplikationen zu: ein kompletter Rechtsschenkelblock, spätere Herzrhythmusstörungen, unter Umständen eine Insuffizienz der Pulmonalklappe, Beeinträchtigung der Ventrikelfunktion mit Einschränkung der körperlichen Leistungsfähigkeit. Eine ständige regelmäßige Kontrolle der Patienten ist deshalb erforderlich, unter Umständen auch mit spätpostoperativem Langzeit-EKG und ergometrischen Untersuchungen.

Die **isolierte supravalvuläre Pulmonalstenose** kann operativ mit Hilfe des extrakorporalen Kreislaufes gut beseitigt werden. Vielfach ist dies jedoch nicht durch reine Exzision, sondern nur durch eine Erweiterungsplastik möglich. Auch hier gilt als *Indikation* zur Operation ein Druckgradient ab 60 mm Hg. Das Operationsrisiko beträgt 1–3%. Die postoperativen Ergebnisse sind auch langfristig gut. Postoperative Herzrhythmusstörungen treten im allgemeinen nicht auf. Eine Pulmonalinsuffizienz kann postoperativ nur dann auftreten, wenn die supravalvuläre Pulmonalstenose dicht oberhalb der Klappe lokalisiert ist und diese in den stenotischen Prozeß, unter Umständen durch eine Membran mit einbezogen ist.

Der Versuch einer Ballondilatation ist möglich. In der Regel kann der Gradient hierdurch jedoch nicht beseitigt, sondern allenfalls reduziert werden. Der Erfolg ist vielfach jedoch nur vorübergehend, so daß doch eine spätere Operation angezeigt ist.

Periphere Pulmonalstenosen sind in der Regel multipel und damit einem operativen Eingriff nicht zugänglich. Da diese Stenosen jedoch unter Umständen sehr hochgradig sind, zu einem erheblichen Druckgradienten und damit auch zu einer zunehmenden Insuffizienz des rechten Ventrikels führen können, ist in diesen Fällen der Versuch einer Ballondilatation zumindest einzelner Stenosen sinnvoll. Als Indikation gilt auch hier ein Gradient von wenigstens 60 mm Hg, die Ergebnisse sind jedoch weniger befriedigend. Periphere Pulmonalstenosen haben bei der Ballondilatation ein hohes Risiko mit einer Mortalität von 1–2%, selbst in den Händen sehr Erfahrener, und eine hohe Komplikationsrate. Dabei besteht insbesondere die Gefahr einer Schädigung oder Verletzung der Pulmonalgefäßwand.

Herzfehler mit Obstruktion im Ausflußtrakt des linken Ventrikels – Fehlbildungen im Bereich der Aorta

Valvuläre Aortenstenose

Im allgemeinen wird auch hier ein Druckgradient von 60 mm Hg als *Indikation* für die Operation angesehen. Diese besteht in der Sprengung der verwachsenen Kommissuren nach Eröffnung der Aorta im extrakorporalen Kreislauf. Das Operationsrisiko beträgt etwa 2–3%.

Postoperativ kann eine Aorteninsuffizienz auftreten. Sofern diese stärkere Ausmaße erreicht, kann es postoperativ zu einer deutlichen Dilatation des linken Ventrikels und damit des Herzens kommen. Außerdem können postoperativ Herzrhythmusstörungen auftreten.

Korrekterweise sollte man die *Kommissurotomie* als *Palliativoperation* bezeichnen, durch die die Hämodynamik bei der valvulären Aortenstenose zwar verbessert, aber im Gegensatz zum Klappenersatz nicht korrigiert wird.

Mit einem *Klappenersatz* sollte man jedoch im Kindesalter außerordentlich zurückhaltend sein, da auch die jetzt zur Verfügung stehenden Klappen nur eine begrenzte Haltbarkeit besitzen, da das Wachstum der Kinder u.U. zum Auswechseln der Klappe führen kann und da die meisten zur Verfügung stehenden Klappen eine Markumarisierung erfordern, was gerade bei der erhöhten Verletzungsgefahr im Kindesalter besondere Probleme aufwirft.

Große operative Schwierigkeiten ergeben sich bei Vorliegen eines engen Klappenringes oder bei zusätzlicher hypoplastischer Aorta ascendens. Die plastische Erweiterung des Klappenringes und der aszendierenden Aorta erhöht das Operationsrisiko beträchtlich.

Die körperliche Leistungsfähigkeit nach einer Kommissurotomie ist in der Regel gebessert, wenn nicht eine stärkere Aorteninsuffizienz besteht, vielfach jedoch nicht normal. Nicht selten treten auch hier Restenosierungen auf. Spättodesfälle oft Jahre postoperativ sind möglich.

Mit der *Ballondilatation* der verengten Aortenklappe steht eine alternative Behandlungsmöglichkeit zur Kommissurotomie zur Verfügung. Dabei wird der Führungskatheter und danach der Dilatationskatheter in der Regel von einer A.femoralis aus retrograd durch die verengte Klappe, d.h. entgegen dem Blutstrom, in den linken Ventrikel vorgeschoben.

Dies kann bei dezentraler Öffnung der Aortenklappe und stärkerer Dilatation der aszendierenden Aorta – beides liegt meistens vor – sehr schwierig sein. Die Mißerfolgsquote ist deshalb relativ hoch. Unter Umständen können diese Manipulationen aber auch zur Verletzung der Klappe führen. Manche Kardiologen vermeiden diese Gefahren, indem sie den Dilatationskatheter transseptal und dann vom linken Ventrikel aus antegrad in die Aorta ascendens einführen. Die Gefahr einer Verletzung der Aortenklappe besteht dabei kaum. Bei der Dilatation kann hierbei hingegen die Mitralklappe verletzt werden, wenn der Ballon bei der Dehnung teilweise noch in der Mitralis bzw. im Mitralklappenapparat liegt. Durch die Ballondilatation kann der Druckgradient um ½ bis ⅔ gesenkt werden. Nach dem Eingriff besteht, ähnlich wie bei der Kommissurotomie, auch hier eine mehr oder weniger starke Aorteninsuffizienz. Die Methode hat ein letales Risiko von ca. 2%. Die Komplikationsrate liegt nach bisheriger

Kenntnis bei 20%. Problematisch ist die Durchblutung des für die Einführung des Dilatationskatheters benutzten Gefäßes: Bei über 1/5 der Patienten kommt es zur vorübergehenden oder auch bleibenden Thrombosierung. In seltenen Fällen ist es zum Abriß der zur Dilatation benutzten Arterie gekommen.

Die Gefahren für die zur Einführung genutzte Arterie können verringert werden durch die sogenannte Doppelballonmethode. Dabei werden zwei kleinere Ballons durch zwei verschiedene Arterien eingeführt und zur verengten Klappe vorgeschoben.

Die anfängliche Euphorie für die Ballondilatation auch der valvulären Aortenstenose hat einer kritischen Auswahl der für diese Methode geeigneten Patienten und einer strengeren Indikationsstellung Platz gemacht.

Eine besondere Situation liegt bei der sogenannten **kritischen Aortenstenose** des Neugeborenen und jungen Säuglings vor. Wie bei der kritischen Pulmonalstenose besteht auch hier bereits im Neugeborenenalter eine schwere Herzinsuffizienz, die medikamentös nicht beherrschbar ist und deshalb unverzüglich zu aktivem Handeln zwingt. Auch hier ist die invasive Diagnostik mit höherem Risiko verbunden und sollte deshalb unterlassen werden. Nach echokardiographischer Diagnostik und Ermittlung des Druckgradienten durch Dopplersonographie sollten diese Patienten unverzüglich der Operation zugeführt werden, wenn der Druckgradient 60–80 mm Hg überschreitet. Bei manifester Herzinsuffizienz kann der linke Ventrikel mitunter schon so geschwächt sein, daß er keinen genügend hohen Druck aufzubringen vermag, so daß bei entsprechender klinischer Symptomatik auch bereits bei niedrigerem Druckgradienten eine Operation indiziert sein kann. Gerade in diesen Fällen kann das präoperative Offenhalten des Duktus durch Prostaglandin zur Aufrechterhaltung einer ausreichenden Durchblutung des Systemkreislaufs und damit insbesondere des Gehirns, des Herzens und der Niere lebensrettend sein.

Vielfach ist die Klappe dysplastisch, der linke Ventrikel, die Mitralklappe und die Aorta ascendens hypoplastisch.

Die Operation besteht in der Sprengung der Klappe mit oder auch ohne extrakorporale Zirkulation. Das Operationsrisiko ist hoch und von dem operativen Vorgehen sowie den vorliegenden anatomischen Verhältnissen abhängig. Bei guten anatomischen Verhältnissen beträgt das Operationsrisiko bei Vorgehen in inflow-occlusion ca. 20%. Bei dysplastischen Klappen wird es mit 25–86% angegeben.

Vielfach kann der Druckgradient nicht ausreichend oder nicht bleibend gesenkt werden. Der postoperative Verlauf ist vor allem bei diesen Patienten dann durch die weiterhin bestehende schwere Herzinsuffizienz belastet.

Auch bei der kritischen Aortenstenose ist eine Ballondilatation möglich. Hier besteht jedoch eine Frühmortalität von 19% und eine

Komplikationsrate von 50%. Die Komplikationen im Bereich der Arterie, die zur Einführung des Dilatationskatheters benutzt wird, sind in dieser Altersgruppe noch höher. Wir verzichten deshalb bei der kritischen Aortenstenose auf die Ballondilatation und führen die Patienten nach echokardiographischer Diagnostik – unter Umständen unter Prostaglandinbehandlung – sofort der operativen Klappensprengung als Notfalloperation zu.

Subaortenstenose

Die Operation der Subaortenstenose besteht in der Exzision des fibrösen Gewebes am stillstehenden Herzen nach Eröffnung der Aorta mit Hilfe des extrakorporalen Kreislaufes. Eine Ventrikulotomie des linken Ventrikels ist wegen des hiernach auftretenden Myokardinfarkts nicht möglich. Bei der *hypertrophischen obstruktiven Kardiomyopathie* wird eine Keilexzision der hypertrophierten Ringmuskulatur durchgeführt zusammen mit einer Ausschälung des verdickten Septums vom rechten Ventrikel aus (Bigelow). Das Operationsrisiko beträgt bei der fibrösen Subaortenstenose 6–7% und liegt bei der hypertrophischen obstruktiven Kardiomyopathie etwas höher.

Wir sehen die *Indikation* erst von einem Druckgradienten ab 60 mm Hg gegeben. Postoperativ können Herzrhythmusstörungen und eine Aorteninsuffizienz auftreten. Bei der fibrösen Subaortenstenose, insbesondere aber bei der hypertrophischen obstruktiven Kardiomyopathie, kann es zu einer Restenosierung und damit zu ähnlichen Verhältnissen wie vor der Operation kommen. Die Belastungstoleranz ist postoperativ in der Regel gebessert, aber selten normal. Die Indikation zur Operation sollte deshalb nicht zu großzügig gestellt werden, zumal Patienten mit milden Aortenstenosen eine normale Leistungsfähigkeit aufweisen können. Bei symptomatischen Patienten sollte allerdings auch bei niedrigeren Gradienten als 60 mm Hg operiert werden. Das gilt insbesondere bei Patienten mit belastungsinduzierten pektanginösen Beschwerden, mit Herzrhythmusstörungen oder mit signifikanten ST-Veränderungen bereits im Ruhe-EKG.

Supravalvuläre Aortenstenose

Die operativen Möglichkeiten, das Operationsrisiko und die Operationsergebnisse der supravalvulären Aortenstenose sind von der vorliegenden Pathoanatomie abhängig. Eine engumschriebene supravalvuläre Aortenstenose kann relativ gut operiert werden. Probleme treten aber bereits dann auf, wenn diese Einengung klappennah gelegen ist. Vielfach bestehen dann auch Membranbildungen, die mit den Taschenklappen kommunizieren und die Koronararterienostien teilweise verlegen – dies besonders beim *Williams-Beuren-Syndrom.* Darüber hinaus kann die Einengung einen größeren Gefäßabschnitt umfassen und der ganze supravalvulär gelegene Abschnitt der Aorta ascendens, mitunter auch der Aortenbogen, mehr oder weniger stark hypoplastisch sein.

Nur die engumschriebene supravalvuläre Aortenstenose kann optimal operiert werden. Auch hier sollte zur Operationsindikation der Druckgradient mindestens 60 mm Hg betragen. Das Operationsrisiko beträgt ca. 15%. Bei ungünstigen anatomischen Verhältnissen bleibt mitunter ein Restgradient bestehen. Gelegentlich kann es auch hier bei weiterem Wachstum zu einer Re-Stenosierung kommen.

Postduktale Aortenisthmusstenose

Die Operation der engumschriebenen postduktalen Aortenisthmusstenose besteht in der Resektion des verengten Aortensegmentes und der anschließenden End-zu-End-Anastomose der verbleibenden Gefäßstümpfe. Diese Anastomosierung erfolgt heute zumindest am überwiegenden Teil des Gefäßumfanges mit Einzelknopfnähten, um eine Re-Stenosierung zu vermeiden. Von manchen Chirurgen wird besonders im Säuglingsalter die A.subclavia zur Überbrückung der Stenose benutzt (sog. subclavian-flap-Plastik). Bei länger ausgedehnter Stenose ist die Interposition einer Gefäßprothese erforderlich.

Als Indikation gilt ein Druckgradient von 40–60 mm Hg. Im Säuglingsalter ist das Auftreten einer Herzinsuffizienz eine absolute Indikation zur Operation. Unter Umständen kann auch hier die präoperative Gabe von Prostaglandin zur Aufrechterhaltung der Nierendurchblutung erforderlich werden, ohne daß hierdurch die Operation verzögert werden darf. Das Risiko der Operation beträgt ca. 1%, im Säuglingsalter 0–6%, im Mittel ca. 3%, bei zusätzlichem Ventrikelseptumdefekt jedoch etwa 30%.

Der Operationserfolg ist von der genauen Pathoanatomie abhängig. Eine Hypoplasie des prästenostischen Teils der Aorta oder des Aortenbogens, wie er im Säuglingsalter auch bei postduktaler Stenose häufiger vorkommt, kompliziert die postoperative Behandlung und macht u.U. später eine plastische Erweiterung erforderlich. Ein bestehender Kollateralkreislauf muß unterbunden und durchtrennt werden – eine Möglichkeit der intraoperativen Blutung. Eine genaue präoperative Klärung der anatomischen Situation und des Umgehungskreislaufs durch selektive Angiokardiographie ist deshalb dringend erforderlich.

Die früher häufigen Re-Stenosierungen sind nach Änderung der Nahttechnik seltener geworden. Die Gefahr einer Re-Stenosierung besteht jedoch immer noch. Mitunter findet sich postoperativ eine Hypertonie, die meist spontan, mitunter erst nach Gabe von Betarezeptoren-Blockern zurückgeht.

Auch die Aortenisthmusstenose ist einer *Ballondilatation* zugänglich. Die Indikation hierfür ist die gleiche wie für die Operation. Dabei kann der Druckgradient um ca. 70% gesenkt werden. Es kommt jedoch relativ häufig zur Aneurysmenbildung im gedehnten Bereich der Aorta, die Monate bis Jahre nach dem Eingriff auftreten kann, und zu neurologischen Komplikationen. Auch Aortenrupturen und plötzliche und unerwartete Todesfälle wurden beschrieben. Das letale Risiko beträgt ca. 1%. Re-Stenosierungen Tage bis Wochen nach dem Eingriff treten häufig auf. Wegen der Gefahr eines Verschlusses der für die Einführung des Dilatationskatheters benutzten Arterie, die von manchen Autoren mit nur 5%, von anderen aber mit 20% angegeben wird, und wegen des geringen Risikos der Operation konnte sich diese Methode bisher nicht generell durchsetzen.

Bei Säuglingen ist vielfach keine signifikante Reduzierung des Druckgradienten möglich oder es kommt schnell zur Re-Stenosierung. Das letale Risiko wird im Säuglingsalter mit 3–5% angegeben. Die Komplikationsrate an der betreffenden Arterie ist noch größer. In schweren Fällen, d.h. bei hochgradiger Herzinsuffizienz mit bereits eingetretenem Nierenversagen und bei pulmonalen Komplikationen, insbesondere bei pulmonaler Hypertonie, sowie bei intrakranieller Blutung, die zur Inoperabilität der Patienten führen, wäre die Ballondilatation jedoch als ultima ratio, aber mit entsprechend erhöhtem Risiko angezeigt.

Ermutigender sind die Ergebnisse der Ballondilatation bei einer restenosierten Aortenisthmusstenose. Auch hier kann der Druckgradient um ca. 70% gesenkt werden. Letalität und Komplikationsrate, insbesondere die Gefahr des Auftretens von Aortenaneurysmen sind geringer als bei der sogenannten nativen Aortenisthmusstenose des älteren Kindes jenseits des Säuglingsalters. Vereinzelt wird auch hier über unerklärliche plötzliche Todesfälle (durch Arrhythmie bedingt?) berichtet. Aber auch hier bleiben die Probleme und Komplikationen an der für den Zugang benutzten Arterie.

Da das Risiko und der Schwierigkeitsgrad eines operativen Eingriffs bei der Re-Stenosierung des Isthmusbereichs, vor allem wegen der bestehenden Verwachsungen deutlich höher ist als bei der primären Operation, stellt die Ballondilatation in diesen Fällen eine erwägenswerte echte Alternative zur Operation dar.

Präduktale Aortenisthmusstenose (Koarktationssyndrom)

Bereits im Neugeborenen- oder frühen Säuglingsalter zeigen sich schwerwiegende Symptome (Herzinsuffizienz, Zyanose, Hypoxämie). Die Kinder kommen im Alter von wenigen Tagen in aller Regel in lebensbedrohlichem Zustand in die Klinik und müssen dann notfallmäßig mit hohem Risiko operiert werden. Immer besteht ein Ductus arteriosus persistens, über den die Durchblutung des Körperkreislaufes aufrechterhalten wird. Bei Verschlußtendenz ist deshalb auch hier die präoperative Gabe von Prostaglandin dringend erforderlich. Meist ist der prästenotische Teil der Aorta hypoplastisch, vielfach auch der Aortenbogen. Die anatomischen Voraussetzungen für eine Operation sind damit schlecht. Hinzu kommt, daß fast immer ein Ventrikelseptumdefekt und immer eine pulmonale Hypertonie zusätzlich vorliegen.

Die Operation besteht in der Durchtrennung oder Unterbindung des Duktus und, soweit möglich, in der Resektion der Isthmusstenose. Vielfach kann die Aortenisthmusstenose jedoch nur durch plastische Erweiterung, etwa durch die oben beschriebene Subclavian-flap-Plastik oder eine andere Operation überbrückt werden. Oft muß auch der prästenotische Teil der Aorta descendens in die Erweiterungsplastik einbezogen werden. Zusätzlich ist vielfach eine Banding-Operation erforderlich, die das Operationsrisiko erhöht. Wir gehen deshalb nach Möglichkeit mehrzeitig vor und lassen zunächst den Duktus und den Aortenisthmusbereich operieren und zu einem späteren Zeitpunkt ein Banding anlegen, um dann im Alter von 3–5 Jahren den Ventrikelseptumdefekt zu verschließen. Bei diesem Vorgehen beträgt das Operationsrisiko bei optimalen anatomischen Verhältnissen für die Resektion des Duktus und der Stenose ca. 20%, bei ungünstigen Verhältnissen jedoch bis zu über 60%, das noch erhöht wird, wenn gleichzeitig die Banding-Operation durchgeführt wird.

Die Ballondilatation ist für die Behandlung der präduktalen Aortenisthmusstenose nicht geeignet, da der Duktus hierdurch nicht verschlossen wird, die Stenose nicht nur den Isthmusbereich betrifft, sondern meist den ganzen Aortenbogen und durch die Ballondilatation die pulmonale Hypertonie nicht beseitigt wird.

Vollständige Unterbrechung des Aortenbogens

Es handelt sich um die Extremform einer präduktalen Aortenisthmusstenose. Die Operation besteht hier in der plastischen Rekonstruktion des Aortenbogens, in der Durchtrennung des Duktus und ggf. – bei bestehender pulmonaler Hypertonie – einer Banding-Operation. Das Risiko ist noch höher als bei der präduktalen Aortenisthmusstenose. Die reine Operationsletalität liegt über 40%. Die postoperative Behandlung ist noch schwieriger und länger. Bei sehr gut gelungener Wiederherstellung der Aorta ohne Restgradienten können die Langzeitergebnisse befriedigend sein. Häufiger jedoch ist der Aortenbogen von Anfang an hypoplastisch, so daß die Patienten immer unter dieser fortbestehenden angeborenen Ausflußbehinderung des linken Ventrikels leiden.

Aortenbogenanomalien (Gefäßring)

Der doppelte Aortenbogen ist die bekannteste Ursache für einen Gefäßring. Bei der Operation werden der kleinere Aortenbogen – meist ist dies der anterior gelegene – und das Ligamentum arteriosum durchtrennt. Dabei muß der Gefäßring so weit auseinanderweichen, daß der weiterhin retrograd hinter Ösophagus und Trachea verlaufende größere dorsale Aortenbogen keine Symptome mehr erzeugt. Die Indikation zur Operation ist wegen der bestehenden Symptome (Stridor, Atem- und Schluckbeschwerden, Zyanoseanfälle) immer indiziert. Das Operationsrisiko beträgt 4–5%, nach manchen Autoren bis zu 10%.

Die häufigste und vielfach unerkannte Ursache für einen Gefäßring ist nach unserer Erfahrung ein *linksseitiges Ligamentum arteriosum* bei *rechtem Aortenbogen.* Dabei zieht der Aortenbogen, zumindest aber die linke A.subclavia, retro-ösophageal nach links. Die linke A.subclavia wird durch das Ligamentum arteriosum nach anterior zur Bifurkation der A.pulmonalis hin gezogen. Wie beim klassischen Gefäßring haben die Patienten Atem- und Schluckbeschwerden, die zur Operation zwingen. Die Operation besteht lediglich in der Durchtrennung des Ligamentum arteriosum und hat deshalb nur ein Risiko von 0–1%. Postoperativ sind die Patienten in der Regel sofort von ihren Beschwerden befreit.

Die *isolierte A.lusoria* ist häufig symptomlos und stellt deshalb keine Operationsindikation dar. Sollten bei ungünstigen anatomischen Verhältnissen – z.B. abnorme Lage des Aortenbogens – die oben beschriebenen Symptome auftreten, so ist die Abtrennung des Gefäßes aus der Aorta descendens und die Neuimplantation in die Aorta ascendens indiziert. Das Operationsrisiko beträgt wie beim Gefäßring etwa 4–5%.

Koronargefäßanomalien

Beim *Bland-White-Garland-Syndrom* treten die ersten Symptome bereits nach der ersten Infarzierung auf. Wegen der dadurch bedingten schlechten Prognose ist die Operation immer indiziert. Alle operativen Maßnahmen haben jedoch wegen der bereits bestehenden Infarzierung ein relativ hohes Risiko.

Als einzige operative Maßnahme wurde bis vor wenigen Jahren der Hauptstamm der linken A.coronaria an ihrem Ursprung aus der linken A.pulmonalis unterbunden unter der Voraussetzung, daß zwischen der linken und rechten Koronararterie ausreichend Kollateralen bestanden. Diese Operation sollte dazu dienen, das arterielle Blut aus der rechten Koronararterie am Abfluß über die linke A.coronaria in die A.pulmonalis zu hindern. Das Operationsrisiko dieser Operation ist hoch, zumal bereits häufig bei der Thoraxöffnung, spätestens aber bei den ersten Manipulationen am Herzen, Kammerflimmern auftritt. Der postoperative Verlauf ist kompliziert durch die weiterhin bestehende Herzinsuffizienz, durch die erhebliche Kontraktionsschwäche des linken Ventrikels und durch evtl. auftretende schwere Herzrhythmusstörungen.

Als *Therapie der Wahl* gilt heute die Anastomosierung der linken A.coronaria mit der Aorta ascendens. Dies geschieht entweder direkt oder durch einen operativ durch den Hauptstamm der A.pulmonalis gelegten Tunnel. Der postoperative Verlauf kann auch hierbei verzögert sein, je nach der Schwere des präoperativ bestehenden Herzinfarktes. Die Kontraktilität des linken Ventrikels kann sich nach der Operation jedoch völlig normalisieren.

Vereinzelt wird auch eine Bypass-Operation durchgeführt, d.h. eine Anastomose zwischen der linken A.subclavia oder A.mammaria mit der linken A.coronaria mit Unterbindung oder Durchtrennung der linken A.coronaria an ihrem Ursprung aus der A.pulmonalis.

Die Prognose der Patienten ist davon abhängig, wie schnell die Gefäßanomalie bei den Kindern erfaßt und diagnostiziert wird. Je mehr Myokardgewebe bereits durch Infarzierung geschädigt worden ist, um so schlechter sind die Aussichten auf eine postoperative Erholung und Verbesserung der Myokardfunktion.

Komplexe Herz- und Gefäßanomalien mit Rechts-links-Shunt und Zyanose

Fallot-Tetralogie

Für die korrektive Operation der Fallot-Tetralogie wird unter extrakorporaler Zirkulation nach einer rechtsseitigen Ventrikulotomie der Ventrikelseptumdefekt verschlossen. Dabei wird ein Flicken so eingenäht, daß die oft dextroponierte Aorta ihr Blut aus dem linken Ventrikel erhält. Dies kann zu einer Verlegung der Ausflußbahn des rechten Ventrikels führen. Es ist deshalb erforderlich, eine Infundibulumstenose des rechten Ventrikels voll zu beseitigen. Dies gelingt oft nicht allein durch eine Infundibulektomie. Vielfach ist zusätzlich die Implantation eines Flickens in die Ausflußbahn des rechten Ventrikels zur Erweiterung notwendig. Eine valvuläre Pulmonalstenose kann von der A.pulmonalis aus durch Kommissurotomie gesprengt werden. Ist jedoch der Klappenring eng und der Hauptstamm hypoplastisch, so müssen beide ebenfalls erweitert werden. Dies geschieht durch Verlängerung der Ausflußbahnplastik. Das Operationsrisiko beträgt ca. 3–5%, bei ausgeprägter Ausflußbahnplastik bis zu 7%. Postoperativ besteht fast immer ein kompletter Rechtsschenkelblock, später mit der Neigung zu belastungsinduzierten Extrasystolen.

Das Auftreten von hypoxämischen Anfällen stellt eine absolute *Indikation zur Operation* dar. Im übrigen gelten fehlendes Gedeihen oder insbesondere die Zunahme des Hämatokrits über 60% als Operationsindikation. Als optimal gilt ein Operationsalter von 3–6 Jahren. Da die Patienten aber schon früher, oft im frühen Säuglingsalter symptomatisch werden und vorangehende (Anastomosen-)Operationen zu störenden Verwachsungen und zusätzlich zu peripheren Stenosen oder Thrombosen an der Einmündungsstelle der Anastomose in die A.pulmonalis führen können, wird in zunehmendem Maße die *Frühkorrektur* im ersten Lebensjahr angestrebt. Das Operationsrisiko ist hierbei höher als bei der Korrektur nach dem ersten Lebensjahr.

Nicht wenige Patienten sind jedoch infolge der ungünstigen anatomischen Verhältnisse nicht für eine primäre Korrektur geeignet. Dies sind insbesondere Patienten mit erheblich verminderter Lungendurchblutung und entsprechend hypoplastischer Pulmonalarterie, hypoplastischem linkem Vorhof und linkem Ventrikel. Bei diesen Patienten ist es sinnvoll, vor der Korrektur eine *Anastomosenoperation* durchzuführen. Die Indikation hierfür ist die gleiche wie für den korrigierenden Eingriff. Die häufigste Indikation sind hypoxämische Anfälle. Da diese Anfälle oft schon im Neugeborenenalter auftreten, ist es besser, in diesem Alter in jedem Fall erst eine Anastomosenoperation durchzuführen als eine korrektive Operation mit wesentlich höherem Risiko.

Die erste und bekannteste Anastomosenoperation ist die *Blalock-Taussig-Anastomose,* bei der die A.subclavia peripher im Thorax durchtrennt und End-zu-Seit mit dem gleichseitigen Hauptast der A.pulmonalis anastomosiert wird. Da in Einzelfällen eine Minderdurchblutung des betroffenen Armes beobachtet wurde, wird jetzt an Stelle der A.subclavia eine Gefäßprothese benutzt, mit der die Aorta bzw. A.subclavia und die A.pulmonalis anastomosiert werden.

Ähnliche Operationen, bei der die aszendierende Aorta über eine Gefäßprothese mit der Bifurkation der A.pulmonalis oder dem Hauptast der rechten A.pulmonalis anastomosiert werden, wurden von *Waterston und Cooley* angegeben und werden an manchen Zentren der modifizierten Blalock-Taussig-Anastomose vorgezogen. Die Anastomose nach Potts, eine direkte Seit-zu-Seit-Anastomose zwischen der deszendierenden Aorta und dem gleichseitigen Hauptast der A.pulmonalis wird an den meisten Zentren nicht mehr durchgeführt, da diese zum Auftreten einer erheblich vermehrten Lungendurchblutung mit entsprechender pulmonalen Hypertonie führt und bei der endgültigen Korrektur schwerer zu beseitigen ist.

Durch die Anastomosenoperation wird der Herzfehler unkorrigiert belassen. Es wird aber arteriovenöses Mischblut aus der Aorta über die Anastomose in die A.pulmonalis geleitet. Dadurch nimmt die Lungendurchblutung zu, die A.pulmonalis, der linke Vorhof und linke Ventrikel können sich ausweiten und so bessere Voraussetzungen für eine spätere Korrektur bieten. Durch die Anastomosenoperation werden die Zyanose verringert und die hypoxämischen Anfälle beseitigt. Die durch den Rechts-links-Shunt bedingte Gefahr von cerebralen Komplikationen wird hierdurch jedoch nicht aufgehoben.

Das Operationsrisiko beträgt ca. 3%. Die Anastomose führt zu einer zusätzlichen Volumenbelastung des Herzens. Bei zu großer Anastomose kann es zum Herzversagen kommen, das evtl. zur operativen

Verkleinerung der Anastomose zwingen kann. Durch die Benutzung von Gefäßprothesen mit definiertem Querschnitt ist das Herzversagen nach einer Anastomosenoperation jedoch selten geworden. Die korrektive Operation wird dann später in einem Alter von 2–4 Jahren durchgeführt.

Bei Fallot-Tetralogie mit reiner valvulärer Pulmonalstenose kann eine *Ballondilatation* der Pulmonalklappe als erste Palliativmaßnahme vorgenommen werden. Die Lungendurchblutung wird auch hierdurch – zumindest vorübergehend – verbessert. Unter Umständen gewinnt man hierdurch so viel Zeit, bis die korrektive Operation mit niedrigerem Risiko durchgeführt werden kann.

Bei engumschriebener Einengung der Anastomose oder der A.pulmonalis kann durch die Ballondilatation diese Stenose erweitert und die Lungendurchblutung hierdurch wieder verbessert werden. Der erreichte Effekt ist jedoch meist nur von vorübergehender Dauer.

Umgekehrt kann eine Anastomose, die bei der endgültigen Korrektur nicht oder nicht vollständig verschlossen wurde, durch eine Katheterintervention behandelt werden, indem über einen Führungskatheter ein absetzbarer Ballon in die Anastomose plaziert wird, der zum Verschluß der Anastomose führt.

Pulmonalatresie mit oder ohne Ventrikelseptumdefekt

Bei der Pulmonalatresie wird die Lungendurchblutung postnatal meist über einen Ductus arteriosus aufrechterhalten. Dieser verschließt sich nach der Geburt auch bei diesen Patienten, aber in der Regel später als dies normalerweise der Fall ist. Der Duktusverschluß würde zum Tode der Patienten führen und stellt damit eine akute lebensbedrohliche Situation dar. Der Beginn des Duktusverschlusses kann unter fortlaufender Monitorkontrolle an einer Undulation der überwachten Parameter – insbesondere des TCP_{O2} (transkutaner P_{O2}) erkannt werden. In dieser Situation ist die Prostaglandingabe indiziert, die die Zeit der Operationsvorbereitung überbrücken hilft. Anschließend ist eine Anastomosenoperation als lebensrettende Notfallmaßnahme indiziert.

Ist die Pulmonalatresie auf die Klappe begrenzt und hat der rechte Ventrikel eine normale Größe, so ist eine korrektive Operation möglich, bei der die Klappe gesprengt und ein evtl. bestehender Ventrikelseptumdefekt verschlossen wird. Das Operationsrisiko beträgt hierbei nach dem 2. Lebensjahr 10–16%. Vielfach erfolgt die Lungendurchblutung nicht über den Duktus, sondern über aortopulmonale Anastomosen. In diesen Fällen ist die Lungendurchblutung ausreichend, vielfach sogar vermehrt, so daß Anastomosenoperationen als lebenserhaltende Maßnahmen nicht erforderlich sind. Hier ist es zunächst notwendig, zu klären, ob eine A.pulmonalis angelegt und vorhanden ist. Vielfach ist es in diesen Fällen zunächst erforderlich, die meist hypoplastische A.pulmonalis durch Anastomosen zu erweitern und damit auf eine spätere Korrektur vorzubereiten. Fehlt eine A.pulmonalis, so kann eine der aortopulmonalen Kollateralen für die spätere Korrektur verwendet werden. Dazu sind mehrfache Anastomosen mit diesem auserwählten Gefäß und Banding-Operationen bzw. Unterbindungen anderer aortopulmonaler Anastomosen an ihrem Abgang aus der Aorta erforderlich. Ein solches operatives Vorgehen grenzt an experimentelle Chirurgie und wirft deshalb auch ethische Fragen auf.

Ist zusätzlich der rechte Ventrikel hypoplastisch, so ist in aller Regel nur eine Fontan-Operation möglich (s. S. 109).

Bei der Pulmonalatresie ohne Ventrikelseptumdefekt ist jedoch zu bedenken, daß bei einem aortopulmonalen Shunt der rechte Ventrikel nicht mitwächst. Als alternative Operation bietet sich deshalb die geschlossene oder offene Valvulotomie an, evtl. mit Erweiterung des Ausflußtraktes des rechten Ventrikels. Als günstigste operative Maßnahme im Neugeborenenalter hat sich die Kombination eines aortopulmonalen Shunts mit der Klappensprengung herausgestellt, nach vorhergehender Gabe von Prostaglandin. Das Operationsrisiko hierbei beträgt ca. 18%.

Eine Atrioseptostomie nach Rashkind ist nur bei kleinem rechtem Ventrikel indiziert und nur dann, wenn ausschließlich eine Shuntoperation gemacht werden soll. Sie ist kontraindiziert, wenn eine Valvulotomie vorgesehen ist.

Transposition der großen Gefäße

Patienten mit einer Transposition der großen Gefäße sind bereits in den ersten Lebensstunden wegen der extremen Hypoxämie in einer lebensbedrohlichen Situation. Lebensrettende Eingriffe sind deshalb dringend erforderlich.

Taussig hatte beobachtet, daß die Patienten mit einer kompletten d-Transposition der großen Gefäße eine bessere Lebenserwartung hatten, bei denen ein zusätzlicher Vorhofseptumdefekt bestand. Sie hatte deshalb ihren Chirurgen vorgeschlagen, bei Patienten mit einer Transposition einen Vorhofseptumdefekt operativ anzulegen. Daraus entwickelte sich die *Blalock-Hanlon-Operation,* mit deren Hilfe die ersten Patienten mit einer Transposition ohne intrakardiale Defekte und damit ohne ausreichende Mischung zwischen pulmonalem und Systemkreislauf am Leben erhalten werden konnten.

In größerem Stile wurde dies dann ermöglicht durch die von Rashkind 1966 angegebene **Atrioseptostomie** mit Hilfe eines Ballonkatheters. Hierbei wird im Neugeborenenalter das offene Foramen ovale zu einem Vorhofseptumdefekt erweitert. Mit dieser Methode konnten inzwischen viele Patienten mit einer Transposition am Leben erhalten werden, bis sie ein Alter erreichen, in dem eine der bisher bekannten korrektiven Operationen durchgeführt werden konnte. Nach dem Eingriff sind die Patienten klinisch deutlich gebessert, weniger zyanotisch, stabilisieren sich schnell und zeigen einen deutlichen Anstieg der arteriellen Sauerstoffsättigung sowie eine spontane Normalisierung der Astrupwerte. Das Risiko dieses Eingriffes beträgt ca. 1% und ist bedingt durch die Gefahr einer Verletzung der Vorhöfe oder eines Abrisses der unteren Hohlvene.

Patienten mit einem zusätzlichen Ventrikelseptumdefekt kommen oft erst im Alter von 3–4 Wochen in die Klinik, da sie erst zu dieser Zeit symptomatisch werden. Hier und bei noch älteren Patienten ist das Vorhofseptum bereits zu rigide für eine Ballonatrioseptostomie. Hier kann mit Hilfe eines Katheters, an dessen Spitze ein ausklappbares Messer angebracht ist, ein Vorhofseptumdefekt angelegt werden (Park). Bei verschlossenem Foramen ovale ist dies nur nach transseptaler Punktion möglich.

Bei den **korrektiven Operationen** handelte es sich zunächst um sogenannte hämodynamische Korrekturen durch Vorhofumkehr-Operationen (sog. **Atrial-Switch**). Die Vertauschung der großen Gefäße, d.h. der vertauschte Abfluß des Blutes aus dem Herzen wird ausgeglichen durch eine operative Vertauschung des Zuflusses: Das venöse Hohlvenenblut wird mit Hilfe eines operativ angelegten Tunnel-Systems über die Mitralklappe in den linken Ventrikel und damit in die A.pulmonalis abgeleitet, so daß es in der Lunge mit Sauerstoff aufgesättigt werden kann. Das arterialisierte Lungenvenenblut hingegen fließt aus den Lungenvenen über die Trikuspidalklappe in den rechten Ventrikel und von hier aus in die Aorta. Die erste dieser Operationen wurde von *Senning* 1959 angegeben. Sie wurde 1964/65 verdrängt von der *Mustard*-Operation. Bei der Senning-Operation wird für den Tunnel nur körpereigenes Gewebe verwendet, bei der Mustard-Operation Kunststoff-Flicken. Nachdem es bei der Mustard-Operation durch Schrumpfung des Tunnels häufiger zu Stenosen im Bereich des Tunnels an der Einmündung der Hohlvenen oder auch der Lungenvenen kam, hat man diese Operation allgemein zugunsten der älteren Senning-Operation verlassen, bei der diese Komplikationen nicht auftreten. Dabei wurden die Patienten zunächst im Säuglingsalter einer Atrioseptostomie unterzogen und dann im Alter von 6–12 Monaten korrigiert. Das Operationsrisiko beträgt ca. 3%. Wird die Operation bereits im Neugeborenenalter als sogenannte Früh-Senning-Operation durchgeführt, so steigt das Operationsrisiko selbst in den besten Zentren auf ca. 20% an. In der Wartezeit bis zur Vorhofumkehr kann es durch den trotz Atrioseptostomie weiterhin bestehenden großen Rechts-links-Shunt zu zerebralen Komplikationen kommen. Außerdem hat die Vorhofumkehr den Nachteil, daß der rechte Ventrikel auch nach der Korrektur den Systemkreislauf versorgt und damit zeitlebens Systemdruck aufbringen muß und die Trikuspidalklappe Systemdruck ausgesetzt ist.

Darüber hinaus können bei den Vorhofumkehroperationen in relativ hohem Prozentsatz *Herzrhythmusstörungen* (AV-Blockierungen, Sick-sinus-Syndrom) auftreten, unter Umständen auch plötzliche Spättodesfälle, die allerdings nach der Senning-Operation seltener sind als nach der Mustard-Operation. Eine ausreichende medikamentöse Behandlung und eine rechtzeitige Schrittmacherimplantation sind deshalb bei entsprechender Indikation erforderlich.

Von Cooley und von anderen wird bezweifelt, daß der rechte Ventrikel nicht in der Lage ist, Systemdruck langfristig aufzubringen. Da er – wie auch andere Zentren – gute Erfahrungen mit der Senning-Operation gemacht hat, und Herzrhythmusstörungen selbst mit plötzlichen Todesfällen, auch nach der arteriellen Switch-Operation, auftreten können, hält er unverändert an der Senning-Operation fest. Die Langzeit-Ergebnisse nach einer Senning-Operation sowie die körperliche Belastbarkeit sind zufriedenstellend.

Bereits seit Beginn der Herz-Chirurgie wurde versucht, die Transposition der großen Gefäße durch eine Verpflanzung der großen Gefäße wirklich zu „korrigieren". Seit einigen Jahren ist diese *anatomische Korrektur* als sogenannte **arterielle Switch-Operation** möglich (Jatene). Dabei werden beide großen Gefäße über den Klappen durchtrennt, die Aorta einschließlich der Koronararterien auf die Pulmonalklappe und die Pulmonalarterie auf die Aortenklappe verpflanzt. Diese Operation ist jedoch nur möglich bei normalem Ursprung und Verlauf der Koronararterien, bei Druckerhöhung im kleinen Kreislauf auf Systemdruck und bei Fehlen anderer zusätzlicher Herzfehler, wie insbesondere eines größeren Ventrikelseptumdefektes, einer Subpulmonalstenose sowie einer Aortenisthmusstenose. Es ist festzuhalten, daß es sich um ein selektives Krankengut handelt, bei dem die arterielle Switch-Operation möglich ist. Im Neugeborenenalter ist der Druck in der A.pulmonalis in der Regel noch gleich hoch oder höher als in der Aorta. Er fällt innerhalb von Stunden bis Tagen auf niedrigere Werte ab. Noch für wenige Tage kann der Druck in der A.pulmonalis durch Offenhalten des Ductus arteriosus mit Prostaglandin hochgehalten werden. Wenn in dieser Zeit die Entscheidung für eine Switch-Operation noch nicht gefallen ist, sind die Weichen für eine Senning-Operation gestellt.

Von manchen Chirurgen wird der Druck im linken Ventrikel nach der Neugeborenenperiode zur Vorbereitung auf eine spätere Switch-Operation etwa im Alter von 3 Monaten durch eine Banding-Operation wieder angehoben. Da die Lungendurchblutung hiernach abnimmt und die Zyanose entsprechend stärker wird, ist oft eine gleichzeitige Anastomosenoperation notwendig. Im Alter von 7–12 Monaten oder auch später erfolgt dann die Switch-Operation mit Beseitigung der Anastomose und Debanding mit deutlich höherem Risiko als die frühzeitige Switch-Operation und die Vorhofumkehr nach Senning.

Das Risiko der Switch-Operation war zunächst mit 30–60% relativ hoch und konnte jetzt insbesondere durch Ausschluß der Patienten mit hohem Risiko auf 0–3% gesenkt werden. Postoperativ kann es zur Koronarminderdurchblutung durch die Transponierung der Koronararterien kommen, zu einer supravalvulären Pulmonalstenose sowie auch hier zu unter Umständen erst später auftretenden Herzrhythmusstörungen. Langzeitergebnisse stehen noch aus. Die Häufigkeit von spätauftretenden Herzrhythmusstörungen und damit die Spätletalität sind noch nicht abzusehen.

Bei zusätzlichem Ventrikelseptumdefekt kann eine Vorhofumkehr-Operation oder eine arterielle Switch-Operation durchgeführt und versucht werden, den Ventrikelseptumdefekt von der Aortenklappe her oder vom Vorhof her zu verschließen. Bei größerem Ventrikelseptumdefekt ist dies nicht möglich. Hier wird zunächst im ersten Lebenshalbjahr eine Banding-Operation durchgeführt. Die Zyanose kann sich hierdurch verstärken. Bei zusätzlicher Pulmonalstenose kann zunächst eine Anastomosenoperation erforderlich werden. Im Alter von 3–6 Jahren ist dann eine *Operation* nach *Rastelli* möglich. Hierbei wird der Ventrikelseptumdefekt mit einem Patch so verschlossen, daß die Aorta Anschluß an den linken Ventrikel gewinnt. Die Pulmonalklappe wird vollständig verschlossen und ein extrakardialer, mit Klappe versehener Konduit vom rechten Ventrikel zur A.pulmonalis geführt. Das Operationsrisiko beträgt ca. 10–20%. Die Langzeit-Ergebnisse sind wegen häufiger sekundärer Veränderungen des Konduits und insbesondere der im Konduit gelegenen Klappe problematisch. Am besten scheint ein frisch gewonnenes Aortentransplantat geeignet, das durch Antibiotika sterilisiert wird.

Bei der Kombination einer Transposition der großen Gefäße mit Aortenisthmusstenose muß die Isthmusstenose wegen der bestehenden Herzinsuffizienz früh operiert werden. Das Risiko beträgt über 10%. Je nach dem Druck in der A.pulmonalis und dem Vorliegen eines zusätzlichen Ventrikelseptumdefektes kann eine gleichzeitige Banding-Operation erforderlich sein, die das Operationsrisiko zusätzlich erhöht. Danach wird dann im zweiten Lebenshalbjahr eine Vorhofumkehr mit Debanding und ggf. Verschluß des kleineren Ventrikelseptumdefektes durchgeführt, oder bei größerem Ventrikelseptumdefekt im Alter von 3–6 Jahren die oben angeführte Operation nach Rastelli.

Trikuspidalatresie

Die Trikuspidalatresie sowie die Pulmonalatresie mit kleinem rechten Ventrikel werden als hypoplastisches Rechts-Herz-Syndrom bezeichnet. Der rechte Ventrikel ist dabei ohne zusätzlichen Ventrikelseptumdefekt funktionslos, mit Ventrikelseptumdefekt hämodynamisch unbedeutend. Der linke Ventrikel ist damit der allein funktionsfähige – eine Situation, wie sie auch beim singulären Ventrikel vorliegt.

Eine korrektive Operation im engeren Sinne ist hierbei nicht möglich. Als Palliativmaßnahmen kommen in Betracht:

1. Im Neugeborenenalter bei stark zyanotischen Patienten und bei fehlendem oder nur kleinem Vorhofseptumdefekt und Druckdifferenz zwischen rechtem und linkem Vorhof eine Atrioseptostomie nach Rashkind.

2. Bei verminderter Lungendurchblutung infolge hochgradiger Pulmonalstenose oder Pulmonalatresie mit entsprechender Hypoxämie und Polyglobulie im Neugeborenenalter Prostaglandin zum Offenhalten des Duktus und anschließend eine die Lungendurchblutung verbessernde aortopulmonale Shunt-Operation.

3. Bei vermehrter Lungendurchblutung und insbesondere bei Druckerhöhung im Pulmonalkreislauf eine Banding-Operation.

4. Bei ausgewählten Patienten mit ausreichend vorhandenem Pulmonal-Gefäßsystem ohne Druckerhöhung im kleinen Kreislauf sind seit einigen Jahren gute Erfolge mit der **Fontan-Operation** erzielt worden. Hierbei wird der rechte Vorhof – meist unter Umgehung des rechten Ventrikels – über eine Gefäßprothese mit der A.pulmonalis verbunden, die Pulmonalklappe dabei verschlossen. Die Eigenart dieser Operation besteht darin, daß das venöse Blut aus dem rechten Vorhof ohne Zwischenschaltung eines Ventrikels in die A.pulmonalis geleitet wird und der rechte Vorhof sein Blut ohne ein nach retrograd zu den Hohlvenen oder antegrad zur A.pulmonalis abschließendes Ventil in den Pulmonalkreislauf auswerfen muß. Dies gelingt nur bei niedrigem Druck in der A.pulmonalis. Der Pulmonalarterienmitteldruck sollte dabei präoperativ 15 mm Hg nicht überschreiten. Die Operation wird frühestens im Alter von 4 Jahren, spätestens mit 8–10 Jahren durchgeführt. Das Operationsrisiko beträgt ca. 20%. Der postoperative Verlauf ist außerordentlich schwierig und durch Rechts-Herzinsuffizienz, drohendes Nierenversagen und ein Eiweißverlust-Syndrom gekennzeichnet. Etwa 20–30% der Patienten behalten auch später postoperativ ein solches Eiweißverlust-Syndrom. Postoperative Herzrhythmusstörungen sind nicht selten. Die meisten Patienten sind jedoch klinisch gebessert, alle Patienten nicht mehr zyanotisch, manche sind normal leistungsfähig.

Neuerdings wird eine Operationsvariante propagiert, bei der auch der rechte Vorhof aus dem kleinen Kreislauf ausgeschaltet wird, und die Hohlvenen direkt mit den Pulmonalishauptästen verbunden werden. Erste Erfahrungen zeigen, daß das Operationsrisiko geringer und vor allem der postoperative Verlauf kürzer und mit weniger Komplikationen verbunden ist als bei der originalen Fontan-Operation.

Hypoplastisches Links-Herz-Syndrom

Der Herzfehler ist keiner korrektiven Operation zugänglich. Die postnatale Gabe von Prostaglandin, die Atrioseptostomie, verschiedene Palliativmaßnahmen sowie die operative Sprengung der atretischen Klappe, können die außerordentlich schlechte Prognose dieser Patienten nicht wesentlich verändern. Bessere Ergebnisse sind bei Patienten mit normal weiter Aorta ascendens und normal entwickeltem linken Ventrikel zu erzielen. Bei diesen Patienten liegt dann aber nicht das typische hypoplastische Links-Herz-Syndrom vor.

Von Norwood wurde eine operative Möglichkeit angegeben, die sich in mehreren Schritten vollzieht und die nach mehreren Palliativoperationen eine Verbesserung der Hämodynamik erzielt. Unseres Erachtens liegt hier jedoch fast experimentelle Chirurgie vor mit hohem Risiko und fraglichem Effekt für die Patienten.

Das hypoplastische Links-Herz-Syndrom ist eine so komplexe Herzfehlbildung mit so schlechter Prognose, daß nur eine Herztransplantation wirkliche Hilfe verspricht. Eine solche Operation setzt jedoch ein Spenderherz eines herzgesunden Neugeborenen voraus, das in der kurzen Zeit zur Verfügung stehen muß, die der kurzen Lebenserwartung dieser Patienten entspricht. Als Spender kommen nur anenzephale Neugeborene in Betracht. Diese Spenderherzen stehen in der Bundesrepublik Deutschland nicht in ausreichender Menge und nicht zum erforderlichen Zeitpunkt zur Verfügung. Zur Überbrückung der Wartezeit sind von einzelnen Chirurgen Affenherzen implantiert worden, eine operative Möglichkeit, der wir nicht folgen können und wollen.

Truncus arteriosus communis

Bei der meist vermehrten Lungendurchblutung beim Truncus ist wegen der früh auftretenden Herzinsuffizienz und der frühen pulmonalen Hypertonie bereits im Neugeborenen- oder frühen Säuglingsalter eine Operation indiziert. Die bisher zunächst durchgeführte Banding-Operation zeigt selten ein befriedigendes Ergebnis und ist außerdem mit einem hohen Risiko von 30–50% verbunden.

Nach Rastelli kann eine korrektive Operation durchgeführt werden, bei der die A.pulmonalis vom Truncus abgesetzt und mit einem klappenlosen Konduit mit dem rechten Ventrikel verbunden wird.

Wegen des früh erhöhten Lungengefäßwiderstandes muß diese Operation frühzeitig im ersten Lebensjahr durchgeführt werden, bevor die Druckerhöhung im kleinen Kreislauf fixiert ist. Das Operationsrisiko ist hoch. Ohne Operation ist die Prognose allerdings sehr schlecht.

Singulärer Ventrikel

Beim singulären Ventrikel, insbesondere mit hypoplastischem Ausflußtrakt, und Atresie einer oder zweier Herzklappen ist wie beim hypoplastischen Rechts-Herz-Syndrom eine Fontan-Operation oder die oben beschriebene Variante möglich. Dabei wird der singuläre Ventrikel als System-Ventrikel belassen und der rechte Vorhof mit der A.pulmonalis konnektiert. Trikuspidalklappe und Vorhofseptum wurden dabei verschlossen. Werden die Hohlvenen jedoch direkt mit der A.pulmonalis anastomosiert, so können Vorhofseptum und Trikuspidalklappe offen bleiben. Dies scheint Vorteile für die Füllung und damit die postoperative Funktion des Systemventrikels zu bringen. Operationsrisiko und postoperativer Verlauf sind ähnlich wie bei der Trikuspidalatresie. Bei entsprechenden anatomischen Voraussetzungen, d.h. bei – abgesehen vom Fehlen des Ventrikelseptums – normalen Verhältnissen, bei normaler Situation der beiden großen Gefäße und bei vier normal angelegten, funktionsfähigen Herzklappen, kann ein künstliches Septum implantiert werden.

Da die anatomischen Voraussetzungen für diese Operation nur selten gegeben sind, liegen größere operative Erfahrungen und Langzeit-Ergebnisse einer größeren Patientengruppe bisher nicht vor.

Die totale Fehlmündung von Lungenvenen

Patienten mit einer totalen Fehlmündung von Lungenvenen sind direkt nach der Geburt zunächst unauffällig. Erst nach etwa 14 Tagen treten plötzliche lebensbedrohliche Symptome mit Hypoxämie und zunehmender Herzinsuffizienz auf.

Bei diesen Patienten ist bei kleinem Vorhofseptumdefekt eine Atrioseptostomie nach Rashkind als Notmaßnahme umstritten. Vielmehr sollten die Patienten direkt der korrektiven Operation zugeführt werden. Diese muß bei Auftreten der Symptome erfolgen, geht allerdings in den ersten Lebensmonaten mit einem sehr hohen Risiko wegen der postnatal noch bestehenden pulmonalen Gefäßobstruktion oder wegen einer Obstruktion der Lungenvenen einher. Die Operation ist besonders schwierig bei infrakardialer bzw. infradiaphragmaler Einmündung der Lungenvenen und besteht in einer Anastomosierung der gemeinsamen Lungenvene (von adäquater Größe) mit dem linken Vorhof und einem Verschluß von Foramen ovale oder Vorhofseptumdefekt. Dabei sollte der Vorhofseptumdefekt möglichst mit einem Flicken verschlossen werden, um den linken Vorhof nicht zu klein werden zu lassen. Im übrigen ist eine Ligatur der anomalen Verbindung der Lungenvenen zur oberen oder unteren Hohlvene erforderlich.

Bei zusätzlichem Ductus arteriosus persistens mit pulmonalem Hochdruck und Rechts-links-Shunt sollte der Duktus zunächst als Überdruckventil belassen und erst später verschlossen werden.

Das Risiko der korrektiven Operation total fehlmündender Lungenvenen lag früher bei 65–88% und liegt jetzt bei Operation innerhalb des ersten Lebensmonates immer noch bei 13 bis fast 50%. Es ist deutlich niedriger beim intrakardialen Typ und am höchsten beim infrakardialen Typ. Jenseits des ersten Lebensjahres ist das Operationsrisiko deutlich geringer; im allgemeinen ergibt sich die Operationsindikation jedoch in den ersten Lebenswochen.

Betreuung der am Herzen operierten Kinder

Akutphase

Die Betreuung der am Herzen operierten Kinder beginnt direkt nach der Operation mit der postoperativen Intensivbehandlung. Diese postoperative Behandlung ist mitentscheidend für das Operationsrisiko; sie ist nichtdelegierbare Aufgabe der betreuenden Kinderkardiologen. Die räumlichen, personellen und apparativen Voraussetzungen hierzu müssen gegeben sein. Eine Intensivbehandlung ist nur möglich mit einer ausreichenden Intensivüberwachung, die zugleich ausreichend dokumentiert werden muß. Dies ist am besten möglich mit einer rechnergestützten Intensivüberwachung, wie wir sie wegweisend für die Pädiatrie seit ca. 15 Jahren durchführen. Dabei können bisher folgende Parameter nichtinvasiv und damit schmerzfrei für den Patienten kontinuierlich gemessen und dokumentiert werden:

1. EKG zur Herzfrequenzerfassung und/oder zur Herzrhythmusanalyse.
2. Atemfrequenz.
3. Temperatur (Haut- und Rektaltemperatur).
4. Arterielle Blutdruckmessung (systolisch, diastolisch, Mitteldruck).
5. $TCPO_2$, $TCPCO_2$, FIO_2 %
   ($TCPO_2$ = transkutaner O_2-Partialdruck, $TCPCO_2$ = transkutaner CO_2-Partialdruck, FIO_2 = Inspiratorische Sauerstoffkonzentration)
6. Weitere Parameter bei Beatmungsmonitoring.

Darüber hinaus ist die regelmäßige Kontrolle des Säurebasenhaushaltes, der Elektrolyte und Blutgerinnung sowie eine Überwachung der Flüssigkeitszufuhr und -ausscheidung, der Hirnfunktion, der Herzgröße u.a. notwendig.

Nach risikoreichen Operationen mit Hilfe des extrakorporalen Kreislaufes sind zusätzliche invasive Messungen erforderlich:

1. Die intraarterielle Druckmessung (systolisch, diastolisch, Mitteldruck),
2. Zentralvenöser Druck (Mitteldruck),

3. Druck im linken Vorhof (Mitteldruck),
4. Druck in der A.pulmonalis (systolisch, diastolisch, Mitteldruck).

Die Druckmessung in der A.pulmonalis hat sich besonders bei Patienten bewährt, bei denen bei pulmonaler Hypertonie eine korrektive Operation durchgeführt wurde. Schwankungen im Pulmonalarteriendruck zeigen frühzeitig eine Verschlechterung im Zustand des Patienten oder eine kritische Drucksteigerung in der A.pulmonalis an.

Bei einer ausreichenden Überwachung kommt es zu Veränderungen in einzelnen Parametern, bevor die Beobachtung des Patienten selbst eine Alteration erkennen läßt. Kritische Situationen sind damit früher erkennbar. Auf diese Weise ist es möglich, einer Verschlechterung im Zustand des Patienten therapeutisch zu begegnen, bevor diese klinisch erkennbar wird.

Je schwerer der Herzfehler und je schwerer der Eingriff war, um so schwieriger und länger die Intensivbehandlung und um so problematischer die spätpostoperative Phase und die Langzeitergebnisse.

Weiterer Verlauf

Unproblematisch in jeder Beziehung ist der operierte Ductus arteriosus. Da es sich hier um eine Operation in Normaltemperatur ohne Einsatz des extrakorporalen Kreislaufes handelt, ist die postoperative Phase kurz und in der Regel problemlos. Die Kinder können sehr bald postoperativ belastet werden, die körperliche Belastbarkeit ist ca. 6 Wochen nach dem Eingriff normal. Ähnliche Verhältnisse bestehen nach Operation einer postduktalen Aortenisthmusstenose des älteren Kindes. Hier können jedoch postoperativ eine Hypertonie und gelegentlich Herzrhythmusstörungen auftreten, die die Belastbarkeit reduzieren können.

Bei Operation einer Aortenisthmusstenose im Säuglingsalter liegt in aller Regel eine Herzinsuffizienz vor, die die Operation und die postoperative Behandlung kompliziert, die Erholungsphase verlängert und die Langzeitergebnisse schmälert. Besonders ungünstig sind die Verhältnisse bei der präduktalen Aortenisthmusstenose. Hier treten häufig postoperativ und auch spätpostoperativ Komplikationen auf. Wegen der zusätzlich bestehenden Herzfehler und deren Korrektur sind die Langzeitergebnisse ungenügend, und die körperliche Belastbarkeit wird selten normal.

Sobald für die korrektive Operation der extrakorporale Kreislauf eingesetzt und das Herz zur Operation eröffnet und stillgelegt werden muß, ergibt sich früh- und auch spätpostoperativ die Gefahr von Herzrhythmusstörungen durch direkte Schädigung des Reizleitungssystems, durch die Ventrikulotomie, allein durch den Anschluß der Herz-Lungenmaschine oder durch den operativen Eingriff selbst. Dies gilt selbst für Vorhof- und Ventrikelseptumdefekte. Direkt postoperative Herzrhythmusstörungen sind oft nur vorübergehend und damit gutartig. Prognostisch ungünstiger sind spätpostoperativ auftretende Herzrhythmusstörungen.

Die körperliche Leistungsfähigkeit dieser Patienten ist oft normal, aber gerade in der Belastungsphase, häufiger noch in der Erholungsphase nach Belastung, können Herzrhythmusstörungen beobachtet werden.

Selbst bei den als Korrektur angesehenen Sprengungen der Pulmonal- oder Aortenklappe führen die hier bestehende Reststenose und Klappeninsuffizienz zu einer Belastung des vorgeschalteten Ventrikels. Die körperliche Belastbarkeit kann damit nicht normal sein. Nicht wenige Autoren bezeichnen deshalb eine Klappensprengung als Palliativoperation. Nach einem Klappenersatz, der als korrektive Operation bezeichnet wird, sind jedoch die Probleme der Marcumarisierung zu beachten.

Die korrektive Operation komplexer, mit Zyanose einhergehender Herzfehler führt in der Regel – von der arteriellen Switch-Operation abgesehen – zu einer hämodynamischen, nicht jedoch zu einer anatomischen Korrektur. Durch die Operation wird erreicht, daß das venöse Blut in die A.pulmonalis und das arterielle Blut in den Systemkreislauf fließt. Das Herz bleibt aber belastet: Bei der Fallot-Tetralogie beispielsweise durch eine mehr oder weniger starke Pulmonalinsuffizienz und/oder eine Reststenose. Hierdurch und durch die bei der Operation erfolgte Ventrikulotomie sind die Patienten auch spätpostoperativ in ihrer körperlichen Leistungsfähigkeit begrenzt. Besonders ist dies der Fall nach einer Fontan-Operation.

Immer noch sind einige Herzfehler keiner korrektiven Operation zugänglich, sondern nur einer Palliativoperation. Dies gilt insbesondere für komplexe, mit Zyanose einhergehende Herzfehler. Bei verminderter Lungendurchblutung kann hier eine Anastomosen-Operation durchgeführt werden. Seltener ist die Lungendurchblutung vermehrt, so daß eine Banding-Operation die bisher einzige operative Maßnahme darstellen kann. Wenn auch diese Palliativoperationen zu einer Verbesserung des klinischen Zustandes und zu einer geringen Besserung der Leistungsfähigkeit führen, so bleiben diese Patienten zyanotisch und vermindert leistungsfähig, und die Langzeitprognose bleibt ungewiß.

Aus diesen Ausführungen ergibt sich zwangsläufig, daß alle Patienten nach einer Operation einer kongenitalen Angiokardiopathie langfristig, d.h. lebenslänglich weiter betreut werden müssen: Der klinische Zustand muß beurteilt, der Herzbefund regelmäßig untersucht und dokumentiert werden. Je nach dem ursprünglich vorliegenden Herzfehler und der Art der durchgeführten Operation und dem Operationsergebnis sind engmaschige, regelmäßige ambulante Untersuchungen, gelegentliche Langzeit-EKG-Untersuchungen und mitunter eine ergometrische Untersuchung erforderlich. Insbesondere bei

Komplikationen kann die erneute Durchführung der invasiven Diagnostik nach entsprechender echokardiographischer und sonographischer Vor-Diagnose auch postoperativ indiziert sein.

Auch bei Kindern kann nach Operation eines angeborenen Herzfehlers die verminderte körperliche Belastbarkeit durch eine gezielte Rehabilitation verbessert werden. An einzelnen Zentren wird bereits 4–6 Wochen nach einer Herzoperation ein entsprechendes körperliches Training durchgeführt und dabei eine deutliche Verbesserung der körperlichen Leistungsfähigkeit gefunden.

Es ist deshalb auch für Kinder eine postoperative Rehabilitation zu fordern, wie sie für Erwachsene seit vielen Jahren selbstverständlich ist. Wir führen eine solche Rehabilitation im Rahmen einer Kindersportgruppe seit einiger Zeit bei uns für näherwohnende Familien durch, für entfernter Wohnende in Kooperation mit einer Rehabilitationsklinik, in der auch die Familie mit aufgenommen werden kann.

Körperliche Belastbarkeit und Schulsport

Mit der Beurteilung der körperlichen Belastbarkeit eines Kindes oder Jugendlichen verbunden ist die Frage der Freistellung vom Schulsport beim Vorliegen einer Herzerkrankung, sei es eines nicht operationsbedürftigen, eines operierten Herzfehlers, einer Herzrhythmusstörung oder einer abgelaufenen entzündlichen Herzerkrankung. Hier können nur Empfehlungen ausgesprochen werden, die immer indivi-

Tabelle 7

Empfehlungen für den Schulsport
(aus Jüngst, B. K., Beurteilung der körperlichen Belastbarkeit. In: H. Gutheil: Herz-Kreislauf-Erkrankungen im Kindes- und Jugendalter. Thieme, Stuttgart 1990)

Keine Teilnahme (Freistellung):
- Aortenstenose
- Kardiomyopathien mit Einschränkung der kardialen Funktion
- belastungsbedingte Tachyarrhythmien (QT-Syndrom)
- entzündliche Herzerkrankungen (bis zu 6 Monaten nach akutem Beginn)

Teilnahme ohne Benotung (Teilfreistellung, Eigenbestimmung):
- Zyanotische Herzfehler (Palliativoperation)
- Fehler mit Eisenmenger-Reaktion
- AV-Block 3. Grades
- Herzschrittmacherträger

Teilnahme ohne Belastung durch Spurt und Preßatmung (Teilfreistellung):
- Links-rechts-Shunt mit erhöhtem PA-Druck
- Pulmonalstenose (auch nach Operation)
- Aortenstenose nach Operation
- Arterielle Hypertonie
- operierte zyanotische Vitien, u.a. Fallot-Tetralogie
  Transposition der großen Arterien

Teilnahme ohne Einschränkung:
- komplikationslos operierter ASD, VSD, PDA
- nicht operationsbedürftige Herzfehler mit Links-rechts-Shunt
- nicht operationsbedürftige Pulmonalstenose

duell ausgelegt bzw. angewandt werden müssen. Grundlage ist das Ergebnis der klinischen Untersuchung, des Röntgen-, des EKG- und des echokardiographischen Befundes und in bestimmten Fällen auch des hämodynamischen Ausdrucks einer Herzkatheteruntersuchung (Tab. 7).

Literatur:

1. Adams, F. H., G. C. Emmanouilides, Th. A. Riemenschneider: Moss' Heart Disease in Infants, Children and Adolescents. 4th ed., Williams & Wilkins, Baltimore (1989)

2. Anderson, R. H., F. J. Macartney, E. A. Shinebourne, M. Tynan: Paediatric Cardiology. Churchill Livingstone, London (1987)

3. Apitz, J., A. A. Schmaltz, E. Steil, R. Frey, H. Barth: Rechnergestützte Intensivüberwachung. Mschr. Kinderheilk. 132, 806–809 (1984)

4. Apitz, J., E. Steil, A. A. Schmaltz: Sport bei herzkranken Kindern. „der kinderarzt“ 15, 507–517 (1984)

5. Bachmann, K. D., H. Ewerbeck, E. Kleihauer, E. Rossi, G. Stalder: Pädiatrie in Praxis und Klinik. G. Fischer, G. Thieme, Stuttgart, 2. Aufl. (1989)

6. Bricker, J. Th., D. McNamara: Paediatric Cardiology. E. Arnold, London (1988)

7. Engle, M. A., J. K. Perloff: Congenital Heart Disease after Surgery. Yorke Med. Books (1983)

8. Höfling, B., A. v. Pölnitz: Interventional Cardiology and Angiology. Steinkopf, Darmstadt, Springer, New York (1989)

9. Keith, J. D., R. D. Rowe, P. Vlad: Heart Disease in Infants. McMillan Publication, New York, 3rd ed. (1978)

10. Kidd, B. S. L., R. D. Rowe: The Child with Congenital Heart Disease after Surgery. Futura Publ. Comp., New York (1976)

11. Kirklin, J. W., B. G. Barratt-Boyes: Cardiac Surgery. J. Wiley, New York (1986)

12. Lock, J. E., J. F. Keane, K. E. Fellows: Diagnostic and Interventional Catheterization in Congenital Heart Disease. Martin Nijhoff Publ., Boston (1987)

13. Schmaltz, A. A., J. Apitz: Interventionskardiologie im Kindesalter. Klin. Pädiatr. 202, 12–17 (1990)

14. Schmaltz, A. A., H. Barth, C. K. Bastanier, D. Lang, J. Apitz: Nichtoperative Behandlung der kongenitalen valvulären Pulmonal- und Aorten-Stenose. „der kinderarzt“ 19, 1009–1011 (1988)

15. Schroeder, J. S.: Invasive Cardiology. Davis Comp., Philadelphia (1985)

16. Stark, J., M. de Leval: Surgery for Cong. Heart Defects. Grune & Stratton, Toronto (1983)

17. Taussig, H. B.: Congenital Malformations of the Heart. Harvard Univ. Press, Cambridge, 2nd ed. (1960)

Entzündliche Herzerkrankungen

von H. H. Kramer

Bakterielle Endokarditis

Unter einer bakteriellen Endokarditis ist ein entzündlicher Prozeß im Bereich der Herzklappen, des muralen Endokards oder des Endothels der herznahen großen Arterien zu verstehen. Bei kardiovaskulären Fehlbildungen bestehen in vielen Fällen im Bereich des Defekts turbulente Blutströmungen, die zu Läsionen des benachbarten Endokards bzw. Endothels führen können (Abb. 56). Auf diesen Bezirken entwickeln sich thrombotische Auflagerungen, an die sich vor allem gram-positive Bakterien anheften können. Bei Bakteriämien mit

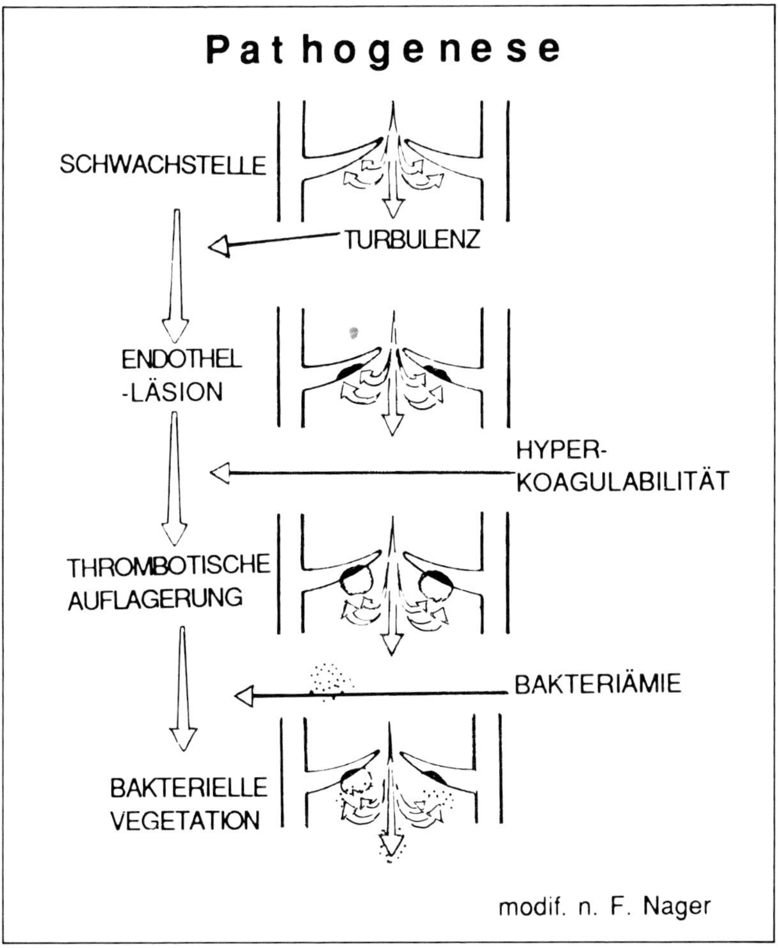

Abb. 56: Pathogenese der bakteriellen Endokarditis

ausreichend hoher Keimzahl droht dem Patienten die Entstehung einer Endokarditis.

Der bei weitem häufigste *prädisponierende Faktor* für die Entstehung der Endokarditis ist mit ca. 90 % ein angeborener Herzfehler, während bei ca. 10% der Kinder eine vorbestehende Herzerkrankung nicht oder nicht sicher eruiert werden kann. Ein rheumatisch bedingtes Klappenvitium prädisponiert zwar ebenfalls für eine bakterielle Endokarditis, ist heute im Kindesalter aber sehr selten. Die in Tabelle 8 wie auch den übrigen Tabellen und Abbildungen gemachten Zahlenangaben beziehen sich auf die Befunde von 63 Kindern und Jugendlichen, die seit 1971 im Düsseldorfer Klinikum wegen einer bakteriellen Endokarditis behandelt wurden.

Tabelle 8

Zusammensetzung der Patientengruppe mit bakterieller Endokarditis

Angeborener Herzfehler	**n**	**%** der Fälle
Azyanotische Gruppe		
VSD	8	13
Aortenstenose	8	13
Aortenisthmusstenose	7	11
PDA	2	3
Andere	6	9
Zyanotische Gruppe		
Fallot-Tetralogie	13 (9*)	21
Transposition der großen Arterien (TGA)	3 (1*)	5
Trikuspidalatresie	3 (2*)	5
Andere	6 (1*)	9
	56	89
Rheumatischer Herzfehler	1	2
Kein vorbestehender Herzfehler	6	9
	63	100

(*) Systemisch-pulmonale Anastomose

Unter den Patienten mit angeborenem Herzfehler haben 55% einen azyanotischen, 45% einen zyanotischen Herzfehler. In der azyanotischen Gruppe erkranken Patienten mit Aortenstenose bzw. Aortenisthmusstenose überdurchschnittlich häufig. In der zyanotischen Gruppe liegt eine besondere Gefährdung speziell dann vor, wenn zur Verbesserung der Lungendurchblutung eine systemisch-pulmonale Anastomose angelegt werden mußte. Endokarditis-Erkrankungen nach korrigierender Operation z.B. einer Fallot-Tetralogie sind dagegen viel seltener.

Die *zeitliche Latenz* vom Beginn der Symptomatik bis zur Klinikeinweisung wird in der Literatur mit 5–14 Wochen angegeben und betrug im eigenen Krankengut durchschnittlich 8 Wochen. Der Grund für diese lange Verzögerung ist sicherlich das in der Anfangsphase unspezifische klinische Beschwerdebild, z.B. Leistungsabfall und

Appetitlosigkeit. Bei allen Patienten findet sich in der Anamnese Fieber, das in manchen Fällen allerdings nicht sehr hoch ist oder nur intermittierend auftritt. Oft wird es zunächst als Ausdruck eines „banalen“ Infekts fehlgedeutet. In vielen Fällen erfolgen Verordnungen von Antibiotika, zum Teil sogar mehrere Behandlungszyklen. Da dies im Falle einer Endokarditis jedoch zu einer Verschleierung des Krankheitsbildes und Verzögerung der Diagnosestellung beiträgt, muß bei Kindern mit angeborenem Herzfehler stets äußerst sorgfältig nach der Ursache des Fiebers gefahndet werden. Ergeben sich bei gründlicher Untersuchung der häufigsten als Infektionsherd in Betracht kommenden Organsysteme (also HNO-Bereich, Lunge, ableitende Harnwege) keine eindeutigen Befunde, sprechen aber die Laborparameter für eine bakterielle Infektion, sollte das Vorliegen einer bakteriellen Endokarditis erwogen und unbedingt ausgeschlossen werden. Die unkritische Verordnung von Antibiotika muß bei herzkranken Kindern vermieden werden, um eine Endokarditis durch Anbehandlung nicht zu verschleiern.

Diagnose. Bei der *körperlichen Untersuchung* ist in knapp 40% der Fälle ein neues systolisches oder diastolisches Herzgeräusch als Hinweis auf eine Klappeninsuffizienz zu auskultieren (Abb. 57). Eine Splenomegalie ist bei ca. ⅔ der Kinder als Ausdruck einer bereits länger bestehenden Infektion festzustellen. Durch Embolien bedingte neurologische Symptome, z.B. Paresen, Verwirrtheit oder Krampfanfälle, führen bei jedem siebten Patienten zur Krankenhauseinwei-

Abb. 57: Anamnese und klinische Befunde

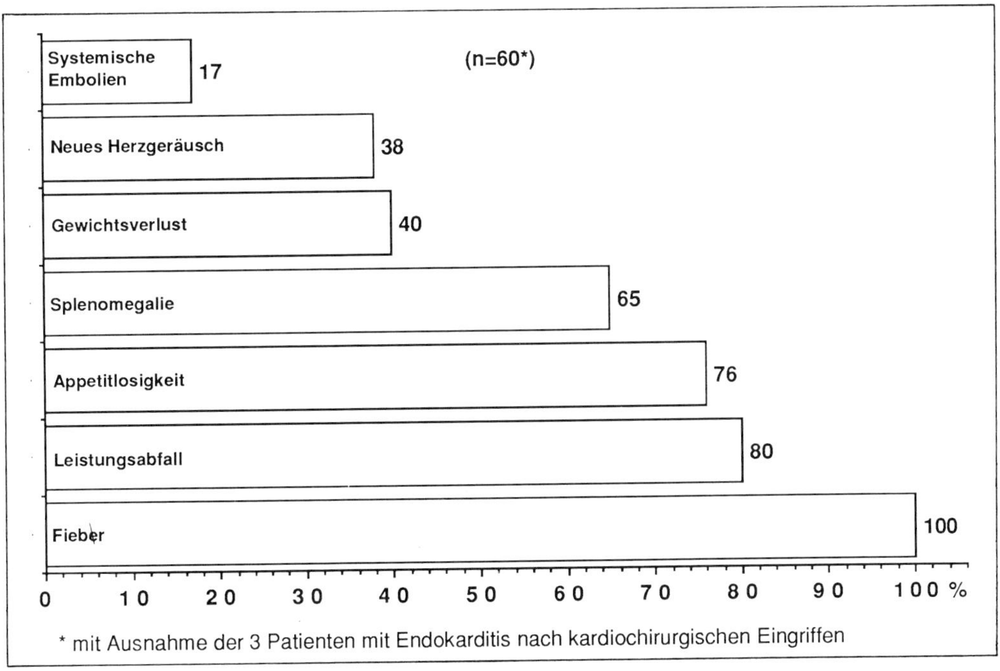

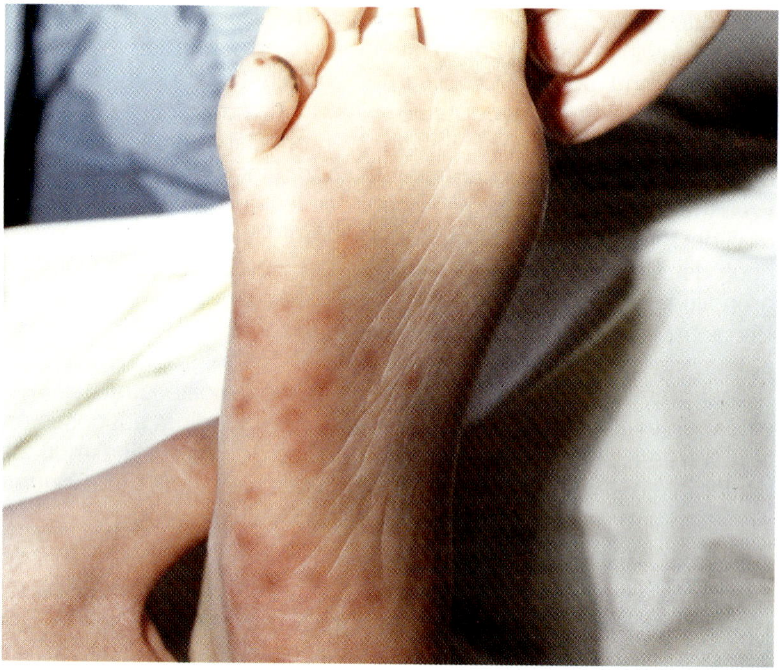

Abb. 58: Osler-Knötchen bei bakterieller Endokarditis

sung. Hauterscheinungen werden im Kindesalter relativ selten beobachtet, am häufigsten finden sich neben Petechien noch die sog. Osler-Knötchen (Abb. 58), die vor allem im Bereich der Handteller und Fußsohlen lokalisiert und Ausdruck einer Immunvaskulitis sind.

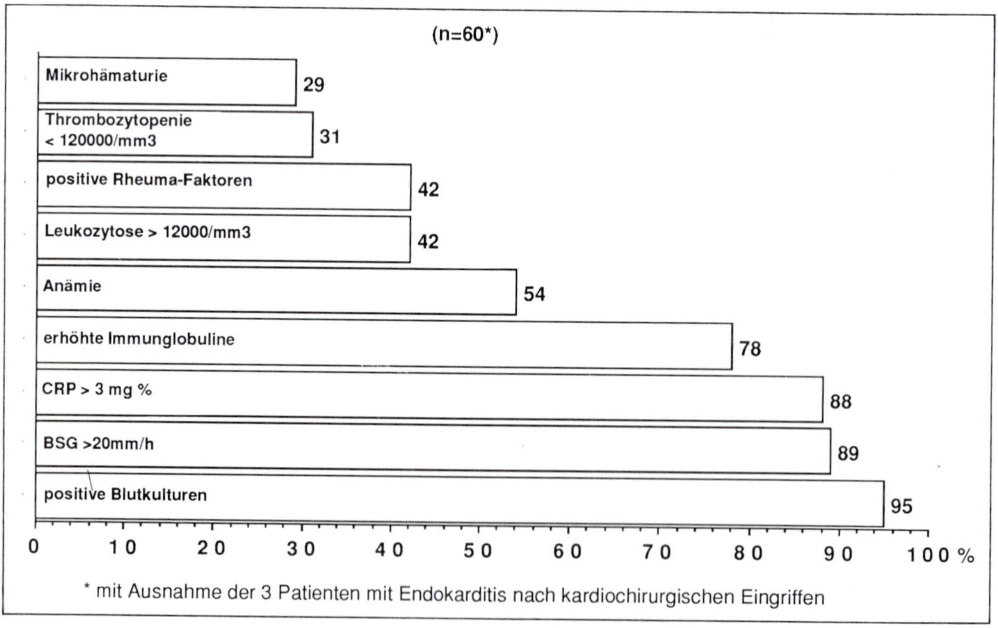

Abb. 59: Laborbefunde bei Endokarditis

Die *Laborbefunde* (Abb. 59) sind Ausdruck eines schweren, zum Teil lang anhaltenden Entzündungsprozesses. Die Blutsenkungsgeschwindigkeit (BSG) ist zwar bei dem größten Teil der Patienten beschleunigt, zu beachten ist aber, daß sie als Entzündungsparameter bei stark zyanotischen Kindern wegen der Beeinträchtigung der Sedimentation bei ausgeprägter Polyglobulie nicht verwendet werden kann. Aussagekräftiger ist die quantitative Bestimmung des C-reaktiven Proteins (CRP), die heute mit Hilfe industriell vereinfachter Tests leicht durchführbar ist. Liegen keine erhöhten Werte vor, ist eine bakterielle Endokarditis mit großer Sicherheit auszuschließen; kann bei erhöhtem CRP ein Infektionsherd nicht sicher lokalisiert werden, sollte eine bakterielle Endokarditis in die differentialdiagnostische Erwägung einbezogen und die Einweisung in das betreuende kinderkardiologische Zentrum veranlaßt werden. Mehr als die Hälfte der Kinder weist zum Zeitpunkt der Einweisung als Ausdruck des langandauernden, schweren bakteriellen Entzündungsprozesses eine Anämie auf. Zur Diagnostik gehört auch eine Urinuntersuchung, speziell um eine Mikrohämaturie zu erfassen, die auf eine glomeruläre Schädigung auf immunologischer Basis hindeutet.

Die *zweidimensionale Echokardiographie* ist bei positivem Befund, d.h. Erkennung endokarditischer Vegetationen speziell im Bereich der Herzklappen, ein wesentlicher Pfeiler der Diagnose „Endokarditis" (Abb. 60). Nach unserer Erfahrung lassen sich in 50–60% der Fälle Vegetationen nachweisen. Schwierig kann die Abgrenzung speziell kleinerer Vegetationen von angeborenen Veränderungen einer mißgebildeten, verkrüppelten Herzklappe und auch der Nach-

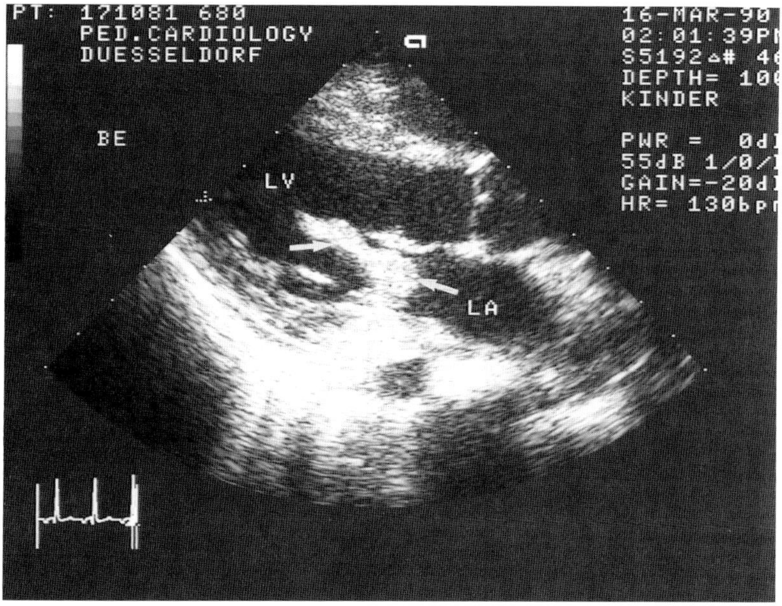

Abb. 60: Echokardiographie (zweidimensionales Bild) Ausgeprägte endokarditische Vegetation der Mitralklappe (Pfeile)

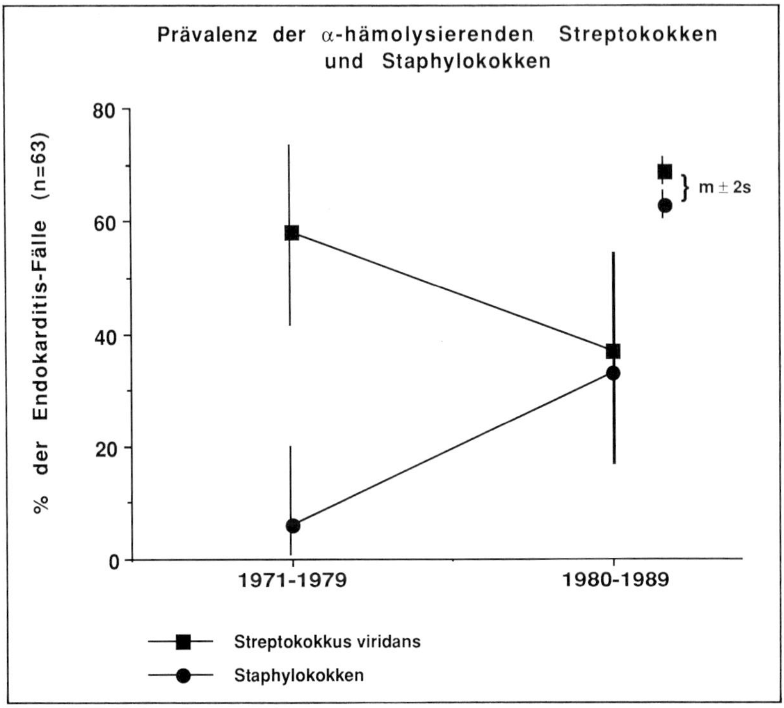

Abb. 61: Prävalenz der α-hämolysierenden Streptokokken und Staphylokokken

weis einer Vegetation bei Lokalisation im Bereich der herznahen Arterien sein.

Der *Erregernachweis* in der Blutkultur ist sowohl für die Sicherung der Diagnose als auch für eine gezielte Antibiotika-Therapie von größter Bedeutung. Er ist in 90–95% der Fälle durch eine positive Kultur zu führen. Die α-hämolysierenden, d.h. vergrünend wachsenden Streptokokken machen fast die Hälfte der Fälle aus. Ihr Anteil nahm in den 80er Jahren bei uns wie auch anderenorts allerdings ab, während die Quote der Staphylokokken zunahm (Abb. 61). Sie stieg von 6 auf 33%, während die vergrünend wachsenden Streptokokken von 58 auf 37% zurückfielen.

Therapie. Die *antibiotische Behandlung* basiert bei allen Patienten mit positiver Blutkultur auf einer quantitativen Empfindlichkeitsprüfung der Erreger. Dabei werden die minimale Hemm-Konzentration (MHK) und die minimale Bakterizidie-Konzentration (MBK) der in Frage kommenden Antibiotika oder Antibiotika-Kombinationen bestimmt. Diese Untersuchungen sind für eine Optimierung der Therapie äußerst wichtig, da ca. 40% der α-hämolysierenden Streptokokken-Stämme als Penicillin-G-tolerant einzustufen sind, d.h. die Antibiotika-Konzentration, die für die Erzielung einer Bakterizidie minimal erforderlich ist, liegt mehr als 10mal höher als die Konzentration, mit der eine Vermehrung der Bakterien gerade gehemmt werden kann. In diesen Fällen ist eine Verstärkung der Bakterizidie durch die

Kombination von Penicillin G mit Streptomycin zu erzielen. Deswegen sollten Endokarditiden durch vergrünend wachsende Streptokokken bis zum Vorliegen des Ergebnisses der Empfindlichkeitsprüfung zunächst mit Penicillin-G (Dosis = 0,5 Mega/kg/d) plus niedrig dosiertem Streptomycin (15 mg/kg/d) behandelt werden. Streptomycin wird gegenüber Gentamicin bevorzugt, da die in der Tiefe der nicht vaskularisierten endokarditischen Vegetationen wachsenden Erreger nur mittels hohem Diffusionsdruck der Antibiotika zu erreichen sind. Streptomycin hat in der hier genannten niedrigen Dosis gegenüber Gentamicin (Dosis 2–3 mg/kg/d) aufgrund der erzielbaren Serumkonzentrationen einen Diffusionsvorteil. Die Gefahr nephro- und speziell ototoxischer Nebenwirkungen des Streptomycin ist in dieser niedrigen Dosis unseren Erfahrungen nach als sehr gering anzusehen.

Die Dauer der Therapie beträgt bei Streptokokken-Endokarditis im Regelfall 4 Wochen, bei anderen Erregern bis zu 6 Wochen. Einige Tage nach Abschluß der Therapie sollen erneut Blutkulturen abgenommen und die laborchemischen Entzündungsparameter überprüft werden.

Komplikationen. Die bakterielle Endokarditis führt bei etwa der Hälfte der Patienten zu *Komplikationen* und dauerhaften *Folgeschäden,* wobei die Quote bei Endokarditis mit α-hämolysierenden Streptokokken bei einem Drittel der Fälle liegt, bei anderen Endokarditis-Erregern jedoch doppelt so hoch ist.

Eine *Klappenzerstörung* mit konsekutiver Klappeninsuffizienz entwickelt sich bei mehr als einem Drittel der Patienten (Tab. 9). Hierbei handelt es sich meistens um die Aorten- oder Mitralklappe bzw. beide Klappen. Ein interventioneller Klappenersatz, d.h. eine Operation bei florider Endokarditis muß erfolgen, wenn schwerste hämodynamische Auswirkungen bestehen, die Infektion antibiotisch nicht beherrscht werden kann oder es durch Ablösung eines Teils der Vegetation zu einer Hirnembolie gekommen ist. Wenn nach erfolgreich medikamentös behandelter bakterieller Endokarditis eine schwere Klappeninsuffizienz besteht, muß ein elektiver Klappenersatz durchgeführt werden.

Tabelle 9

Kardiovaskuläre Komplikationen

Klappen-Destruktion		Klappenersatz interventionell	Klappenersatz elektiv
	n	n	n
Aortenklappe	8 (1+)	1	4
Mitralklappe	8	2	1
Aorten- und Mitralklappe	4	1	
Pulmonalklappe	2		
Trikuspidalklappe	1	1	
	23	5	5

(+): verstorben

Eine Zerstörung der Gefäßwand, d.h. ein *mykotisches Aneurysma,* kann sich im Bereich der Aorta, der Pulmonalarterie sowie der Koronararterien entwickeln.

Bei den *extrakardialen Komplikationen* handelt es sich zum einen um systemische und pulmonale Embolien, zum anderen um eine Niereninsuffizienz (Tab. 10). Embolien von Vegetationen werden bei jedem vierten Endokarditis-Patienten beobachtet. In zwei Dritteln der Fälle handelt es sich um Hirnembolien, aus denen sich bei 3 der 12 von uns behandelten Kinder ein Hirnabszeß entwickelte. Die Lungenembolien haben in aller Regel keine schweren hämodynamischen Konsequenzen. Die röntgenologisch nachgewiesenen Infiltrate können allerdings die Diagnose der bakteriellen Endokarditis erschweren, da verständlicherweise zunächst an eine Pneumonie gedacht wird.

Tabelle 10

Extrakardiale Komplikationen

	n
Zerebrale Embolie	9 (2+)
Abszeß	3 (2+)
Periphere Embolie	8
Lungenembolie	5 (1+)
Niereninsuffizienz	4 (1+)

n: Anzahl der Komplikationen bei 21 der 63 Patienten
(+): verstorben

Prognose. Die ernste *Prognose* der bakteriellen Endokarditis wird durch die hohe Letalität von 21% belegt (Tab. 11). Eine Quote von 19% war in den sechziger Jahren in Boston ermittelt worden, eine Quote von 29% in den siebziger Jahren in der Mayo-Klinik. Diese höhere Ziffer könnte auf den höheren Anteil von Staphylokokken als Erreger zurückzuführen sein. Im eigenen Untersuchungsgut liegt die Letalität bei Streptokokken-Endokarditis bei 12%, während bei Vorliegen anderer Erreger (Staphylokokken etc.) eine Letalitätsquote von 32% zu beklagen ist.

Tabelle 11

Letalität		
13/63		21%
Streptokokken	4/35	11%
andere Erreger	9/28	32%
Todesursachen		n
Aortenklappen-Perforation		1
Mykotisches Aneurysma		4
Hirn-Embolie, -Abszeß		4
Lungenembolie		1
nicht beherrschbare Infektion		2
unbekannt (Niereninsuffizienz?)		1

Prävention der bakteriellen Endokarditis

Angesichts der ernsten Prognose der bakteriellen Endokarditis quoad vitam et sanationem sind alle Anstrengungen zu unternehmen, die Häufigkeit ihres Auftretens zu senken. Dabei sind drei Aspekte von Bedeutung:

1. Korrigierende Operationen können dank der großen Fortschritte auf kardiochirurgischem und intensivmedizinischem Sektor heute deutlich frühzeitiger durchgeführt werden als noch vor zehn Jahren. Dabei ist in der Regel eine primäre Korrektur des Herzfehlers möglich, d.h. auf palliative Maßnahmen, wie z.B. Anlegung einer systemisch-pulmonalen Anastomose bei zyanotischem Vitium, kann weitgehend verzichtet werden. Außerdem stellen Palliativ-Operationen nur selten die endgültig nur mögliche Operation dar. Nach korrigierender Operation ist das Endokarditisrisiko zwar nicht beseitigt, ist aber bei einer Reihe von Herzfehlern, allerdings nicht bei allen, wohl als geringer anzusehen.

2. Größte Bedeutung hat bei allen gefährdeten Kindern eine gute Mund- und Zahnhygiene, da der Oropharynx-Bereich als eine Haupteintrittspforte der Endokarditis-Erreger anzusehen ist. Regelmäßige zahnärztliche Kontrollen sind zu empfehlen.

3. Der dritte Punkt betrifft den Sektor, für den der Begriff „Endokarditis-Prophylaxe" im eigentlichen Sinne verwendet wird bzw. verwendet werden sollte. Verschiedene medizinische und zahnmedizinische Eingriffe bergen ein beträchtliches Risiko der Auslösung einer Bakteriämie. Diese ist für einen herzgesunden Patienten in der Regel belanglos, für das herzkranke Kind jedoch gefährlich, da es, wie eingangs erläutert, zu einer bakteriellen Besiedlung der infolge des Herzfehlers vorhandenen Endokard- bzw. Endothelläsionen kommen kann. Um dies zu verhindern, muß zum Zeitpunkt des Auftretens der Bakteriämie eine ausreichende Serumkonzentration eines geeigneten Antibiotikums vorliegen, es muß also *vor* dem Eingriff ein für das potentielle Keimspektrum adäquates Antibiotikum verabreicht werden. Hierin besteht der Sinn der Durchführung der Endokarditis-Prophylaxe. Leider hat es sich aber gezeigt, daß die diesbezüglichen Richtlinien schlecht befolgt werden, wohl weil sie speziell unter den Gegebenheiten der täglichen Praxis zu kompliziert und schlecht durchführbar waren.

Die Deutsche Gesellschaft für Pädiatrische Kardiologie hat daher kürzlich *neue Empfehlungen zur Endokarditis-Prophylaxe* herausgegeben, die speziell einer einfachen Durchführung in der täglichen Praxis Rechnung tragen. Sie sind in einem Ausweis enthalten, dessen Handlichkeit – er besitzt nur „Scheckkartenformat" – die ständige Verfügbarkeit erleichtern soll. Seine Ausstellung durch den Kinderkardiologen attestiert, daß bei dem betreffenden Patienten die Notwendigkeit einer Endokarditis-Prophylaxe besteht. Auf der ersten Seite des Ausweises ist einzutragen, ob eine Penicillin-Unverträglichkeit vorliegt und ob aufgrund des vorliegenden Herzfehlers ein besonders hohes Endokarditisrisiko besteht und daher die für diese Fälle vorgesehenen Sonder-Empfehlungen berücksichtigt werden müssen.

Einschätzung des Endokarditis-Risikos

Hinsichtlich des Endokarditis-Risikos lassen sich *3 Gruppen* von Patienten unterscheiden (Tab. 12).

Tabelle 12

Endokarditis-Risiko bei Herzerkrankungen im Kindes- und Jugendalter	
A	**Endokarditis-Risiko** *Standard-Endokarditis-Prophylaxe erforderlich*
– Sämtliche kardiovaskuläre Fehlbildungen, auch nach korrigierendem Eingriff (Ausnahmen s. C) – Mitralklappenprolaps mit Klappeninsuffizienz – Rheumatische Klappenfehler – Hypertrophisch obstruktive Kardiomyopathie	
B	**Besonders hohes Endokarditis-Risiko** *Spezielle Endokarditis-Prophylaxe erforderlich*
– Künstliche Herzklappe – Conduit-Implantation – Systemisch-pulmonale Shunt-Verbindung – Z.n. früherer bakterieller Endokarditis	
C	**Minimales Endokarditis-Risiko** *Endokarditis-Prophylaxe nicht erforderlich*
– Vorhofseptumdefekt vom Sekundum-Typ – Mitralklappenprolaps ohne Klappeninsuffizienz – Z.n. operativem Verschluß eines Ventrikelseptumdefekts ohne Patch-Material sowie eines persistierenden Ductus arteriosus	

Gefährdet sind alle Kinder mit kardiovaskulären Fehlbildungen, bei denen infolge turbulenter Blutströmungen Endokard- bzw. Endothelläsionen vorliegen. Solche Blutstromturbulenzen können auch nach erfolgter Herzoperation noch existieren, so daß das Endokarditisrisiko in der Regel nicht als beseitigt angesehen werden kann, auch wenn es in einem Teil der Fälle geringer geworden sein dürfte. In diese erste Gruppe (A) gehören zusätzlich die Patienten mit Mitralklappen-Prolaps, wenn dieser zu einer Mitralinsuffizienz führte, sowie Kinder mit hypertrophischer obstruktiver Kardiomyopathie. Außerdem sind die im Kindesalter seltenen rheumatischen Klappenfehler zu nennen. Bei diesem Patientenkreis ist die sog. „Standard-Endokarditis-Prophylaxe“ durchzuführen (s.u.).

Ein *besonders hohes* Endokarditis-Risiko (Gruppe B) besteht für die relativ kleine Anzahl von Patienten mit prothetischem Herzklappenersatz, Conduit-Implantation, systemisch-pulmonalem Shunt und nach früherer bakterieller Endokarditis; für sie gelten Sonder-Empfehlungen (s.u.).

Ein nur *minimales* Endokarditisrisiko (Gruppe C) besteht beim Vorhofseptumdefekt vom Secundum-Typ und beim Mitralklappenprolaps, wenn dieser nicht zu einer Klappeninsuffizienz führt. Außerdem ist nach Verschluß eines Ventrikelseptumdefekts durch Naht, d.h. ohne Patch-Material, sowie nach Durchtrennung eines offenen Ductus arteriosus das Endokarditisrisiko sehr gering. Bei diesen Patienten bestehen, wenn überhaupt, kaum turbulente Blutströmungen und daher auch keine Endokard- bzw. Endothelläsionen. Es kann daher – von Ausnahmen abgesehen – auf eine Antibiotika-Prophylaxe verzichtet werden.

Durchführung der Endokarditis-Prophylaxe

Im *Normalfall* (Gruppe A) ist die sog. *„Standard-Endokarditis-Prophylaxe“* in Form einer einmaligen peroralen Gabe des Antibiotikums 30–60 Minuten vor dem geplanten Eingriff vorzunehmen (Abb. 62). Hierdurch soll für die Dauer der Bakteriämie ein ausreichender Schutz vor einer endokarditischen Keimabsiedlung gewährleistet werden. Eine *zweite Dosis* nach dem Eingriff ist *nicht erforderlich,* da die Dauer der Bakteriämie, z.B. nach zahnärztlichen Eingriffen, sehr kurz ist. Lassen die Umstände bei der Durchführung des Eingriffs eine längere Bakteriämie befürchten, sollte nach 6–8 Stunden eine zweite Dosis verabreicht werden. Eine Fortführung der Medikation z.B. über 48 Stunden, wie früher empfohlen, ist nicht angezeigt, und unnötig bzw. falsch wäre es, bereits mehrere Tage vor dem Eingriff mit einer Antibiotikagabe zu beginnen.

Erfolgt der vorgesehene *Eingriff in Narkose,* wird das jeweilige Antibiotikum in gleicher Dosierung mit Beginn des Eingriffs intravenös verabreicht. Da eine Narkose bei instrumentellen Eingriffen diagnostischer und therapeutischer Art im Bereich von Verdauungstrakt und ableitenden Harnwegen im Kindesalter die Regel ist, erscheint für diesen Bereich die parenterale Verabreichung des Antibiotikums angebracht. In Ausnahmen kann auf eine orale Medikation zurückgegriffen werden.

Die *Wahl des Antibiotikums* richtet sich nach dem für den Ort des vorgesehenen Eingriffes typischen Erregerspektrum. Penicillin erfaßt nach wie vor gut die im Oropharynx- und Respirationstrakt vorkommenden grampositiven Erreger, für Eingriffe im Urogenital- und Gastrointestinalbereich ist die Gabe eines auch gegen Enterokokken wirksamen Amino-Penicillins (Ampicillin, Amoxicillin) notwendig. Ist die Eröffnung eines oberflächlichen Hautabszesses beabsichtigt, bei der es zu einer – für ein gesundes Kind harmlosen – kurzen Bakteriämie kommen kann, ist bei gefährdeten herzkranken Kindern prophylaktisch Flucloxacillin zu verabreichen. Tiefere Pyodermien (z.B. tiefer Abszeß, Furunkulose, Phlegmone) erfordern, wie auch bei herzgesunden Kindern, selbstverständlich eine ausreichend lange antibiotische Therapie.

Abb. 62: Ausweis für Durchführung der Endokarditisprophylaxe

Ausweis für die Endokarditis-Prophylaxe

Name:

geb. am:

Der Patient hat eine Herzkrankheit und benötigt deswegen zum Schutz vor einer bakteriellen Endokarditis eine Antibiotika-Prophylaxe bei diagnostischen und therapeutischen Eingriffen, die zu einer kurzfristigen Bakteriämie führen können.

Der Patient hat
- ☐ eine Penicillin-Unverträglichkeit
- ☐ ein bes. hohes Endokarditis-Risiko und braucht eine intravenöse Prophylaxe (s. Sonder-Empfehlungen)

Diagnose:

Operation (Art, Resultat):

Adresse und Telefon des behandelnden Arztes (Krankenhauses):

Standard-Endokarditis-Prophylaxe

	Einmalige Dosis 30-60 Minuten vor dem Eingriff
I **Mund- und Rachenraum** (Zahn- und HNO- ärztliche instrumentelle Eingriffe diagnostischer und therapeutischer Art)	Penicillin oral* 50.000 E/kg (max. Dosis 2 Mega)
II **Verdauungstrakt und Harnwege** (Instrumentelle Eingriffe diagnostischer und therapeutischer Art)	Ampicillin iv 50 mg/kg (max. Dosis 2 g) in Ausnahmen: Amoxicillin oral in gleicher Dosis
III **Haut** (Incision eines oberflächlichen Hautabszesses)	Flucloxacillin oral* 50 mg/kg (max. Dosis 2 g)

* bei Operationen mit Beginn des Eingriffs intravenöse Gabe in gleicher Dosis

Sonder-Empfehlungen bei

— **Penicillin-Unverträglichkeit:**

I und III: Clindamycin oral 15 mg/kg (max. 600 mg)
II: Vancomycin iv 20 mg/kg (max. 1 g); Infusion über 1 Stunde!

— **bes. hohem Endokarditis-Risiko:**

Intravenöse Prophylaxe mit Beginn des Eingriffs und einmalige Wiederholung 8 Stunden später.

I und III: dieselben Medikamente iv plus Gentamicin iv 2 mg/kg (max.: 80 mg)

bei Penicillin-Unverträglichkeit:

I und III: Clindamycin iv 15 mg/kg (max. 600 mg) plus Gentamicin iv 2 mg/kg (max.: 80 mg)
II: Vancomycin iv 20 mg/kg (max. 1 g) in 1 Std. plus Gentamicin iv 2 mg/kg (max.: 80 mg)

Weitere Hinweise:

Die Ursache von Fieber ist bei Kindern mit Herzfehlern sorgfältig zu klären. Eine prophylaktische Antibiotika-Gabe (z. B. bei Virus-Infekten der oberen Luftwege) sollte nicht erfolgen. Bei manifesten bakteriellen Infektionen ist eine konsequente antibiotische Therapie über 8-12 Tage durchzuführen.

Herausgeber: Deutsche Gesellschaft für Pädiatrische Kardiologie
Stand: Januar 1990

Im Ausweis wird bewußt die weit gefaßte Formulierung „instrumentelle diagnostische und therapeutische Eingriffe“ verwendet und auf eine Auflistung einzelner Maßnahmen verzichtet. Der behandelnde Arzt/Zahnarzt muß sich die für den Pathomechanismus der Endokarditis entscheidende Frage vorlegen, ob die Gefahr der Auslösung einer transitorischen Bakteriämie bei dem von ihm beabsichtigten Eingriff besteht. Wenn ja, sollte die Antibiotika-Prophylaxe erfolgen, zumal die Verabreichung der empfohlenen Einmal-Dosis einfach zu realisieren ist. Gerade unter Gesichtspunkten der Praxis erscheint eine generelle Regel vernünftiger als eine Liste mit vielen Geboten und Ausnahmen. In Tabelle 13 sind häufigere Eingriffe mit der Gefahr einer transitorischen Bakteriämie zusammengestellt.

Tabelle 13

Diagnostische und therapeutische Eingriffe mit Indikation zur Endokarditis-Prophylaxe

Oropharynx und Respirationstrakt

- Zahnextraktionen und andere zahnärztliche Eingriffe (einschließlich Zahnsteinentfernung)
- Tonsillektomie/Adenotomie und andere HNO-ärztliche Eingriffe
- Bronchoskopie

Gastrointestinal- und Urogenitaltrakt

- Abdominal-Chirurgie
- Gastroduodeno- und Koloskopie
- Urogenitale Operationen (z.B. Circumcision)
- Cystoskopie
- Blasenkatheterisierung

Bei *Penicillin-Unverträglichkeit* wird Penicillin bzw. Flucloxacillin durch Clindamycin ersetzt. Seine intestinale Resorption ist gleichmäßiger und schneller als die des früher empfohlenen Erythromycin. Bei Eingriffen im Magen-Darm- und Urogenitaltrakt muß – bei derzeitigem Fehlen besserer Alternativen für das Kindesalter – auf Vancomycin zurückgegriffen werden, wobei zur Vermeidung toxischer Serumkonzentrationen auf eine langsame Infusion über einen Zeitraum von 1 Stunde zu achten ist.

Bei Patienten mit *stark erhöhtem Endokarditis-Risiko* wird die intravenöse Prophylaxe mit den für den jeweiligen Indikationsbereich angegebenen Medikamenten plus Gentamicin empfohlen. Die Verabreichung erfolgt unmittelbar vor Beginn des Eingriffs und wird nach 8 Stunden einmalig wiederholt. Diese aufwendigeren Empfehlungen erschweren zweifellos die Praktikabilität im ambulanten Bereich. Der betroffene Patientenkreis ist allerdings recht klein und steht aufgrund der Schwere der Erkrankung stets in sehr intensivem Kontakt zum betreuenden Kinderkardiologen bzw. Kinderarzt. Daher bestehen keine Befürchtungen hinsichtlich einer gerade in diesen Fällen potentiell folgenschweren ungenügenden Patienten-Compliance.

Bei Kindern mit Herzfehlern erfolgt oft eine großzügige Verwendung von Antibiotika auch bei Virusinfekten, in der Annahme, so der Entstehung einer Endokarditis vorzubeugen. Es ist aber zu bedenken, daß eine in dieser Absicht vorgenommene Antibiotika-Verordnung eine bakterielle Endokarditis verschleiern und ihre frühzeitige Erkennung dann erheblich verzögern kann. Bei Kindern mit angeborenen Herzfehlern hat die einwandfreie Klärung von Fieberursache bzw. Infektionsherd daher besondere Bedeutung. Eine antibiotische Therapie sollte nur bei diagnostischen Hinweisen auf eine bakterielle Infektion erfolgen, eine rein prophylaktische Antibiotikagabe bei Virusinfekten hingegen vermieden werden.

Myokarditis

Ätiologie

Die Myokarditis ist ein seltenes, ätiologisch heterogenes und klinisch ausgesprochen variables Krankheitsbild. Von den verschiedenen in Tabelle 14 aufgeführten Ursachen soll im folgenden die Virusmyokarditis ausführlicher besprochen werden. Bei der Karditis im Rahmen des heute bei uns seltenen rheumatischen Fiebers steht nicht die Myokarditis, sondern meistens die Valvulitis mit der konsekutiven Klappeninsuffizienz im Vordergrund. Bei den übrigen in der Tabelle aufgeführten Erkrankungen dominiert meistens die Perikarditis.

Zu den kardiotropen Viren (Tab. 15) zählen in erster Linie die Enteroviren, von denen speziell das Coxsackie B-Virus sowie die

Tabelle 14

Ursachen einer Myokarditis
Virus-Infektion
Rheumatisches Fieber
Kollagenosen (spez. systemischer Lupus erythematodes)
Mukokutanes Lymphknoten-Syndrom (sog. Kawasaki-Syndrom)

Tabelle 15

Kardiotrope Viren
Enteroviren
– Coxsackie-B (seltener A)-Viren
– Echo-Viren
Mumps-Virus
Röteln-Virus
Varicella-Virus
Influenza-Viren A–C
Parainfluenza-Viren 1–3
Adeno-Viren 1–7
Cytomegalie-Virus
Herpes-zoster-Virus
Epstein-Barr-Virus

Echo-Viren als Myokarditis-Erreger hervorzuheben sind. Insgesamt sind zur Zeit bereits über 70 verschiedene Enterovirus-Serotypen bekannt. Die übrigen genannten Viren verursachen vergleichsweise seltener eine Myokarditis.

Klinische Symptome und Untersuchungsbefunde

Klinischer Verdacht auf eine Virusmyokarditis muß geschöpft werden, wenn in zeitlichem Zusammenhang mit einem viralen Infekt kardiale Symptome, speziell Herzinsuffizienz, Rhythmusstörungen oder präkordiale Schmerzen auftreten. Der Patient ist dann einer gründlichen weiterführenden Diagnostik zuzuführen. Die Erkrankung kann bei einigen Patienten auch nahezu symptomlos, z.B. nur mit relativ uncharakteristischen Thoraxschmerzen, und auch ohne Fieber verlaufen, bei anderen hingegen infolge foudroyanter Herzinsuffizienz oder Rhythmusstörungen zum Tode führen.

Auskultatorisch ist bei schwerer Herzinsuffizienz ein Galopprhythmus sowie bei perikarditischer Beteiligung ein Reibegeräusch („Lederknarren") zu hören.

Im *EKG* können Erregungsrückbildungsstörungen mit Senkung der ST-Strecke oder Abflachung bzw. Negativierung der T-Welle vorhanden sein (Abb. 63). Außerdem können atrioventrikuläre Leitungsstörungen, meist in Form eines AV-Blocks 1. Grades, seltener in Form

Abb. 63: EKG-Verlaufsbeobachtung bei Myokarditis

EKG-Verlaufsbeobachtung bei Myokarditis

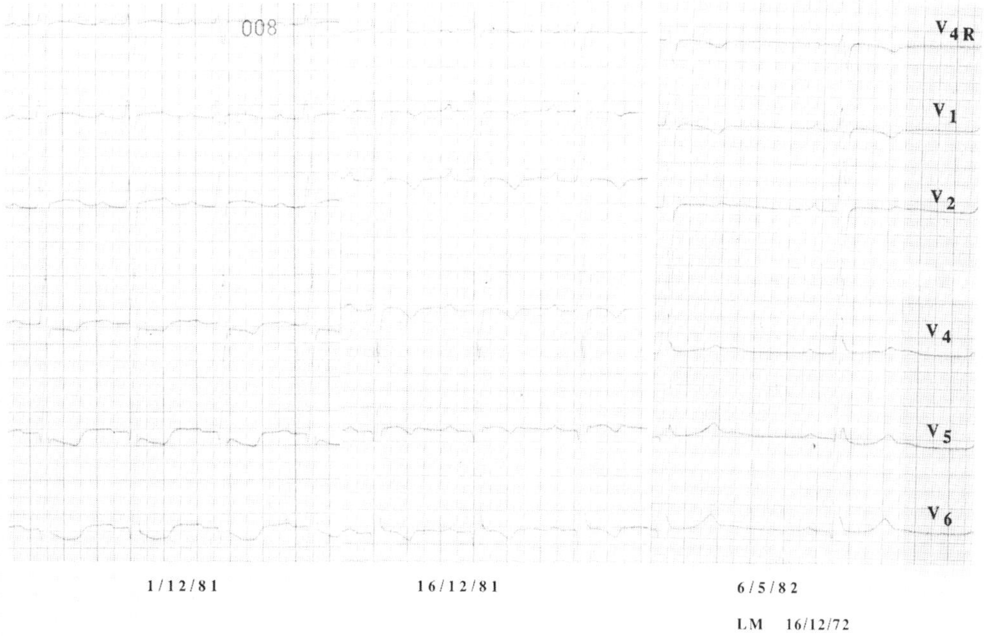

eines kompletten AV-Blocks sowie Rhythmusstörungen jeder Art auftreten. Betont werden muß, daß die Diagnose einer Myokarditis nie aus dem EKG allein und erst recht nicht aus einer einzigen EKG-Ableitung gestellt werden kann und darf.

Röntgenologisch entwickelt sich in schweren Fällen eine Kardiomegalie, *echokardiographisch* kann dann eine globale oder segmentale Kontraktionsstörung mit daraus resultierender Herabsetzung der linksventrikulären Pumpleistung festgestellt werden, in einigen Fällen auch ein begleitender Perikarderguß.

Laborchemisch kann bei akuter Myokarditis infolge der Myozytolyse ein Anstieg der Herzmuskelenzyme (CK-MB, α-HBDH, LDH) hervorgerufen werden. Da dies jedoch nur über einen Zeitraum von einigen Tagen der Fall ist, wird dieser oft nicht erfaßt. Meist besteht eine geringe Leukozytose ohne wesentliche Veränderung des Differentialblutbilds.

Spezielle diagnostische Verfahren

Auch bei Vorliegen der o.g. Symptomkonstellationen, d.h. entsprechendem klinischem Verdacht, ist es oft sehr schwierig, die Myokarditis streng zu beweisen.

Die *klassischen virologischen Untersuchungsmethoden,* speziell die Virusisolierung aus Körperflüssigkeiten (Rachensekret, Faeces) sowie der Anstieg von IgG-Antikörpertitern über 4 Stufen, haben in der klinischen Praxis nur bei endemischem Auftreten der Erkrankung reelle Erfolgsaussichten, während bei sporadischen Fällen nur selten Hinweise zu erwarten sind. Die Schwierigkeiten sind zum einen mit der großen Zahl potentiell kardiotroper Viren, speziell der Vielzahl der Enterovirus-Subtypen zu erklären, zum anderen damit, daß wegen der relativ langen Zeitspanne bis zum Auftreten eindeutigerer klinischer Myokarditis-Symptome kaum noch Aussichten auf die Virusisolierung oder die Erfassung eines IgG-Antikörper-Titeranstiegs mehr bestehen. Erfolgversprechender ist demgegenüber die Untersuchung auf virusspezifische neutralisierende IgM-Antikörper, da sie mehrere Monate nach Krankheitsbeginn nachweisbar bleiben.

Lange Zeit galt die histologische Beurteilung von *Myokardbiopsien* als die zuverlässigste Methode, die Diagnose einer Myokarditis zu erhärten. Eine vor kurzem publizierte Studie ergab jedoch bei der Beurteilung von Myokardbiopsien durch erfahrene Kardiopathologen eine enorm hohe „Interbeobachter-Variabilität", was auf die Uneinheitlichkeit der benutzten histologischen Kriterien zurückgeführt wurde. Außerdem soll es mit den routinemäßig verwendeten Färbemethoden oft sehr schwierig sein, eine ausreichend spezifische Unterscheidung zwischen entzündlichen Veränderungen viraler und nicht viraler Ätiologie vorzunehmen. Weiter ist zu berücksichtigen, daß die myokarditischen Veränderungen nicht homogen das gesamte Herz betreffen müssen, so daß die Myokardbiopsie aus diesem Grund zu einem falsch negativen Ergebnis führen kann (sog. „sampling error"). Unter Berücksichtigung dieser Aspekte wurde vor einigen Jahren die sogenannte „Dallas-Klassifikation" entworfen, die – vereinfacht – in Tabelle 16 dargestellt ist.

Tabelle 16

Histologische Einteilung der Myokarditis („Dallas-Kriterien")

1. „aktive" Myokarditis
   (Nachweis eines Infiltrats mit benachbarter Myozytolyse mit oder ohne begleitende Fibrose und interstitiellem Ödem)
2. Grenzbefund zur Myokarditis („borderline myocarditis"), bei der das Infiltrat zu spärlich ausgeprägt ist, so daß eine zweite Biopsie erforderlich ist
3. keine Myokarditis

Das Biopsat kann weiterhin mit Hilfe der *direkten Immunfluoreszenz* untersucht werden; bei Patienten mit Myokarditis lassen sich mit diesem Verfahren in 75–90% an das Myokard gebundene IgG-Antikörper nachweisen. Auch bei einem Teil von Patienten mit dilatativer Kardiomyopathie wurden diese Antikörper gefunden, und es wurde zunächst vermutet, daß es sich hierbei um Folgezustände einer früher durchgemachten Myokarditis handele. Allerdings wurde die von diesem Untersuchungsverfahren erhoffte gute Abgrenzung „postmyokarditischer" und „primärer" dilatativer Kardiomyopathien wieder in Zweifel gezogen, weil derartige Antikörper mit etwa gleicher Häufigkeit auch bei koronarer Herzerkrankung und Klappenfehlern gefunden wurden.

Vielversprechende diagnostische Möglichkeiten bietet neuerdings die *rekombinante DNA-Technologie,* die in der Lage ist, im Myokard virusspezifische Nukleinsäuren nachzuweisen. So ließen sich sowohl bei Patienten mit vermuteter Virusmyokarditis als auch bei Patienten mit dilatativer Kardiomyopathie enterovirale Nukleinsäuren (z.B. von Coxsackie-B-Viren) finden. In einigen Fällen mit so bioptisch bestätigter myokardialer Virusinfektion war keine positive serologische Reaktion mehr vorhanden. Vorteile bestehen speziell für die Feststellung persistierender viraler Infektionen mit niedriger Replikationsfrequenz.

Diese Untersuchungen verstärken den bereits seit langem bestehenden Verdacht, daß bei einem Teil der Patienten die Virusmyokarditis in eine dilatative Kardiomyopathie übergehen kann. Hinsichtlich des Pathomechanismus dieser postmyokarditischen Kardiomyopathie ergeben sich zwei verschiedene Möglichkeiten: Erstens könnten die Viruspersistenz bzw. deren zeitweilige Aktivierung zu einer kontinuierlichen Schädigung des Myokards führen. Zweitens könnten – virusgetriggert – autoimmunologische Prozesse ausgelöst werden, die über humorale und/oder zelluläre Immunmechanismen das Myokard schädigen.

Therapie. Die körperliche Schonung bleibt zur Entlastung des Herzens ein nach wie vor gültiges therapeutisches Prinzip. Zwar gibt es keine randomisierte klinische Doppelblindstudie über den Wert der körperlichen Schonung speziell bei Myokarditis, allerdings liegen diesbezüglich interpretierbare experimentelle Hinweise bei Coxsakkie-B-infizierten Tieren vor. Unter prophylaktischen Gesichtspunkten sollte daher körperliche Belastung selbst bei Patienten mit noch ausreichender Myokardfunktion nicht befürwortet werden.

Je nach Schweregrad der Herzinsuffizienz ist auch bei der Myokarditis die medikamentöse Therapie mit Digitalis-Glykosiden und Diuretika indiziert. Allerdings ist speziell bei Vorliegen von AV-Konduktionsstörungen oder Arrhythmien sorgfältig darauf zu achten, daß durch die Digitalis-Glykoside keine Zunahme dieser Veränderungen hervorgerufen wird. Im allgemeinen wird eine 25%ige Dosisreduktion empfohlen. Auch die Verwendung von Vasodilatatoren zur Senkung der Vor- und vor allem der Nachlast (spez. Angiotensin-Conversions-Enzym (ACE)-Hemmern, z.B. Captopril) ist in Erwägung zu ziehen.

Aufgrund der erwähnten Hinweise darauf, daß autoimmunologische Vorgänge wesentlichen Anteil an der Pathogenese der postmyokarditischen Kardiomyopathie haben, wurde diskutiert, ob eine immunsuppressive Therapie den Übergang einer Myokarditis in eine dilatative Kardiomyopathie verhindern könne. Bereits 1953 hatten die Pädiater R. F. Garrison und R. C. Swisher über die erfolgreiche ACTH-Behandlung eines siebenjährigen Jungen mit schwerer Myokarditis berichtet und so als erste auf die Wirksamkeit einer immunsuppressiven Therapie hingewiesen. Die Ergebnisse der bisherigen Studien zur immunsuppressiven Therapie bei Myokarditis (u.a. mit Prednison, Azathioprin sowie Cyclosporin A) waren widersprüchlich und zeigten keinen eindeutigen positiven Effekt der Therapie. Dies schließt allerdings nicht aus, daß derartige therapeutische Maßnahmen im Einzelfall effektiv sein können. Es ist allerdings bisher ungeklärt, welche Patienten von einer immunsuppressiven Therapie profitieren könnten und daher behandelt werden sollten. Sie stellt noch kein Therapieprinzip dar, das generell empfohlen werden kann. In den Vereinigten Staaten wird gegenwärtig eine randomisierte Studie durchgeführt, die den Wert einer Therapie mit Cyclosporin A, der Kombination Prednison/Azathioprin bzw. einer symptomatischen Therapie vergleicht. Sicher scheint zu sein, daß Prednison und Azathioprin im Frühstadium der Myokarditis, bei hochgradig akuter Entzündung, d.h. in der „viralen“ Phase, unwirksam und möglicherweise sogar schädlich sind.

Prognose. Nicht zuletzt wegen der Schwierigkeiten bei der Diagnosestellung einer Myokarditis ist die Frage nach dem natürlichen Verlauf dieser Erkrankung letztlich unbeantwortet. Bei dem größten Teil der Patienten, die im Rahmen einer Virusinfektion eine Myokarditis erleiden, kommt es wohl zu einer völligen Ausheilung. Myokarditiden ohne globale linksventrikuläre Funktionsstörung dürften eine bessere Prognose haben als solche mit eingeschränkter Auswurffraktion. Bei viraler Ätiologie ist die Coxsackie-B-Infektion speziell im Neugeborenen- und Säuglingsalter mit einer schlechten Prognose behaftet, wo sie nicht selten mit zerebraler Beteiligung als sogenannte Encephalomyokarditis abläuft. Ebenso ungünstig ist die Prognose der seltenen bakteriellen Myokarditis.

Perikarditis

Ursachen

Die Perikarditis besitzt ein noch weiteres ätiologisches Spektrum als die Myokarditis und ist meist im Rahmen eines übergeordneten Krankheitsbildes zu sehen (Tab. 17). Infolge der Entzündung kommt es im Herzbeutel zu einer Flüssigkeitsansammlung, die je nach der Grunderkrankung serös, eitrig oder hämorrhagisch sein kann.

Tabelle 17

Ursachen einer Perikarditis

- Infektiöse Perikarditis
  Viren, Bakterien, Pilze, Parasiten
- Juvenile rheumatoide Arthritis
  speziell bei Still-Syndrom
- Kollagenosen
  Systemischer Lupus erythematodes
  Spondylitis ankylopoetica Bechterew
  Reitersche Erkrankung
  Dermatomyositis
- Rheumatisches Fieber
- Postperikardiotomie-Syndrom
- Mukokutanes Lymphknotensyndrom
- Urämische Perikarditis
- Tumor-Perikarditis

Klinisches Bild

Ein häufiges klinisches Symptom ist ein scharfer, stechender präkordialer Schmerz mit Ausstrahlung zur linken Schulter und zum Rücken, der im Liegen zu- und im Sitzen abnimmt. Bei fehlender sensibler Innervation des Perikards wird dieser Schmerz auf eine Irritation von Zwerchfell und Pleura zurückgeführt, was auch seine Atemabhängigkeit erklärt. Husten und Fieber verstärken das subjektive Beschwerdebild. Bei einem großen Perikarderguß kommt es zu einer gefährlichen Kompression des Herzens, einer sogenannten Herzbeuteltamponade, mit Beeinträchtigung der Kammerfüllung während der Diastole und entsprechenden Auswirkungen auf die Auswurfleistung des Herzens. Die Stauung im Körperkreislauf ist an der prallen Füllung der Jugularvenen zu erkennen, die Stauung in den Lungenkreislauf (bei hohem Druck im linken Vorhof) verursacht Dyspnoe. Die Herzaktion ist tachykard, und wegen der schlechten Auswurfleistung des Herzens sind die Pulse nur schwach zu tasten. Die Herztöne sind leise. Bei leichterem Erguß oder in der Rückbildungsphase eines großen Ergusses ist das als „Lederknarren“ bekannte Perikardreiben meist in Systole und Diastole zu auskultieren.

Untersuchungsbefunde

Im *EKG* ist zunächst eine Anhebung der ST-Strecke im Sinne eines sogenannten Außenschichtschadens zu beobachten, der durch Druck auf das Myokard bzw. die entzündliche Mitbeteiligung des subepikardialen Myokards zustande kommt, die sich später als T-Negativierung manifestiert (Abb. 64). In der Übergangsperiode kann das EKG normal sein. Bei großem Perikarderguß läßt sich durch den „Dämpfungseffekt“ eine Niedervoltage der QRS-Komplexe in Brustwand- und Extremitätenableitungen feststellen.

Im *Röntgenbild* ist bei größerer Ergußmenge ein bocksbeutelkonfigurierter Herzschatten zu erkennen (Abb. 65).

Mit Hilfe der *Echokardiographie* läßt sich heute das Vorliegen eines Perikardergusses leicht und zweifelsfrei nachweisen (Abb. 66). Dieses nichtinvasive Verfahren ist auch ideal für die Verlaufsbeobachtung.

Übergeordnete Krankheitsbilder

Bei *Perikarditis im Rahmen einer Virusinfektion* ist nach denselben Erregern wie bei Myokarditis zu fahnden. Im Gegensatz zur virusbedingten Myokarditis hat die Perikarditis meist einen milden Verlauf. Die Behandlung umfaßt neben Bettruhe eine symptomatische antipyretische bzw. antiphlogistische Therapie (Acetylsalicylsäure). Hinsichtlich der Verwendung von Kortikosteroiden wird von der Mehrzahl der Autoren zur Zurückhaltung geraten.

Eine **eitrige Perikarditis** ist eine Komplikation schwerer bakterieller Infektionen, wie z.B. Pneumonie, Meningitis oder Osteomyelitis. Die häufigsten Erreger sind Staphylococcus aureus, Pneumokokken, Hämophilus influenzae und seltener Meningokokken. Neben hochdosierter antibiotischer Behandlung ist die chirurgische Drainierung der Perikardhöhle wesentlicher Bestandteil der Therapie.

Das **Postperikardiotomie-Syndrom** kann nach herzchirurgischen Eingriffen, bei denen der Herzbeutel eröffnet werden muß, auftreten. Es manifestiert sich in ca. 10% der Fälle 1–2 Wochen nach dem

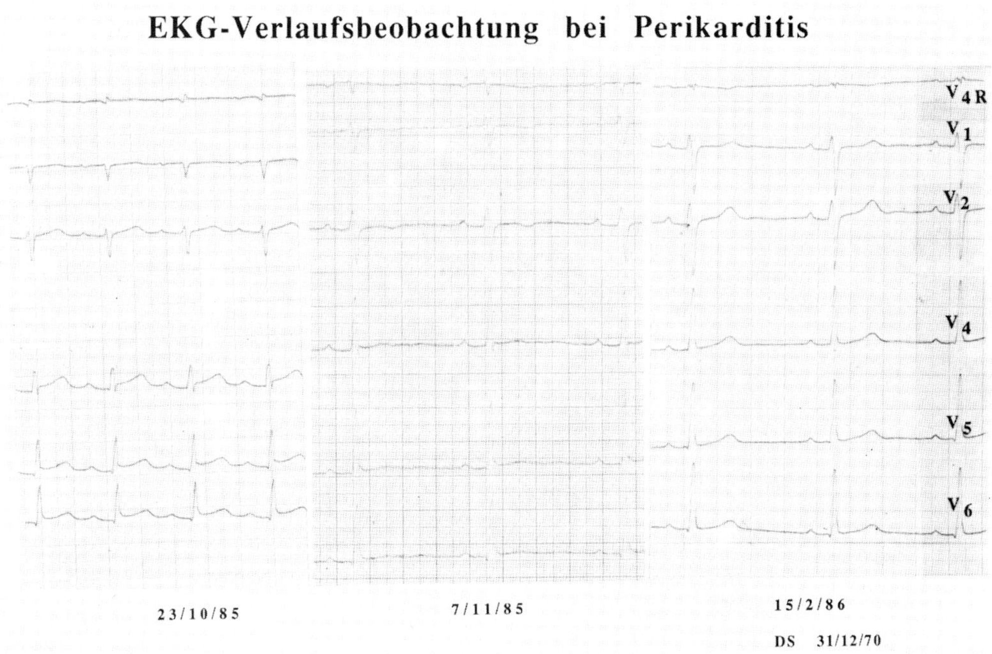

Abb. 64: EKG-Verlaufsbeobachtung bei Perikarditis

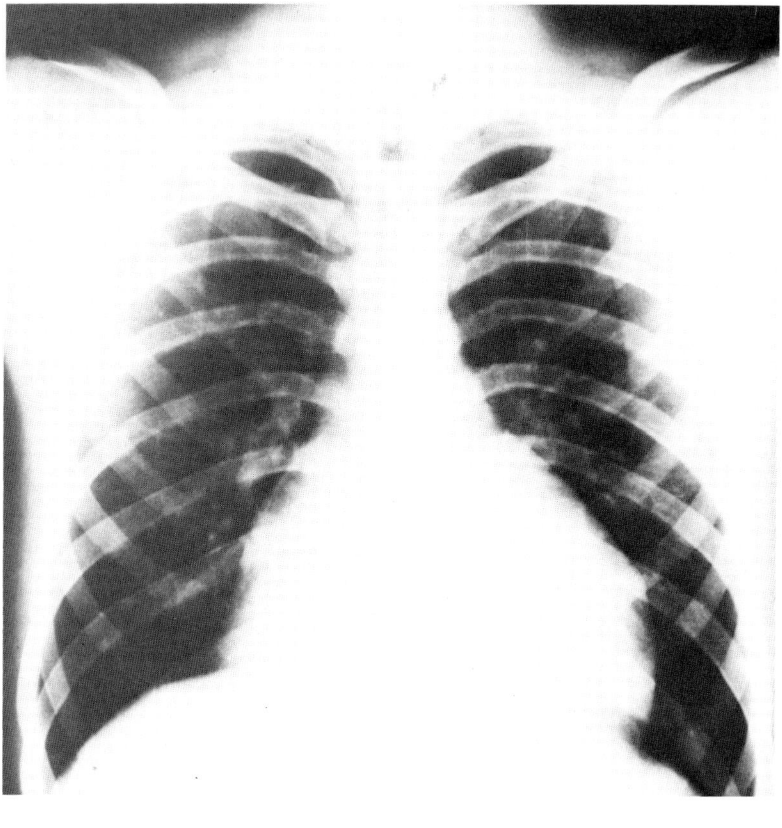

Abb. 65: Röntgen-Thoraxaufnahme bei akuter Perikarditis: Typische Bocksbeutelform des vergrößerten Herzschattens

Abb. 66: Echokardiographie (zweidimensionales Bild) Großer Perikarderguß bei akuter Perikarditis (Pfeil) (LV = linker Ventrikel. pw = Hinterwand des linken Ventrikels)

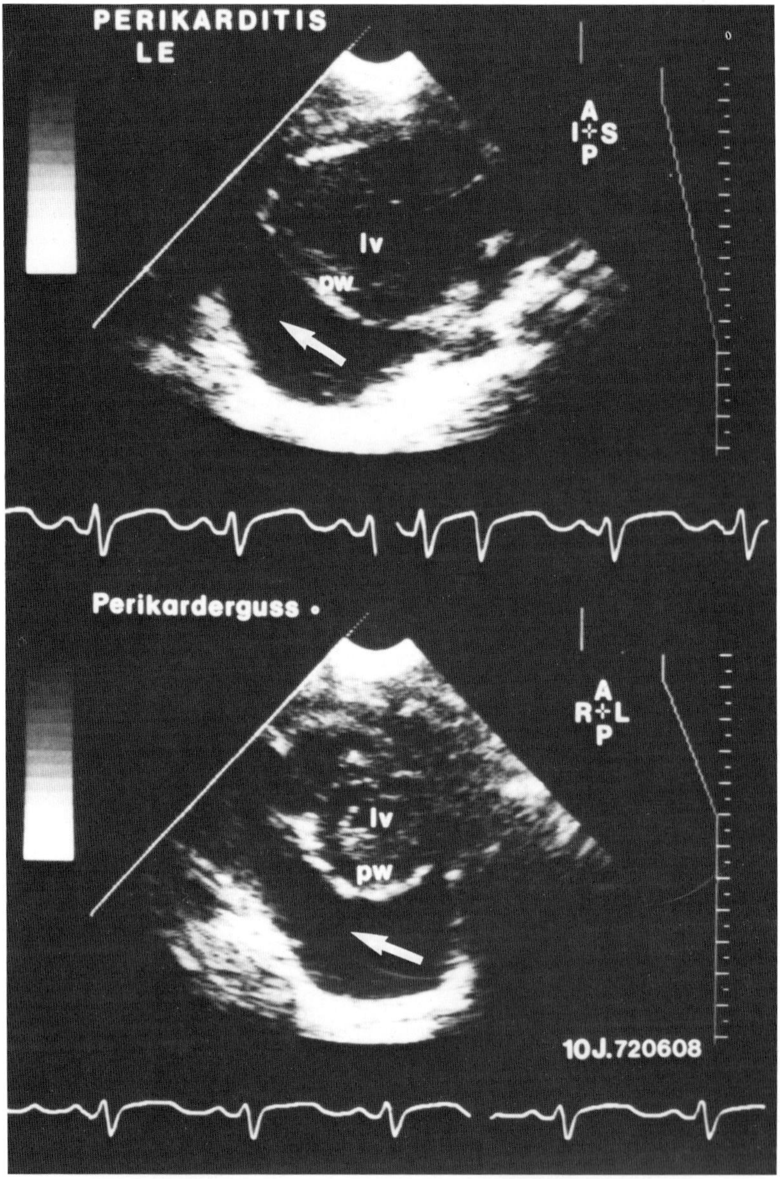

Eingriff mit Fieber. Ursache soll eine unspezifische Überempfindlichkeitsreaktion auf die Verletzung des Peri- bzw. Epikards sein. Das Krankheitsbild läßt sich durch antiphlogistische Maßnahmen (Acetylsalicylsäure, Kortikosteroide) bessern, gelegentlich ist aber bei großer Ergußmenge oder Persistenz der klinischen Symptomatik die perkutane Drainierung erforderlich.

Bei *Krankheitsbildern des* **rheumatischen Formenkreises** steht im Rahmen der kardialen Beteiligung nicht selten eine Perikarditis im

Vordergrund. So ist beim Still-Syndrom, d.h. der systemischen Verlaufsform der juvenilen rheumatoiden Arthritis, in der Hälfte der Fälle ein Perikarderguß vorhanden, der allerdings meistens keine ernstere Komplikation darstellt und sich unter der für die Grunderkrankung erforderlichen antiphlogistischen Therapie gut zurückbildet.

Auch beim systemischen Lupus erythematodes findet sich im Verlauf der Erkrankung – viel häufiger z.B. als die bekannte Endokarditis „Libman-Sacks" – eine Perikarditis (25% der Fälle). Eine echte Myokarditis wird beim Lupus klinisch selten gesehen. Die Assoziation von mütterlichem Lupus und kindlichem kongenitalem AV-Block läßt sich mit größter Wahrscheinlichkeit auf die transplazentare Passage mütterlicher Antikörper zurückführen, die gegen das fetale Reizleitungsgewebe gerichtet sind.

Beim **mukokutanen Lymphknoten-Syndrom,** besser bekannt als **Kawasaki-Syndrom,** handelt es sich um eine akute entzündliche Multiorgan-Erkrankung mit systemischer Vaskulitis. Im Rahmen der kardialen Beteiligung sind der meist geringfügige Perikarderguß sowie die Myokarditis (10–20% der Fälle) von untergeordneter Bedeutung, während die Vaskulitis der Koronararterien mit der Gefahr der Ausbildung von Koronaraneurysmen eine schwere Komplikation darstellt. Eine ausführliche Darstellung dieses nicht seltenen Krankheitsbildes mit Angaben zur Therapie findet sich im Band 1987 dieser Schriftenreihe.

Literatur:

Endokarditis

Alsip, S. G., E. H. Blackstone, J. W. Kirklin, C. G. Cobbs: Indications for cardiac surgery in patients with active endocarditis. Am. J. Med. 78 (Suppl. 6B): 138–148 (1985)

Bricker, T., H. P. Gutgesell, L. A. Latson, D. G. McNamara: Echocardiographic evaluation of endocarditis in children. Ped. Cardiol. 3: 350 (1982)

Chadwick, E. G., S. T. Shulman: Prevention of infective endocarditis. Mod. Con. Cardiovasc. Dis. 55: 11–15 (1986)

Gersony, W. M., A. J. Hordof: Infective endocarditis and diseases of the pericardium. Pediatr. Clin. North. Am. 25: 831–846 (1978)

Johnson, C. M., K. H. Rhodes: Pediatric endocarditis. Mayo Clin. Proc. 57: 86–94 (1982)

Johnson, D. H., A. Rosenthal, A. S. Nadas: A forty year review of bacterial endocarditis in infancy and childhood. Circulation 51: 581–588 (1975)

Kaplan, E. L., S. T. Shulman: Endocarditis. In: Moss, A. J., F. H. Adams, G. C. Emmanouilidis (eds.): Heart disease in infants, children and adolescents. 3rd ed. Williams & Wilikins, Baltimore, pp. 565–576 (1983)

Kaplan, E. L.: Bacterial endocarditis prophylaxis – tradition or necessity? Am. J. Cardiol. 57: 478–479 (1986)

Kramer, H. H., R. Liersch, G. Sievers, M. Bourgeois: Prävention der bakteriellen Endokarditis in der Praxis. Ergebnisse einer Elternbefragung. Monatsschr. Kinderheilk. 130: 504–507 (1982)

Kramer, H. H., H. Rosin: Bakterielle Endokarditis im Kindes- und Jugendalter. Deutsches Ärzteblatt 84, 48B: 2299–2305 (1987)

Kramer, H. H., W. G. Henschel, F. Hentrich, H. Rosin, R. Schreiber, G. Schumacher, H. Ulmer: Prophylaxe der bakteriellen Endokarditis im Kindes- und Jugendalter. Empfehlungen der Deutschen Gesellschaft für Pädiatrische Kardiologie. „der kinderarzt" 21: 61–63 (1990)

Malinverni, R., P. Francioli, A. Gerber, M. P. Glauser, B. Hirschel, R. Lüthy, G. Mombelli, C. Regamey, U. B. Schaad, J. Schädelin, H. Stalder, W. Zimmerli: Prophylaxe der bakteriellen Endokarditis. Schweiz. Med. Wschr. 114: 1246–1252 (1984)

Nager, F.: Pathogenese und Epidemiologie der infektiösen Endokarditis. In: Rudolph, W., D. Adam (Hrsg.): Infektiöse Endokarditis. Fortschritte der antimikrobiellen und antineoplastischen Chemotherapie 6–5, S. 687–698 (1987)

Rosenthal, A.: Treatment and prevention of infective endocarditis in infants and children. In: Bisno, A. L. (ed.): Treatment of infective endocarditis. Grune & Stratton, New York, London, Toronto, pp. 269–279 (1981)

Rosin, H., P. Naumann, D. Horstkotte, T. Budde, F. Loogen: Bacteriological assistance for optimal antibiotic therapy of endocarditis. Eur. Heart J. 5 (suppl. C): 21–23 (1984)

Shulman, S. T., D. P. Amren, A. L. Bisno, A. S. Dajani, D. T. Durack, M. A. Gerber, E. L. Kaplan, H. D. Millard, W. E. Sanders, R. H. Schwartz, C. Watanakunakorn: Prevention of bacterial endocarditis. Circulation 70: 1123A–1127A (1984)

Simmons, N. A., R. A. Cawson, C. Claarke, S. J. Eykyn, D. A. McGowan, C. M. Oakley, D. C. Shanson: The antibiotic prophylaxis of infective endocarditis. Lancet 2: 1323–1326 (1982)

Washington, J. A.: The role of the microbiology laboratory in the diagnosis and antimicrobial treatment of infective endocarditis. Mayo Clin. Proc. 57: 22–32 (1982)

Myokarditis-Perikarditis

Anderson, J. L., R. E. Fowles, D. V. Unverferth, J. W. Mason: Immunosuppressive therapy of myocardial inflammatory disease. Initial experience and future trials to define indications for therapy. Eur. Heart J. 8 Suppl. J.: 263–266 (1987)

Aretz, H. T., M. E. Billingham, W. D. Edwards: Myocarditis, a histopathologic definition and classification. Am. J. Cardiol. 58: 177–178 (1986)

Billingham, A.: Acute myocarditis: a diagnostic dilemma. Br. Heart J. 58: 6–8 (1987)

Dec, G. W., I. F. Palacios, J. T. Fallon: Active myocarditis in the spectrum of acute dilated cardiomyopathies. N. Engl. J. Med. 312: 885–897 (1985)

Garrison, R. F., R. C. Swisher: Myocarditis of unknown etiology (Fiedler's) treated of ACTH. Report of a case in a 7 years old boy with improvement. J. Pediatr. 42: 591–599 (1953)

Harris, L. C., G. Powell, O. W. Brown: Primary Myocardial Disease. Pediatr. Clin. North Am. 25: 831–846 (1978)

Hornig, C. R., W. R. Willem, H. Bauer: Hinweise auf virusverursachte chronische Herzerkrankungen durch Bestimmung spezifischer IgM-Antikörper. DMW 107: 456–460 (1982)

Hosenpud, J. D., J. H. McAnulty, N. R. Niles: Lack ob objective improvement in ventricular systolic function in patients with myocarditis treated with azathioprine and prednisone. J. Am. Coll. Cardiol. 6: 797–801 (1985)

Kandolf, R., P. H. Hofschneider: Viral Heart Disease. Springer Semin. Immunpathol. 11: 1–13 (1989)

Leatherbury, L., R. S. Chandra, S. R. Shapiro, L. W. Perry: Value of endomyocardial biopsy in infants, children and adolescents with dilated or hypertrophic cardiomyopathy and myocarditis. J. Am. Coll. Cardiol. 12: 1547–1554 (1988)

Lerner, M. A., F. M. Wilson: Virus Myocardiopathy. Progr. Med. Virol. 15: 63–91 (1973)

Levine, H. D.: Virus myocarditis: a critique of the literature from clinical, electrocardiographic, and pathologic standpoints. Am. J. Med. Sciences 277: 132–143 (1979)

Lewis, A. B., H. B. Neustein, M. Takahashi, P. R. Lurie: Findings on endomyocardial biopsy in infants and children with dilated cardiomyopathy. Am. J. Cardiol. 55: 143–145 (1985)

Maisch, B.: Myokarditis und dilatative Kardiomyopathie – Neue Antworten auf alte Fragen. Int. Welt 11: 48–63 (1988)

Schultheiß, H. P.: Zur Frage der immunsuppressiven Therapie bei Myokarditis und dilatativer Kardiomyopathie – eine kritische Bestandsaufnahme. Z. Kardiol. 78: 349–359 (1989)

Shanes, J. G., J. Ghali, M. E. Billingham, V. J. Ferrans, J. J. Fenoglio, W. D. Edwards, C. C. Tsai, J. E. Saffitz, J. Isner, S. Furner, R. Subramanian: Interobserver variability in the pathologic interpretation of endomyocardial biopsy results. Circulation 75: 401–405 (1987)

Herzrhythmusstörungen

von H. Gutheil

Herzrhythmusstörungen bei Kindern und Jugendlichen unterscheiden sich von denen des Erwachsenenalters hinsichtlich ihrer Ätiologie, der klinischen Wertigkeit und damit auch in den therapeutischen Konsequenzen.

Angeborene Herzrhythmusstörungen. Unter den angeborenen Formen ist der komplette AV-Block (AV-Block 3. Grades) relativ am häufigsten. Er kommt als isolierte Störung oder in 25% der Fälle zusammen mit angeborenen Herzfehlern (AV-Defekt, angeboren korrigierte Transposition der großen Arterien, Ebstein-Anomalie) vor. Es besteht ein deutlicher Zusammenhang zwischen einer Kollagenose-Erkrankung der Mutter und dem Auftreten eines AV-Blocks beim Kind. Toxische und medikamentöse Irritationen des Erregungsbildungs- und -leitungssystems, beispielsweise die Tokolytika, können verschiedenartige Rhythmusstörungen, vor allem Tachyarrhythmien, auslösen. Die intrauterin entstandenen brady- und tachykarden Dysrhythmien lassen sich heute mit Hilfe der verschiedenen sonographischen Techniken erfassen und zum großen Teil auch differenzieren. Zu den angeborenen Anomalien gehören auch die Präexzitation, das WPW- und LGL-Syndrom, sowie das QT-Syndrom. Ein familiär gehäuftes Auftreten von Extrasystolen im Kindesalter ist bekannt, stellt jedoch insgesamt ein seltenes Ereignis dar.

Erworbene Rhythmusstörungen. Bei den erworbenen Herzrhythmusstörungen handelt es sich um eine größere Gruppe verschiedener Dysrhythmien, wie sie als Komplikation herzchirurgischer Eingriffe und als Folge bzw. Relikt einer entzündlichen Myokarderkrankung auftreten können. Während der ursächliche Faktor bei den postoperativ aufgetretenen Störungen meist klar erkennbar ist, bereitet der Nachweis einer abgelaufenen entzündlichen Herzerkrankung im Rahmen eines zunächst „banal" erscheinenden bakteriellen oder häufiger viralen Infektes bei Kindern oft Schwierigkeiten. Wenn beispielsweise im EKG eines Kindes nach Ablauf eines Scharlach, der regelrecht antibiotisch behandelt wurde, Extrasystolen erscheinen, ist ein Zusammenhang zwischen dem Streptokokkeninfekt und der Rhythmusstörung eher unwahrscheinlich. Sicher gibt es Störungen des Herzrhythmus, bei denen eine Grundkrankheit mit Sicherheit nicht erfaßbar ist und die man dann unter Berücksichtigung bestimmter Kriterien in die Gruppe der *vegetativen Dysregulationen* einordnen kann.

Die *Herzrhythmusstörungen* lassen sich trotz ihres vielfältigen Erscheinungsbildes in zwei Gruppen *einteilen.*

Störungen der Erregungsbildung
Störungen der Erregungsleitung

Erregungsbildungsstörungen

Tabelle 18

Störungen der Erregungsbildung	
Sinustachykardie Sinusbradykardie Sinusarrhythmie Brady-Tachykardie (Sick-sinus-Syndrom)	Nomotope Erregungsbildungs-störungen
AV-Rhythmus (AV-junktionaler Ersatzrhythmus) Extrasystolen Tachykardien	Heterotope Erregungsbildungs-störungen

Sinustachykardien findet man oft bei Kindern und Jugendlichen mit vegetativen Regulationsstörungen, bei Fieber, bei einer Schilddrüsenüberfunktion und schweren Anämien. Häufigste organische Ursache ist die akute Myokarditis. Eine **Sinusbradykardie** stellt beim körperlich austrainierten Jugendlichen eine physiologische Erscheinung dar. Passager kommt es zu einer meist ausgeprägten Bradykardie mit gleichzeitigem Abfall des systolischen und diastolischen Blutdrucks bei der *vagovasalen Synkope* (s. Kapitel Kreislaufregulationsstörungen).

Häufigste Form einer **Sinusarrhythmie** ist die *respiratorische Arrhythmie,* die bei vielen Kindern zu beobachten ist und eine physiologische Erscheinung darstellt. Unter Vaguseinfluß kommt es zur Beschleunigung der Herzfrequenz bei der Einatmung und zur Verlangsamung bei der Expiration.

Beim *Sick-sinus-Syndrom* handelt es sich um eine meist organisch bedingte Störung, die sich klinisch sowohl in einer persistierenden Bradykardie als auch in einem Wechsel zwischen einer Brady- und einer Tachykardie manifestiert. Ursache ist meist eine Dysfunktion des Sinusknotens, eventuell mit Sinusstillstand oder eine sinuatriale Erregungsleitungsstörung.

AV-Ersatzrhythmus. Wenn bei einem Versagen des Sinusknotens, bei einer Blockierung der sinuatrialen oder atrioventrikulären Überleitung die Herzfrequenz erheblich absinkt, ist die Erhaltung der Lebensfunktion vom rechtzeitigen Einspringen eines Ersatzrhythmus abhängig. Dieses entsteht in der Regel in der proximalen oder distalen Verbindungszone des AV-Knotens. Neben den erwähnten organischen Ursachen findet sich ein AV-Rhythmus häufiger bei herzgesunden Kindern und Jugendlichen. Der Befund wird in der Praxis meist zufällig bei einer Routineuntersuchung im EKG entdeckt und besitzt bei Fehlen einer organischen Störung keinen Krankheitswert.

EKG. Da die Vorhöfe retrograd erregt werden, erscheint eine *negative P-Welle* in den Ableitungen II, III und eine *positive* P-Welle in aVR. Je nachdem, ob die P-Welle dem Kammerkomplex vorangeht, in diesem enthalten ist, oder der QRS-Gruppe nachfolgt, spricht man von einem „oberen“, einem „mittleren“ oder einem „unteren“ AV-Rhythmus.

Diese nützliche, rein deskriptive Einteilung berücksichtigt nicht, daß nur die Zellen der oberen und unteren Verbindungszone des AV-Knotens zur automatischen Impulsbildung fähig sind, nicht jedoch der eigentliche Knotenanteil. Trotz dieser Einschränkung wird aus didaktischen Gründen an dieser Einteilung festgehalten. Auf jeden Fall ist die bisweilen noch gebräuchliche Bezeichnung „AV-Knoten-

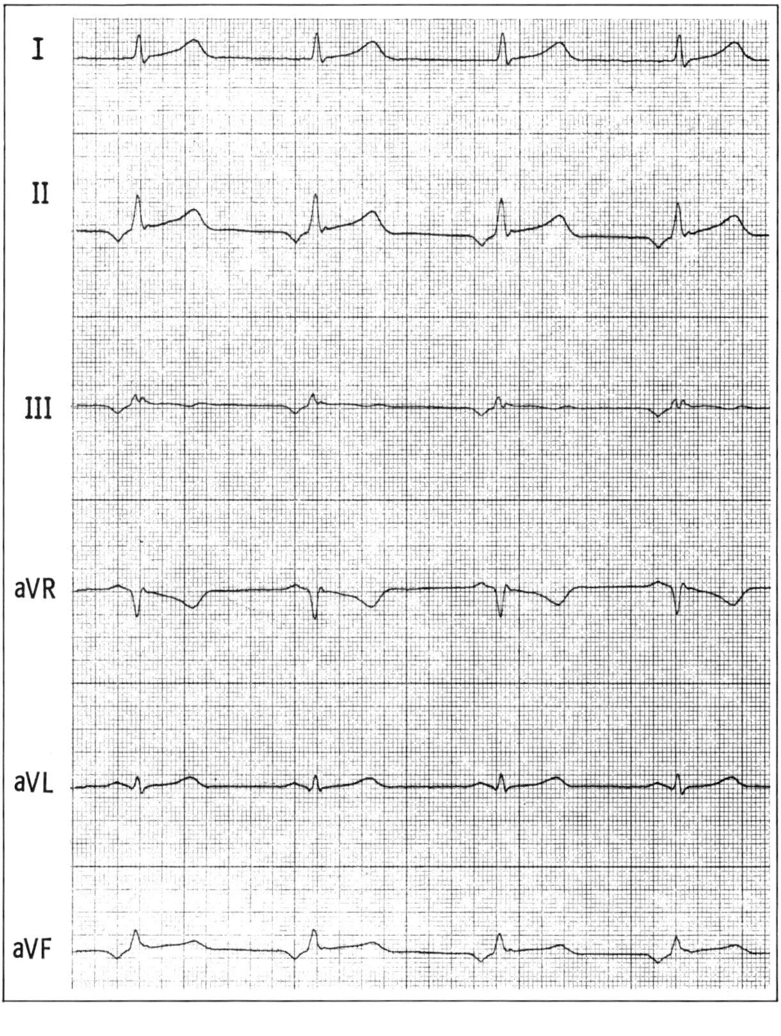

Abb. 67: EKG eines herzgesunden 16Jährigen: P-Welle dem QRS-Komplex vorausgehend, in Ableitung I sehr flach, in II und III negativ, in aVR positiv. Bild eines „oberen“ AV-Rhythmus, in diesem Fall ohne Krankheitswert (Eichung 2 cm = 1 mV).

Abb. 68: Schematische Darstellung der verschiedenen Formen eines AV-Rhythmus.
a „oberer“,
b „mittlerer“,
c „unterer“
AV-Rhythmus.

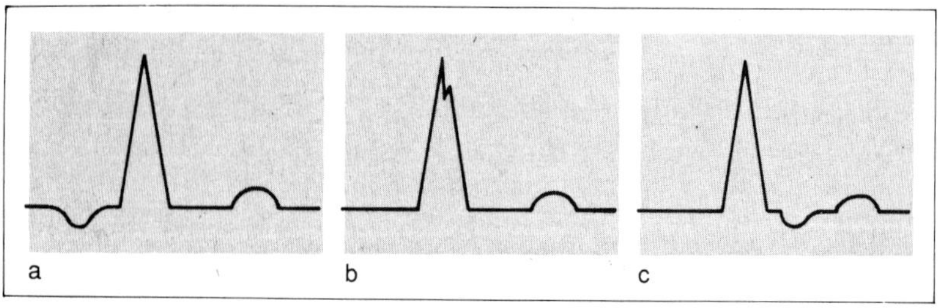

Rhythmus“ unkorrekt und sollte nicht mehr verwendet werden (Abb. 67, 68).

Extrasystolen

Extrasystolen gehören zu den häufigsten Rhythmusstörungen des Erwachsenen- und insbesondere des Kindesalters. Den meisten Extrasystolen liegt ursächlich ein *Wiedereintritts-(Reentry-)* Mechanismus zugrunde. Den pathophysiologischen Ablauf kann man sich am besten anhand eines Modells veranschaulichen (Abb. 69):

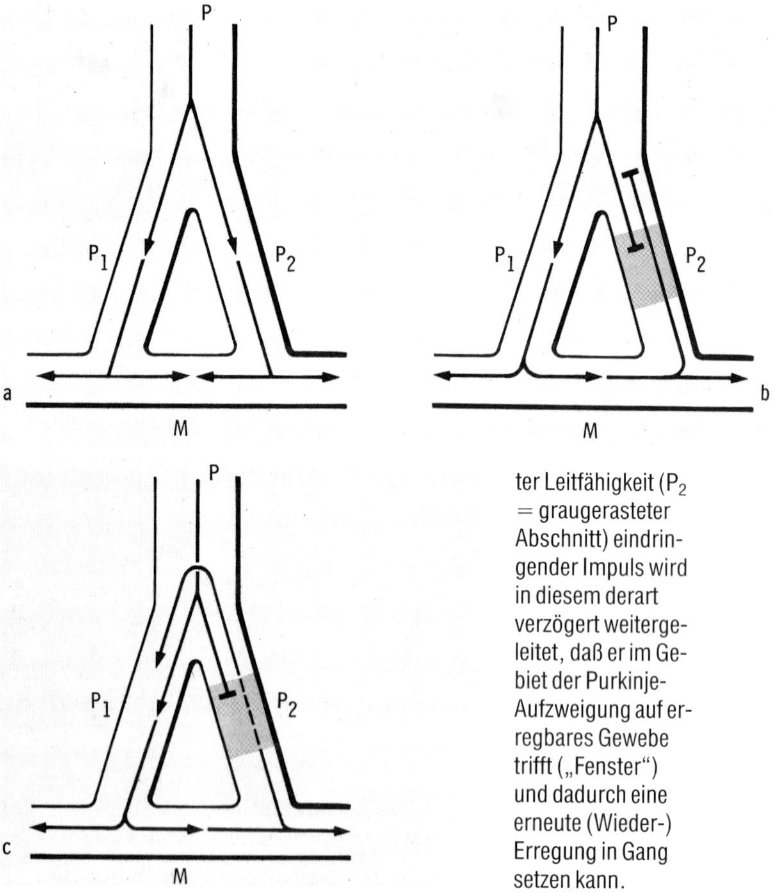

Abb. 69: Schematische Darstellung eines Wiedereintritts-(Reentry-)Mechanismus.
a Normale Erregungsleitung über eine sich aufzweigende Purkinjefaser (P_1) zum Arbeitsmyokard.
b Unidirektionaler Block ohne Leitungsverzögerung: in der Einzelfaser P_2 besteht ein unidirektionaler Block in einem Gebiet herabgesetzter Leitfähigkeit (graugerasteter Bereich). Ein Impuls kann diesen Abschnitt retrograd unbehindert passieren. Er trifft anschließend auf noch refraktäres Gewebe und wird blockiert.
c Unidirektionaler Block mit Leitungsverzögerung: Ein retrograd in den Bereich herabgesetzter Leitfähigkeit (P_2 = graugerasteter Abschnitt) eindringender Impuls wird in diesem derart verzögert weitergeleitet, daß er im Gebiet der Purkinje-Aufzweigung auf erregbares Gewebe trifft („Fenster“) und dadurch eine erneute (Wieder-) Erregung in Gang setzen kann.

Im Regelfall stehen zwei Purkinjefasern über eine Arbeitsmyokardfaser miteinander in Verbindung. Voraussetzung für eine Wiedereintrittserregung ist das Vorhandensein eines Abschnitts mit unterschiedlichen Leitungseigenschaften in einer der beiden Fasern hinsichtlich Geschwindigkeit und Refraktärzeit, wobei eine in die Faser antegrad eindringende Erregung vollkommen blockiert werden kann. Dies bezeichnet man als *unidirektionalen Block*. Der über die andere Purkinjefaser abgeleitete Impuls tritt *retrograd* in den „Blockabschnitt" ein und wird lediglich *verzögert* weitergeleitet. Die Erregungswelle trifft nun an der Teilungsstelle der beiden Fasern, dem sogenannten „Fenster", zu einem Zeitpunkt ein, zu dem einerseits noch kein neuer Impuls aus dem übergeordneten Zentrum eingetroffen ist, andererseits die Refraktärzeit jedoch vollkommen abgeschlossen ist. Dies eröffnet die Möglichkeit, daß der Impuls in den zur Zeit nicht erregten Faszikel eintreten und eine neue, zeitlich verschobene Erregung auslösen kann. Läuft dieser Vorgang nur einmal ab, so entsteht eine Extrasystole. Kommt es zur Wiederholung des Mechanismus – die kreisende Erregung unterhält sich dann selbst – resultiert eine Tachykardie.

Der Ursprungsort einer Extrasystole kann verschieden sein. Alle vorzeitigen Herzaktionen, die von einem Zentrum oberhalb des His-Bündels ihren Ausgang nehmen, werden in der Gruppe der **supraventrikulären Extrasystolen** zusammengefaßt. Wenn das Erregungsbildungszentrum im His-Bündel selbst oder unterhalb desselben in den Tawara-Schenkeln, den intraventrikulären Faszikeln oder den peripheren Aufzweigungen des Purkinje-Netzes gelegen ist, spricht man von **ventrikulären Extrasystolen** (Abb. 70).

Die Reihenfolge Normalschlag – Extrasystole bezeichnet man als *Bigeminus*. Normalschlag – zwei Extrasystolen ist ein *Trigeminus*. Umgekehrt definiert man die Anordnung von zwei Extrasystolen – Normalschlag bzw. drei Extrasystolen – Normalschlag als *2 : 1*- bzw. *3 : 1-Extrasystolie*.

Supraventrikuläre Extrasystolen

Supraventrikuläre Extrasystolen können in der Sinusknotenregion oder im Vorhof entstehen. Am häufigsten liegt das Erregungsbildungszentrum in der AV-Region (AV-junktionale Extrasystolen). Als Ursachen kommen angeborene Herzfehler mit hämodynamischer Überlastung der Vorhöfe, abgelaufene, möglicherweise fokal-entzündliche Erkrankungen des Herzmuskels bei bakteriellen oder viralen Infekten oder vegetative Regulationsstörungen in Betracht. Die Unterscheidung der supraventrikulären von ventrikulären Extrasystolen ist nur mit Hilfe des EKG möglich.

Kennzeichen im EKG: Vorzeitig einfallende P-Wellen mit Beziehung zu einer in der Regel normal geformten QRS-Gruppe. Je nach der Stellung der P-Wellen zum QRS-Komplex unterscheidet man analog

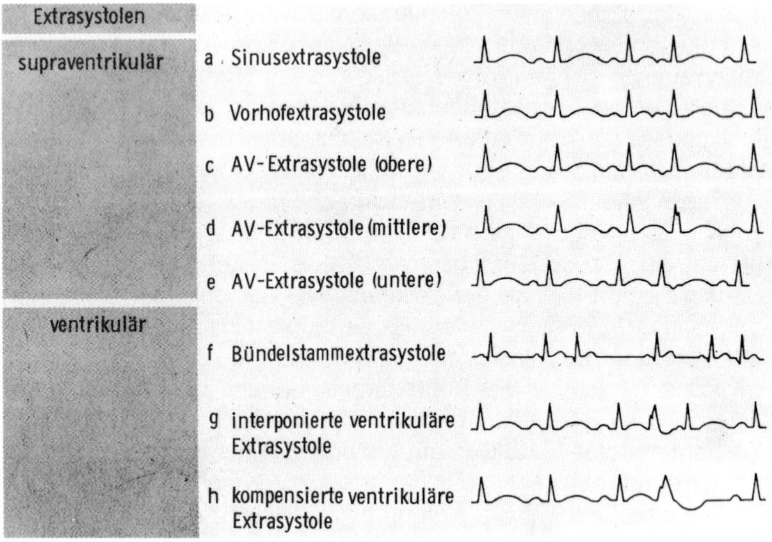

Abb. 70: Schematische Darstellung der Extrasystolen verschiedenen Erregungsursprungs.
a Sinusextrasystole: P und QRS unverändert. Das postextrasystolische Intervall ist gleich dem Abstand zweier normaler Herzerregungen.
b Vorhofextrasystole: P deformiert, QRS unverändert. Nicht voll kompensatorische Pause. Das die Extrasystole einschließende RR-Intervall ist kleiner als das zweier normaler Herzschläge.
c „Obere" AV-Extrasystole: Der vorzeitigen Kammererregung geht eine negative P-Welle voraus.
d „Mittlere" AV-Extrasystole: Die P-Welle der Extrasystole ist im QRS-Komplex enthalten, der dadurch leicht deformiert sein kann.
e „Untere" AV-Extrasystole: Dem normalen QRS-Komplex folgt eine negative P-Welle.
f Bündelstamm-Extrasystole: vorzeitige Herzerregung mit schmaler QRS-Gruppe ohne erkennbare P-Welle. Voll kompensatorische postextrasystolische Pause.

zu den AV-Rhythmen „obere", „mittlere" und „untere" AV-Extrasystolen (Abb. 71).

Die postextrasystolische Pause ist bei den supraventrikulären Extrasystolen nicht voll kompensiert, d.h. die Summe der RR-Intervalle vor und nach der Extrasystole ist kleiner als die von zwei normalen Herzschlägen. In seltenen Fällen können AV-Extrasystolen ebenso wie im Vorhof entstehende Extrasystolen „blockiert" sein. Es fehlen dann im EKG die den P-Wellen folgenden Kammerkomplexe.

Ventrikuläre Extrasystolen

Die absolute Häufigkeit ventrikulärer Extrasystolen bei Kindern mit normalem Herzbefund wird auf 0,8–2,2% geschätzt. Man schätzt, daß sie etwas häufiger vorkommen als Extrasystolen supraventrikulären Ursprungs. Ventrikuläre Extrasystolen können in Erscheinung treten bei angeborenen Herzfehlern mit vorwiegender Überlastung der Kammern, bei Kardiomyopathien sowie nach herzchirurgischen Eingriffen. Geläufig ist das Vorkommen ventrikulärer Extrasystolen während des Ablaufs einer akuten Myokarditis. Wenn es sich um zurückliegende entzündliche Herzerkrankungen handelt, ist es, ähnlich wie bei den intraventrikulären Leitungsstörungen, immer schwierig, einen sicheren ursächlichen Zusammenhang herzustellen.

Kennzeichen im EKG: Vorzeitiger Einfall einer Kammergruppe, wobei eine P-Welle meist nicht erkennbar ist. Schenkelblockartige Deformierung der QRS-Gruppe. Vollkompensatorische Pause: Die Summe des die Extrasystole einschließenden RR-Intervalls entspricht der Summe zweier normaler RR-Abstände (Abb. 72, 73).

Extrasystolen mit einem Erregungsursprung dicht unterhalb des His-Bündels im oberen Teil des Kammerseptums zeigen häufig nur geringgradige Deformierungen von QRS. Wenn das Zentrum der heterotopen Erregung im linken Ventrikel gelegen ist, zeigt sich in den Brustwandableitungen das Bild eines Rechtsschenkelblocks. Umgekehrtes gilt bei einem Erregungsursprung im rechten Ventrikel.

Sind die Extrasystolen jeweils von gleicher Form, bezeichnet man sie als *monomorph.* Bei einer unterschiedlichen Deformierung der QRS-Komplexe (*polymorphe* Extrasystolen) ist unter bestimmten Voraussetzungen ein *polytoper* Erregungsursprung anzunehmen.

Bei sehr frühzeitig in der Nähe der vulnerablen Phase einfallenden Extrasystolen kann es zum Auftreten von bedrohlichen Kammertachykardien kommen, ein Ereignis, das im Kindesalter relativ selten zu beobachten ist. Der Grad der Vorzeitigkeit einer ventrikulären Extrasystole läßt sich in einem Index ausdrücken, der berechnet wird aus dem Quotienten des Kopplungsintervalls der Extrasystolen und der gesamten Erregungsdauer einer normalen Herzaktion. Werte von 1,0 und darüber für den Vorzeitigkeits-Index sind unbedenklich, bei Werten von $< 0{,}08$ muß mit der Möglichkeit des Auftretens ventrikulärer Arrhythmien gerechnet werden (Abb. 74).

g Interponierte ventrikuläre Extrasystole: vorzeitige Herzerregung mit Erregungsursprung in der Kammer. Die postextrasystolische Pause ist sehr kurz. Das die Extrasystole einschließende R-R-Intervall entspricht dem einer normalen Herzperiode. Die QRS-Gruppe ist deformiert.

h Kompensierte ventrikuläre Extrasystole: vorzeitige Herzerregung mit Erregungsursprung in der Kammer. QRS-Komplexe deformiert, P-Wellen meist nicht erkennbar. Die Summe der von der Extrasystole eingeschlossenen RR-Intervalle entspricht der zweier normaler RR-Abstände (kompensatorische Pause).

Beurteilung des Krankheitswertes – Behandlungsbedürftigkeit

Lown und Wolf haben 1971 eine Einteilung zur Bewertung ventrikulärer Extrasystolen in fünf Gruppen angegeben. Diese Klassifizierung, die inzwischen mehrfach modifiziert wurde, ist fast ausschließlich auf die Beurteilung des Schweregrades der Rhythmusstörung bei Erwachsenen ausgerichtet und erscheint deshalb für die Anwendung bei Kindern und Jugendlichen wenig geeignet. Der Pädiater muß sich deshalb bei der Entscheidung über die klinische Wertigkeit und die Behandlungsbedürftigkeit einer Extrasystolie anderer Kriterien bedienen, die der Situation der Altersstufe besser gerecht werden. Es sollten zunächst folgende Fragen beantwortet sein:

1. Liegt eine *Grundkrankheit* vor:
   - angeborener Herzfehler
   - Kardiomyopathie
   - Herzoperation
   - akut entzündliche Herzerkrankung (Myo-Perikarditis)
2. Finden sich in der *Anamnese* Hinweise auf abgelaufene entzündliche Erkrankungen, z.B. häufige „banale“ Infekte im HNO-Bereich viraler oder bakterieller Genese, auch sonstige unklare fieberhafte Zustände, aus denen auf eine entzündliche Beteiligung des Herzens geschlossen werden könnte.
3. Die Frage nach dem Schweregrad und dem Krankheitswert einer extrasystolischen Rhythmusstörung läßt sich heute nicht allein aus dem konventionellen EKG, sondern nur mit Hilfe eines *24-Stun-*

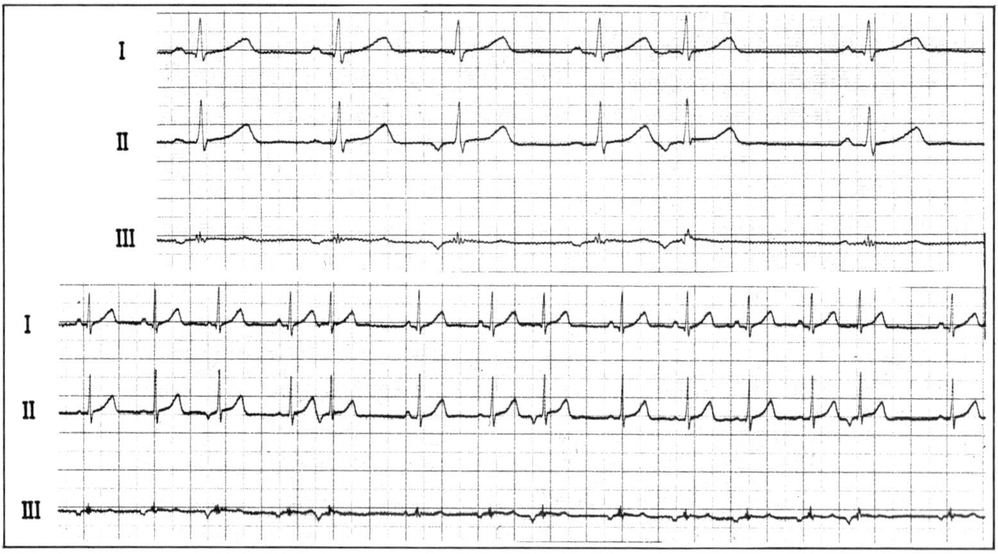

Abb. 71: EKG eines 7jährigen Jungen mit akzidentellem Herzgeräusch: In der oberen Reihe (Papiergeschwindigkeit 50 mm/s) fällt der 3. und 5. Kammerschlag vorzeitig ein; ihm geht eine negative P-Welle voraus. In der unteren Reihe (Papiergeschwindigkeit 25 mm/s) erscheint der 3., 5., 8. und 13. Kammerkomplex vorzeitig mit vorausgehender negativer P-Welle. Es handelt sich um supraventrikuläre Extrasystolen mit Erregungsursprung in der oberen AV-Region, wobei der Grad der Vorzeitigkeit unterschiedlich ist. Der EKG-Befund wurde anläßlich einer Routineuntersuchung erhoben.

den-Langzeit-EKG mit einiger Sicherheit beantworten. Diese Untersuchung gibt Aufschluß über die Häufigkeit der Extrasystolen unter den verschiedenen Belastungssituationen des Alltags; sie ermöglicht den Nachweis von singulären, in Paarform oder Serien auftretenden Extrasystolen. Ferner ist darauf zu achten, ob es sich um monomorphe oder polymorphe Extrasystolen handelt. Standardisierte körperliche Belastungstests in Form der *Ergometrie* sind dem Aussagewert eines Langzeit-EKG unterlegen. Die ergometrische Untersuchung dient mehr der Frage nach der Schonungsbedürftigkeit oder der körperlichen Belastbarkeit eines Kindes oder Jugendlichen mit Extrasystolen. Die Faustregel, daß Extrasystolen, die unter körperlicher Belastung verschwinden bzw. weniger häufig auftreten, harmloser sind als solche, die unter der Belastung weiterbestehen oder neu auftreten, gilt nicht uneingeschränkt. Es gibt Beobachtungen, nach denen eine Zunahme der Extrasystolen-Häufigkeit bei Herzgesunden unter Belastung auftreten kann.

Danach empfiehlt sich **folgendes Vorgehen**:

1. Extrasystolen bei Kindern mit *nicht operationsbedürftigen Herzfehlern* (Beispiel: kleiner Ventrikel- oder Vorhofseptumdefekt, geringgradige Pulmonalstenose) bedürfen *keiner medikamentösen Behandlung,* wenn es sich nach dem Befund des Langzeit-EKG um einzeln auftretende Extrasystolen geringer Häufigkeit handelt, die unter körperlicher Belastung weniger werden. Dies gilt auch für Kinder, bei denen aufgrund der Anamnese eine *entzündliche Ursache* als *unwahrscheinlich* anzusehen ist.
2. Bei erstmaligem Auftreten von Extrasystolen *nach* einer *Herzoperation* (Korrektur einer Fallot-Tetralogie, eines AV-Defektes, Ver-

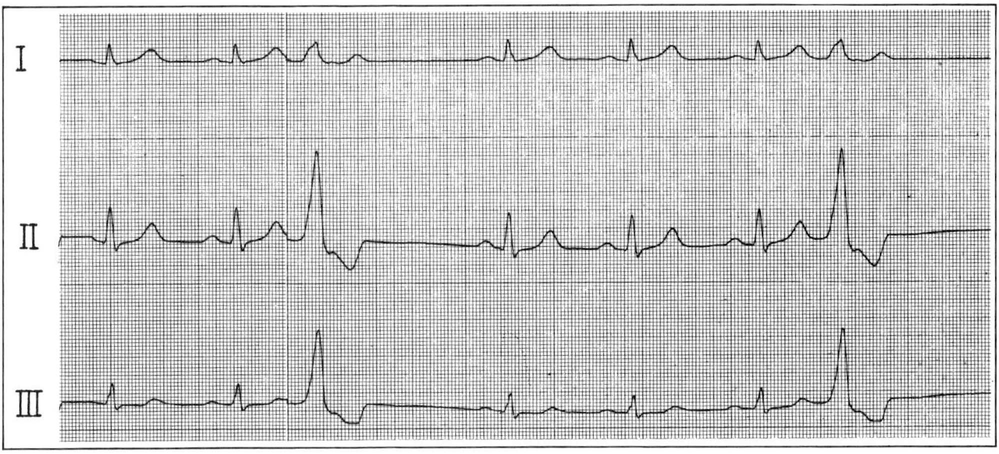

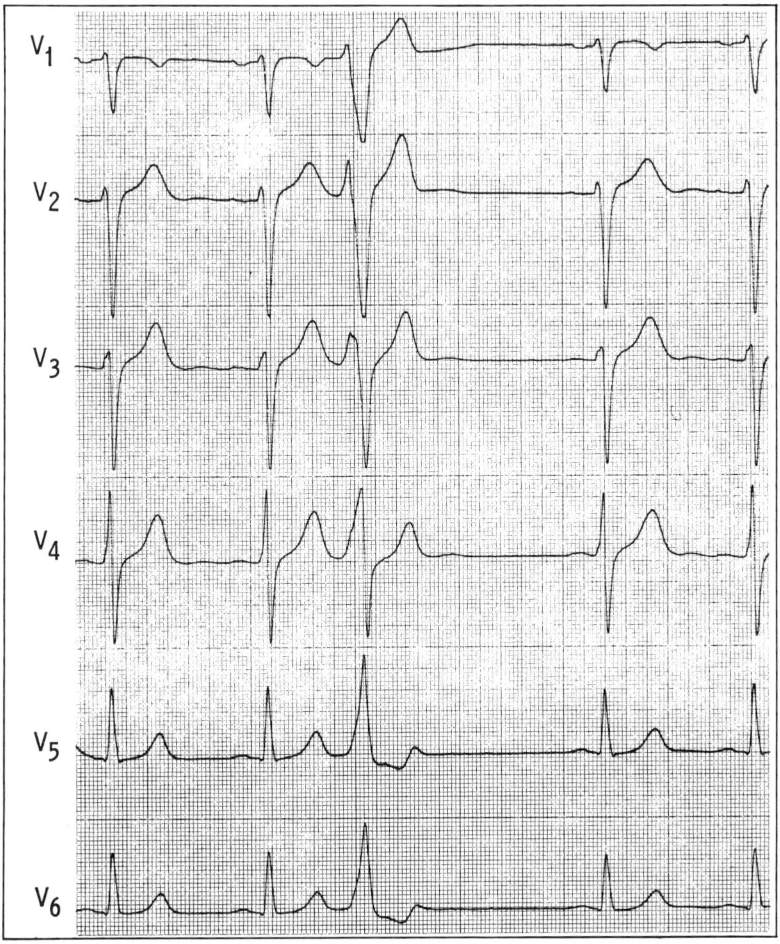

Abb. 72: EKG eines 5jährigen Kindes. Bei der Untersuchung fand sich für einen Herzfehler oder für eine entzündliche Herzerkrankung kein Anhalt. Nach zwei bzw. drei normalen Kammererregungen zeigen sich mit fixer Kopplung vorzeitige Kammerschläge mit schenkelblockartig deformierten QRS-Gruppen. In den Brustwandableitungen zeigen diese das Bild eines Linksschenkelblockes. Es handelt sich um monotope Extrasystolen rechtsventrikulären Ursprungs.

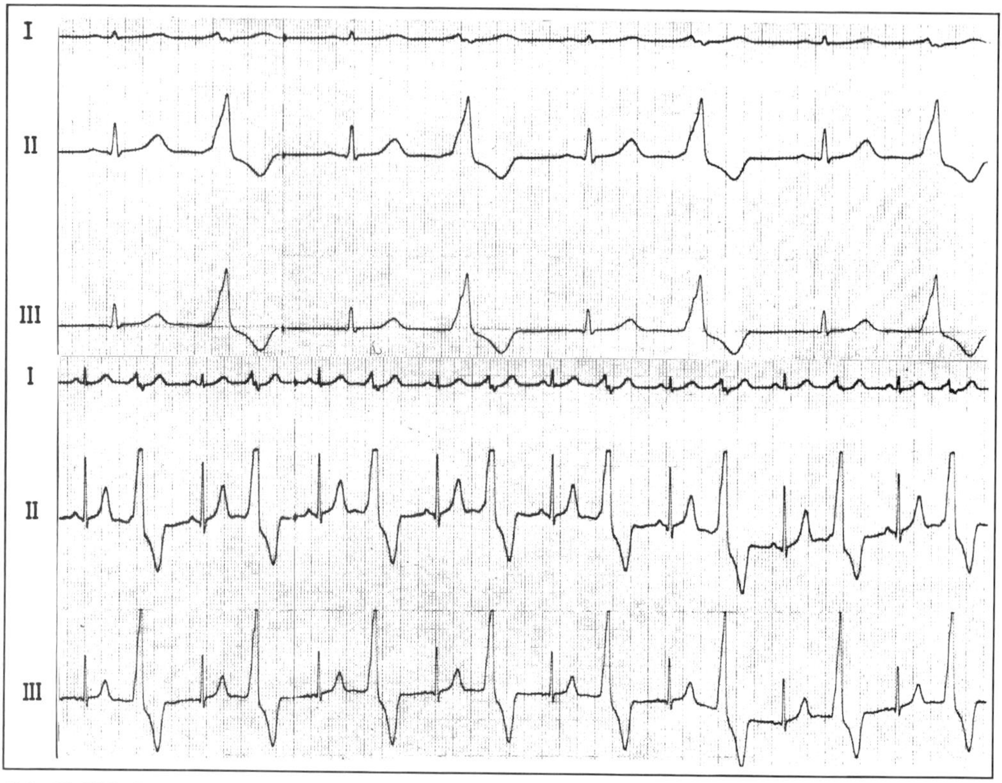

Abb. 73: EKG eines 11jährigen Jungen. Anläßlich einer Vor-Narkose-Untersuchung (Tonsillektomie) war erstmals eine Herz-Rhythmusstörung aufgefallen. Klagen über „Herzstechen". Ventrikuläre Extrasystolen in 1 : 1-Anordnung (Bigeminus). (Papiergeschwindigkeit obere Reihe 50 mm/s, untere Reihe 25 mm/s.

schluß eines Ventrikelseptumdefektes) richtet sich die Entscheidung über die Behandlungsbedürftigkeit wiederum nach dem Ergebnis der Langzeit-EKG-Untersuchung. Bei Auftreten von Extrasystolen in Reihe mit unterschiedlichem Erregungsursprung und großer Häufigkeit ist die Einleitung einer antiarrhythmischen Behandlung erforderlich. Dies gilt besonders für die früh einfallenden Extrasystolen mit einem niedrigen Vorzeitigkeitsindex. Der Therapieeffekt muß durch wiederholte Kontrollen des Langzeit-EKG überprüft werden.

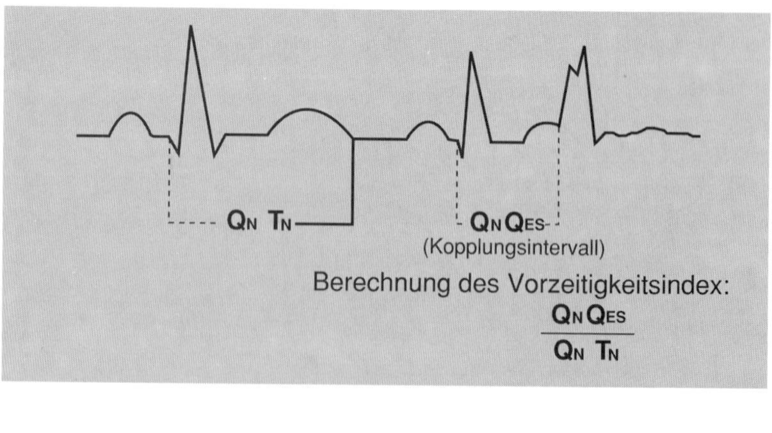

Abb. 74: Berechnung des Vorzeitigkeitsindex einer ventrikulären Extrasystole aus dem Quotienten des ver-

kürzten Kopplungsintervalls ($Q_N Q_{ES}$) zum normalen QT-Intervall ($Q_N T_N$).

3. Einen *Grenzfall* stellt die Situation dar, bei der mit großer Wahrscheinlichkeit eine *subklinisch* abgelaufene *entzündliche Myokarderkrankung* als Ursache der Extrasystolie anzunehmen ist. Hier entscheidet neben dem klinischen Bild der EKG-Befund. Im Zweifelsfall wird man sich hier für zumindest einen beschränkten Zeitraum zu einer medikamentösen Behandlung entschließen (Tab. 19).

Tabelle 19

Medikamentöse Therapie von Extrasystolen

Supraventrikuläre Extrasystolen	Dosierung (peroral)
Prajmalin (Neo-Gilurhythmal)	1–1,5 mg/kg KG
Disopyramid (Rhythmodul)	3–5 mg/kg KG
Verapamil (Isoptin)	4–10 mg/kg KG
Ventrikuläre Extrasystolen	
Prajmalin (Neo-Gilurhytmal)	1–1,5 mg/kg KG
Disopyramid (Rhythmodul)	3–5 mg/kg KG
Phenytoin (Phenhydan, Zentropil)	2–5 mg/kg KG
Propafenon (Rytmonorm)	10–15 mg/kg KG
Propranolol (Dociton)	3–4 mg/kg KG
Sotalol (Sotalex)	2mal 80 mg tgl. (nur bei älteren Kindern)

Präexzitation

Wolff, Parkinson und White haben eine Anomalie im EKG-Kurvenbild beschrieben, die aus einer *Verkürzung* der *PQ-Zeit* und einer charakteristischen *Verformung* der *QRS-Gruppe* besteht. Von Lown, Ganong und Levine stammt die Beobachtung einer *PQ-Verkürzung* mit folgendem *normalen QRS-Komplex.* Beide EKG-Veränderungen gehen mit einer erhöhten Disposition zu tachykarden Anfällen, vorwiegend supraventrikulären Ursprungs, einher. Man spricht dann von einem *WPW-* oder einem *LGL-Syndrom.* Das WPW-Syndrom ist häufiger. Bei etwa 50–60 % der Kinder ist mit dem Auftreten paroxysmaler Tachykardien zu rechnen.

Morphologische Ursachen. Es bestehen anomale muskuläre Verbindungsbrücken zwischen Vorhöfen und Herzkammern. In der Mehrzahl der Fälle erfolgt die Vorerregung, die Präexzitation, über eine oder mehrere dieser Leitungsbahnen, die sich gegenüber der normalen Vorhof-Kammerbahn durch eine raschere Leitung auszeichnen.

Folgende akzessorische Leitungsbahnen sind bekannt:

1. Direkte Verbindung zwischen Vorhof und Kammer: *Kent-Bündel*
2. Verbindung zwischen AV-Knoten und Kammermuskulatur: *nodoventrikuläres Bündel*

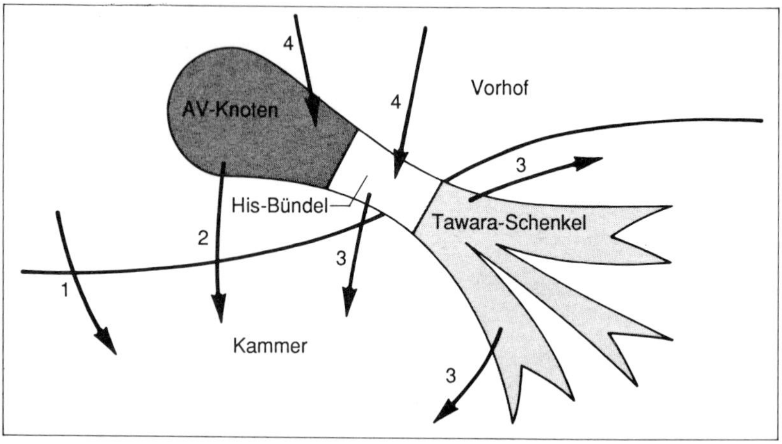

Abb. 75: Verlauf und Nomenklatur der akzessorischen Leitungsbahnen beim Präexzitationssyndrom. 1 Direkte Verbindung zwischen Vorhof und Kammern: akzessorisches atrioventrikuläres Bündel oder Kent-Bündel. 2 Verbindung zwischen dem AV-Knoten und einer Kammer: Nodoventrikuläres Bündel. 3 Verbindung zwischen dem His-Bündel bzw. dem oberen Teil der Verzweigung der Faszikel und einer Kammer: faszikuloventrikuläres Bündel oder Mahaim-Bündel. 4 Verbindung zwischen Vorhof und His-Bündel oder unterem AV-Knoten: atriofaszikuläres Bündel oder James-Bündel (nach Czapo).

3. Verbindung zwischen His-Bündel (oder oberer Teil der Verzweigung der Faszikel) und Kammer: *Mahaim-Bündel*
4. Verbindung zwischen Vorhof und His-Bündel oder unterer AV-Region: *James-Bündel*

Beim WPW-Syndrom besteht in der Regel eine zusätzliche Leitung über das Kent-Bündel, beim LGL-Syndrom über das James-Bündel (Abb. 75, 76).

Kennzeichen im EKG

WPW: Die Werte für die PQ-Zeit liegen immer unterhalb der Minimalwerte der Altersstufe. Die QRS-Gruppe ist auf Kosten der PQ-Zeit verbreitert. Typisch ist zu Beginn der Kammeranfangsgruppe eine meist deutlich abgesetzte Welle (als Delta-Welle bezeichnet), die in die steil ansteigende R-Zacke übergeht. Wie beim Schenkelblock finden sich dem Initialteil entgegengesetzte Abweichungen der ST-Strecke und der T-Welle (Abb. 77).

LGL: PQ-Zeit immer verkürzt, die QRS-Gruppe weist keine Deformierung auf (keine Verbreiterung, Fehlen einer Delta-Welle).

Das Bild einer Präexzitation im EKG besteht in manchen Fällen nicht dauernd. Es kann intermittierend auftreten, temporär oder dauerhaft verschwinden. Die Diagnosestellung wird dadurch erschwert. Während eines tachykarden Anfalls verläuft die kreisende Erregung antegrad über die normale AV-Bahn und retrograd über das akzessorische Bündel. Demnach fehlen im EKG der tachykarden Phase die für ein WPW-Muster typischen Veränderungen. Bei der zweiten, sehr viel selteneren Form erfolgt die Erregungswelle in umgekehrter Richtung: antegrad über die akzessorische Leitungsbahn und retrograd über die normale AV-Bahn. Das EKG des tachykarden Anfalls zeigt hier weiterhin die typischen WPW-Veränderungen.

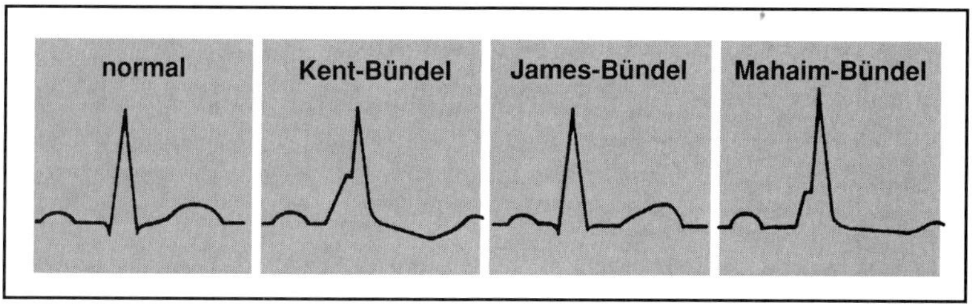

Abb. 76: Schematische Darstellung der EKG-Bilder bei den einzelnen Formen einer Präexzitation: Kent-Bündel: verkürzte PQ-Zeit, QRS verbreitert mit Delta-Welle. ST-T-Veränderungen. James Bündel: verkürzte PQ-Zeit mit normaler QRS-Gruppe. Mahaim-Bündel: PQ-Zeit normal, QRS-Gruppe verbreitert mit angedeuteter Delta-Welle.

Tachykardien

Häufigste Form im Kindesalter ist die *paroxysmal* auftretende *supraventrikuläre Tachykardie.* In gleicher Weise wie bei den Extrasystolen ist ihre Entstehung pathophysiologisch häufig auf einen Reentry-

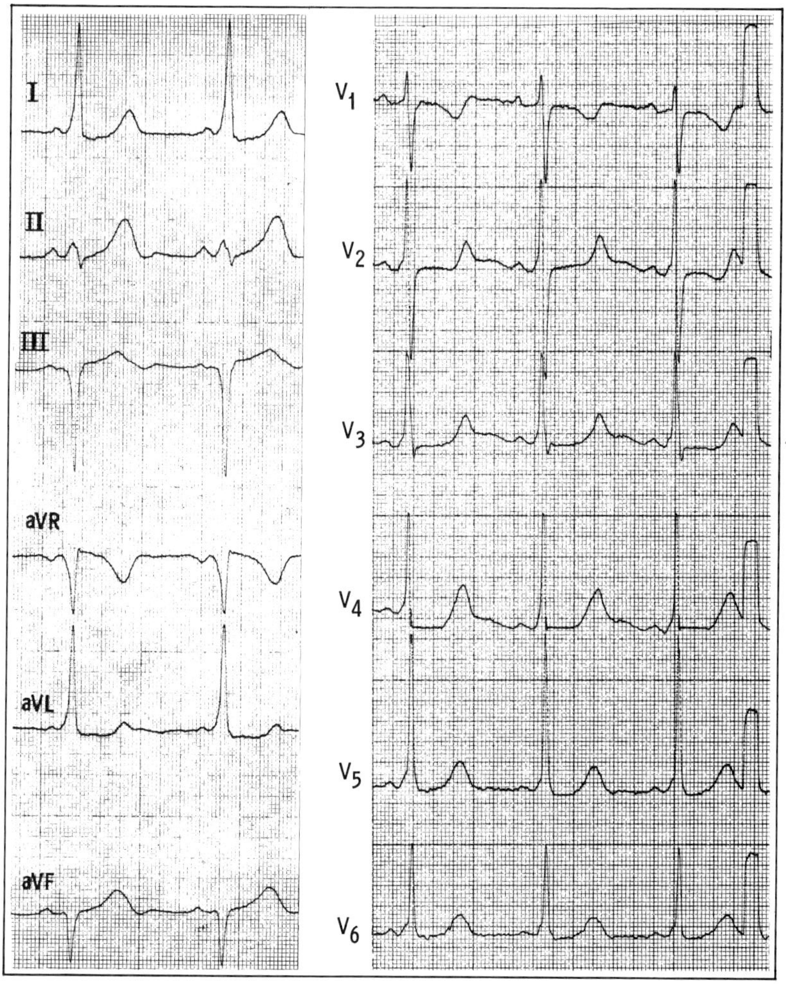

Abb. 77: EKG eines 15jährigen Mädchens mit WPW-Syndrom. Ausgeprägter Linkstyp; PQ-Zeit mit 0,10 s verkürzt. Träg ansteigende R-Zacke, QRS mit 0,12 s verbreitert. Diskret entwickelte Deltawellen in den Ableitungen V_5 und V_6. Bei überwiegend negativen Ausschlägen in V_1 und V_2. WPW-Bild vom sternal negativen Typ B.

Mechanismus zurückzuführen. Dieser verläuft in etwa 50% aller supraventrikulären Tachykardien über eine anomale zusätzliche AV-Leitungsbahn, ein akzessorisches Bündel, wie dies beim *Präexzitations-Syndrom* der Fall ist. Diese Form der Reentry-Tachykardie wird als *essentielle paroxysmale supraventrikuläre Tachykardie* bezeichnet (Typ *Bouveret-Hoffmann*). Charakteristisch ist der meist schlagartige Beginn und die ebenso abrupte Beendigung der tachykarden Phase. Die Herzfrequenz im Anfall kann bei jüngeren Kindern auf 220–280/min. erhöht sein. Häufig erkennt man zu Beginn im EKG einzelne Extrasystolen, die den Anfall in Gang setzen (Prinzip des Reentry-Mechanismus). Am Ende zeigt sich meist eine kurze Pause, bis der normale Sinusrhythmus wieder in Gang kommt (Abb. 78).

Abb. 78: EKG eines 3jährigen Kindes mit paroxysmaler supraventrikulärer Tachykardie. Nach fünf Normalschlägen (Frequenz 112/min) plötzlicher Frequenzanstieg auf 230–250/min. Die QRS-Gruppen zeigen sich im Anfall kaum deformiert.

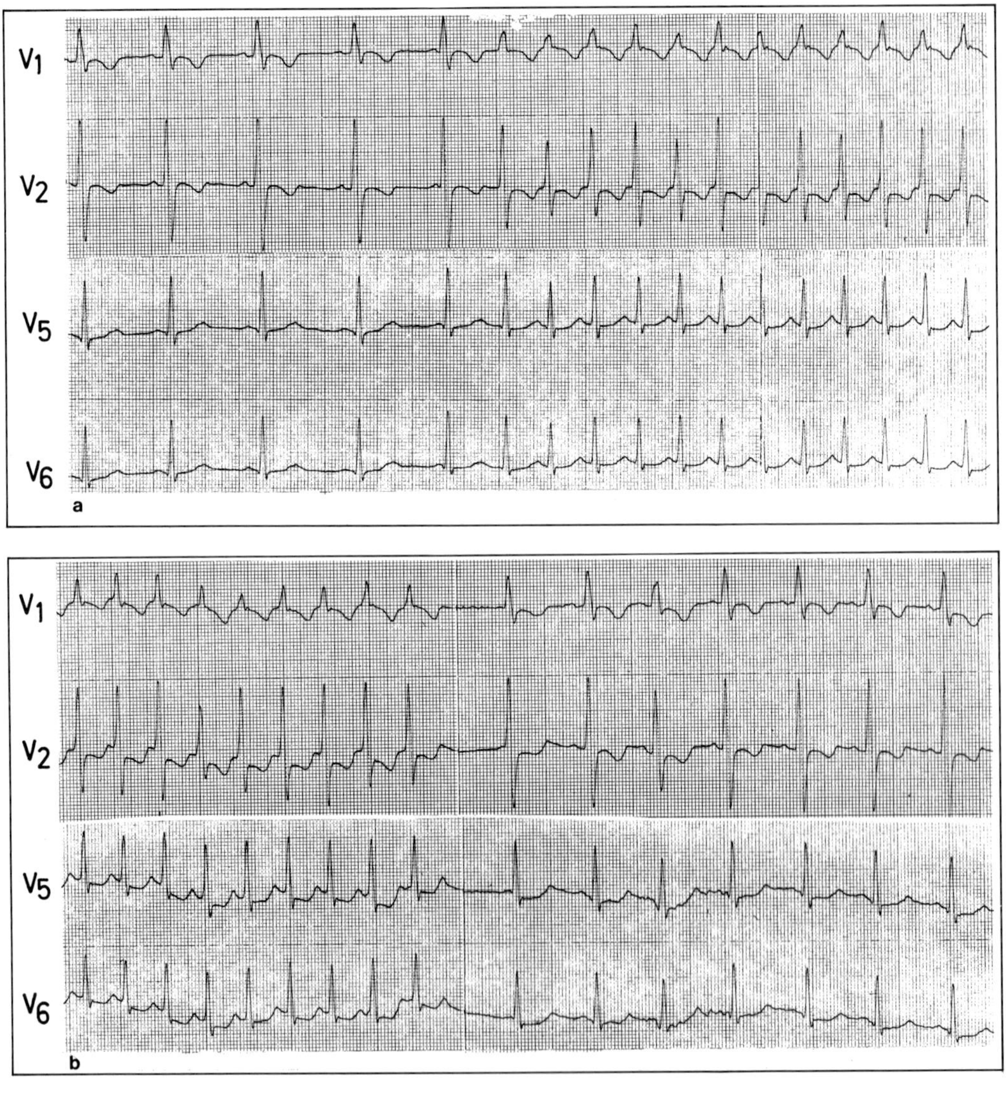

Die Ursache der anderen selteneren Form einer supraventrikulären Tachykardie liegt in der gesteigerten Automatie eines supraventrikulären Fokus, meist im Vorhofbereich. Synonyme Bezeichnungen sind u.a. *chronische ektopische Tachykardie, atriale ektopische Tachykardie, chronische Vorhoftachykardie.* Diese Erscheinungsform entspricht dem Typ *Gallavardin.*

Am Ende der eigentlichen tachykarden Phase findet sich eine längere Sinuspause. Auffallend ist im EKG vor der Tachykardie die relativ kurze PQ-Zeit (0,08 s) bei normalem QRS-Komplex. Sehr wahrscheinlich handelt es sich um ein LGL-Syndrom.

Klinisch bestehen Unterschiede zur essentiellen Form. Die Frequenzwerte im Anfall sind niedriger, zwischen 130 und maximal 200/min. Während bei der Reentry-Tachykardie der Anfall die Ausnahme darstellt, findet man bei der atrialen ektopischen Tachykardie eine mehr andauernde Erhöhung der Herzfrequenz. Im EKG zeigen sich die P-Wellen von unterschiedlicher Form, mit einem häufigen Wechsel der AV-Überleitungszeit.

Bei *Säuglingen* können länger andauernde tachykarde Anfälle mit hoher Herzfrequenz, wenn sie als solche nicht erkannt werden, zur Herzinsuffizienz führen. Bei jüngeren Kindern ist für die Eltern die Beobachtung eines übermäßigen Pulsierens der Halsvenen Hinweis auf einen tachykarden Anfall. Ältere Kinder klagen bei länger anhal-

Tabelle 20

Therapie der Tachykardien

Paroxysmale supraventrikuläre Tachykardie

Akuttherapie

Vagoreflektorische Maßnahmen

- Karotissinusdruck (einseitig, nicht länger als 20–30 s Kontrolle der Pulsfrequenz oder des EKG)
- Provokation von Brechreiz (Spateldruck auf die Zunge)
- Valsalva-Preßversuch
- Trinken von eiskaltem Sprudelwasser
- Plastikbeutel mit Eisschnee auf das Gesicht (für einige Sekunden) bei Säuglingen und Kleinkindern

wenn erfolglos, dann Einleitung einer

medikamentösen Behandlung

- Digitalis, z.B. Betametildigoxin (Lanitop) i.v.
  ⅓ bis ½ der Vollsättigungsdosis, vor allem bei Bestehen einer Herzinsuffizienz.
  Nicht bei Tachykardien im Zusammenhang mit einem WPW-(LGL-)Syndrom
- Verapamil (Isoptin): 0,1–0,2 mg/kg KG langsam i.v., evtl. Wiederholung nach 30 min., Gesamtdosis max. 5,0 mg
- Propafenon (Rytmonorm): 0,5–1,0 mg/kg KG i.v.

Kardioversion bei schwerkranken Säuglingen

Dauertherapie (Anfallsprophylaxe)

indiziert bei häufigen (mehr als 3–4/Woche) und länger anhaltenden tachykarden Anfällen, die weder spontan noch auf Vagusreiz terminieren:

Propafenon (Rytmonorm®)	10–15 mg/kg KG
Verapamil (Isoptin®)	4–10 mg/kg KG
Solatol (Sotalex®)	2×80 mg tgl. (bei älteren Kindern)

tenden Tachykardien oft über Schwindelgefühl, heftiges Herzklopfen oder auch „Herzstechen“. Diese Symptome sind es meist, weswegen der Arzt aufgesucht wird. Für die objektive Erfassung der anfallsweise auftretenden Tachykardie stellt das 24-Stunden Langzeit-EKG eine wichtige diagnostische Untersuchungsmethode dar.

Vorhofflattern und *Vorhofflimmern* sind im Kindesalter seltene Rhythmusstörungen. Dies gilt auch für die *Tachykardien ventrikulären Ursprungs.* Diese können auftreten bei einer akuten Myokarditis, bei angeborenen Herzfehlern im Zusammenhang mit einer Herzkatheterisierung, bei Kardiomyopathien, während Herzoperationen und beim QT-Syndrom (Tab. 20).

QT-Syndrom (Syndrom der verlängerten QT-Dauer)

Es handelt sich um eine anlagebedingte Störung, die sich im EKG in Form einer anomalen Erregungsrückbildung manifestiert. Während sich P-Wellen und QRS-Gruppen normal zeigen, finden sich fast immer ausgeprägte Veränderungen in der Repolarisationsphase mit Senkung der ST-Strecken sowie abgeflachte oder negative T-Wellen vor allem in den Brustwandableitungen. Die QT-Dauer ist verlängert. (Normalwerte bzw. Abweichungen der frequenzbezogenen QT-Dauer müssen aus Tabellen entnommen werden.) Für die Praxis eignet sich die Kenntnis der reinen QT-Dauer in Prozentwerten, wobei der Normbereich bei Werten zwischen 90 und 110% anzusetzen ist.

Es gibt *zwei Formen* des Syndroms:

- *Jervell- und Lange-Nielsen-Syndrom.* Dieses ist rezessiv vererblich und geht in etwa einem Drittel der Fälle mit Taubheit einher.
- *Romano-Ward-Syndrom.* Diese Variante zeigt einen autosomal-dominanten Erbgang. Keine Taubheit.

Die klinische Bedeutung des Syndroms liegt im Auftreten *synkopaler Anfälle,* denen Kammerflattern oder häufiger Kammerflimmern zugrunde liegen. Ausgelöst werden die ventrikulären Arrhythmien fast immer durch körperliche oder psychische Belastungen. Auch wenn es sich beim QT-Syndrom um eine relativ seltene Störung handelt, sollte dieses vor allem im Säuglings- und Kleinkindesalter bei Auftreten synkopaler Anfälle unklarer Ätiologie immer in die Differentialdiagnose einbezogen werden. Neben der Labordiagnostik und einem EEG muß unbedingt auch immer ein EKG abgeleitet werden (Abb. 79). Wenn nach der Familienanamnese der Verdacht auf ein QT-Syndrom besteht, ist es sinnvoll, bei älteren Kindern eine *ergometrische Belastungsuntersuchung* durchzuführen, da durch diese das Auftreten der EKG-Veränderung induziert werden kann. Während der Belastung ist eine sorgfältige Überwachung des Probanden erforderlich und die Möglichkeit einer Defibrillation bei auftretenden Komplikationen in Form ventrikulärer Tachykardien Voraussetzung.

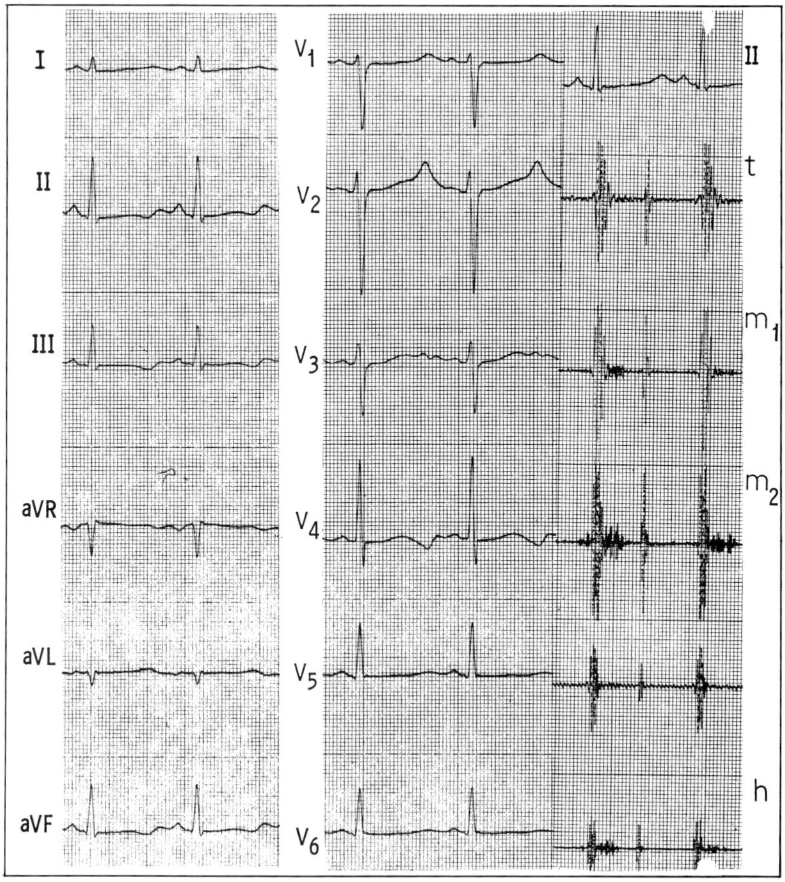

Abb. 79: EKG eines 13jährigen Jungen mit QT-Syndrom. Die Verlängerung der QT-Dauer (relative Dauer 150%) ist deutlich zu erkennen. Gleichzeitig finden sich, besonders in den Brustwandableitungen ausgeprägt, Erregungsrückbildungsstörungen. Im Phonokardiogramm zeigt sich, daß der 2. Herzton (Ende der mechanischen Systole) mit deutlichem Abstand vor dem Ende der T-Welle (Ende der elektrischen Systole) einfällt.

Therapie. Mittel der Wahl ist eine *Langzeitbehandlung mit Betarezeptorenblockern.* Man kann damit eine weitgehende Normalisierung der QT-Dauer und der Erregungsrückbildungsstörungen im EKG erreichen. Das Auftreten bedrohlicher Rhythmusstörungen kann in über 90% der Fälle verhindert werden.

Erregungsleitungsstörungen

Störungen im Erregungsleitungssystem des Herzens können zu einer partiellen oder vollständigen Unterbrechung der Erregungsübertragung zwischen dem Sinusknoten als dem primären Schrittmacherzentrum und den Herzkammern führen. Eine im Kammermyokard bestehende Leitungsstörung, der Schenkelblock, geht nicht mit Veränderungen der Herzschlagfolge einher und zählt deshalb nicht zu den eigentlichen Herzrhythmusstörungen.

Nach der Lokalisation einer Überleitungsstörung unterscheidet man zwei Gruppen:

- sinuatriale Leitungsstörungen
- atrioventrikuläre Leitungsstörungen

Sinuatriale Leitungsstörungen – Sinuatrialer (SA-) Block

Die Leitungsstörung besteht zwischen dem Sinusknoten und den Vorhöfen. Im Gegensatz zu den atrioventrikulären Überleitungsstörungen lassen sich lediglich die sinuatrialen Leitungsstörungen 2. Grades mit dem üblichen EKG einwandfrei diagnostizieren. Der Grad 1 einer sinuatrialen Erregungsleitungsstörung kann deshalb nicht erfaßt werden, weil sich die Erregung des Sinusknotens im gewöhnlichen Oberflächen-EKG nicht darstellen läßt. Es gibt spezielle Untersuchungsmethoden, mittels derer das sinuatriale Leitungsintervall annähernd dargestellt werden kann. Dies ist jedoch für die Belange der Praxis ohne Bedeutung. Zum anderen kann bei einem SA-Block 3. Grades mithilfe der konventionellen EKG-Ableitungen nicht entschieden werden, ob es sich um eine vollständige Unterbrechung der Erregungsleitung zwischen Sinusknoten und Vorhöfen handelt oder aber ein Ausfall der Schrittmacherfunktion des Sinusknotens (Sinusarrest) vorliegt.

Die Sinusknotendysfunktion oder die sinuatrialen Leitungsstörungen sind häufiger Bestandteil eines *Sick-sinus-Syndroms,* das bei Kindern seine Ursache fast ausschließlich in herzchirurgischen Eingriffen im Bereich der Herzvorhöfe hat. Eine entzündliche Verursachung ist extrem selten.

Analog zu den Verhältnissen beim AV-Block lassen sich *zwei Formen* der Störung der sinuatrialen Leitungsübertragung 2. Grades unterscheiden (Abb. 80):

SA-Block 2. Grades Typ I. Im EKG ist eine progrediente Leitungsverzögerung zwischen Sinusknoten und Vorhöfen zu erkennen. Es besteht eine periodisch sich wiederholende Unregelmäßigkeit derart, daß die PP-Abstände vor einer Pause immer kürzer werden, wodurch die P-Wellen immer näher an die vorausgehenden T-Wellen heran-

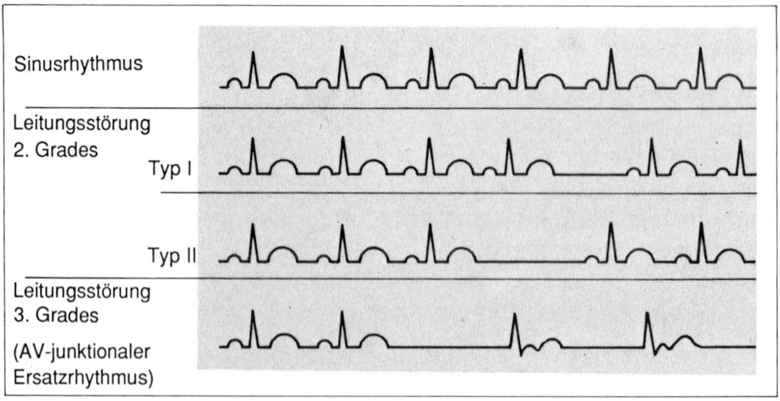

Abb. 80: Schematische Darstellung des Vorhof-Kammer-Erregungsablaufs bei sinuatrialen Leitungsstörungen.

rücken. Das PP-Intervall der Pause erreicht aber in der Regel nicht das Doppelte oder Vielfache eines normalen PP-Intervalls.

SA-Block 2. Grades Typ II. Es zeigen sich vereinzelte oder gehäufte Leitungsausfälle einer Vorhof-Kammeraktion (Fehlen von P- und QRS), wobei das PP-Intervall der Pause dem Doppelten oder Vielfachen des Normalen entspricht.

Bei einer regelmäßigen 2 : 1- oder Mehrfachblockierung zeigt sich im EKG das Bild einer Sinusbradykardie. Eine Unterscheidung zwischen einer einfachen Sinusbradykardie und einem SA-Block 2. Grades Typ II ist möglich: Bei Vorliegen einer sinuatrialen Leitungsstörung zeigen die Kinder meist nur einen ungenügenden Anstieg der Herzfrequenz unter körperlicher Belastung im Gegensatz zur einfachen Sinusbradykardie.

SA-Block 3. Grades. Mit dem völligen Ausfall einer Vorhof-Kammererregung oder eines Erlöschens der Sinusknotenfunktion kommt es zu einem *pansystolischen Herzstillstand.* Klinisch entspricht dies einer Synkope (*Adams-Stokes-Anfall*). Rechtzeitig muß ein Ersatzrhythmus in einem untergeordneten Zentrum in Tätigkeit treten. Dabei handelt es sich vorwiegend um einen Ersatzrhythmus aus den Verbindungszonen des AV-Knotens (obere oder untere Region). Bei dauerndem und regelmäßigem Bestehen dieses AV-Rhythmus besteht klinisch eine Bradykardie. Im EKG finden wir dann normale QRS-Gruppen mit größerem RR-Abstand. Die Vorhoferregung zeigt sich in negativen P-Wellen, die dem Kammerkomplex vorausgehen, in QRS enthalten sind (dann häufig nicht eindeutig erkennbar) oder QRS nachfolgen.

Die klinische Bedeutung sinuatrialer Leitungsstörungen 2. Grades ist im allgemeinen gering, vor allem in den Fällen, in denen es unter körperlicher Belastung zu einem ausreichenden Frequenzanstieg kommt. Beim SA-Block 3. Grades ist entscheidend, daß der Ersatzrhythmus rechtzeitig einsetzt und zuverlässig funktioniert. Wie auch bei anderen Rhythmusstörungen ist die Durchführung eines 24-Stunden-Langzeit-EKG indiziert zur Überprüfung des Frequenzverhaltens im Tag-Nacht-Zyklus. Die medikamentöse Behandlung mit Atropin oder Orciprenalin (Alupent®) ist mehr für die akuten als die chronischen Formen der Erregungsleitungsstörung geeignet und stellt dann, bei Auftreten sykopaler Anfälle, eine überbrückende therapeutische Maßnahme bis zur Implantation eines Herzschrittmachers dar.

Atrioventrikuläre Leitungsstörungen – Atrioventrikulärer (AV-) Block

Bei einer atrioventrikulären Überleitungsstörung wird eine vom Sinusknoten ausgehende Erregungswelle an der AV-Grenze verzögert weitergeleitet oder vollständig blockiert. Eine Verlangsamung der

Erregung wird als *partieller* Block bezeichnet, bei einer völligen Leitungsunterbrechung spricht man von einem *vollständigen* oder *totalen Block.*

Nach ihrem Schweregrad werden die atrioventrikulären Leitungsstörungen eingeteilt in:

AV-Block 1. Grades (AV-Leitungsverzögerung)
AV-Block 2. Grades (Partieller AV-Block)
– Typ I Wenckebach
– Typ II Mobitz
AV-Block 3. Grades (vollständiger oder totaler AV-Block) (Abb. 81)

AV-Block 1. Grades. Die Bezeichnung „Block" ist für diese einfache Verlängerung der Überleitungs-(PQ-)Zeit nicht ganz korrekt, weil eigentlich alle Erregungen übergeleitet werden, wenn auch mit einer mehr oder weniger ausgeprägten Verzögerung. Häufigste organische Ursache der Leitungsstörung sind angeborene Herzfehler (u.a. AV-Defekt, Ebstein-Anomalie, angeboren korrigierte Transposition der großen Arterien). Weniger häufig kommt die Störung im Zusammenhang mit entzündlichen Herzerkrankungen zur Beobachtung. Funktionelle Ursachen sind ein erhöhter Vagotonus, wie beispielsweise beim Sportherz des Jugendlichen, unter den Medikamenten sind es vor allem die Digitalisglykoside, Verapamil (Isoptin®) und Betarezeptorenblocker.

EKG. Die PQ-Zeit liegt auch unter Berücksichtigung der Herzfrequenz oberhalb der für die Altersstufe vorgegebenen Grenzwerte.

AV-Block 2. Grades. Infolge einer partiellen AV-Blockierung werden nicht alle Vorhoferregungen auf die Kammern übergeleitet. Daraus

Abb. 81: Schematische Darstellung des Vorhof-Kammer-Erregungsablaufs bei atrioventrikulären Leitungsstörungen.

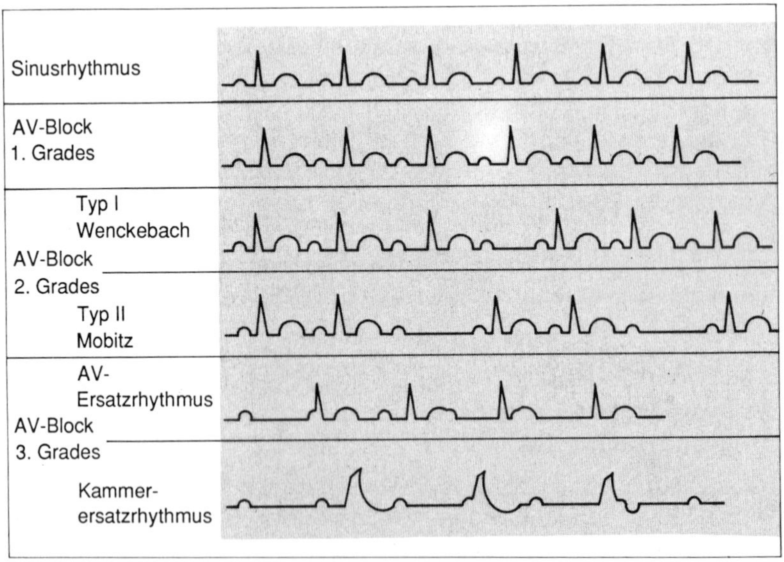

ergibt sich, daß es zu regelmäßigen oder unregelmäßigen Ausfällen einer Kammererregung kommt.

Typ I (Wenckebach): Es liegt eine Erregungsausbreitungsstörung innerhalb des AV-Knotens, eine zunehmende Ermüdung der AV-Leitung zugrunde. Bedingt durch die progrediente Verzögerung der Erregungsleitung treffen die eingehenden Vorhoferregungen immer früher in die abklingende Refraktärphase, bis schließlich eine Überleitung auf die Kammer dann vollständig ausfällt. Das *EKG* zeigt deutlich die zunehmende Verlängerung der PQ-Zeit bis zu einem Zeitpunkt, in dem eine Vorhoferregung „blockiert“ erscheint.

Typ II (Mobitz): Die Überleitung ist hier im His-Bündel oder im intraventrikulären Leitungssystem gestört. Charakteristisch im *EKG* sind regelmäßig oder unregelmäßig sich wiederholende Kammersystolenausfälle. Am häufigsten ist eine 2 : 1-Blockierung, d.h. daß von zwei Vorhoferregungen jeweils nur eine auf die Kammer übergeleitet wird (Abb. 82).

Für den Typ I eines AV-Blocks 2. Grades sind die gleichen Ursachen wie beim AV-Block 1. Grades anzunehmen. Dagegen kann es beim Typ II (Mobitz) manchmal zu einem stärkeren Absinken der Herzfrequenz kommen, was sich vor allem im Säuglingsalter ungünstig auswirken kann. Eine vorübergehende Behandlung mit Orciprenalin (Alupent) kann sich in solchen Fällen als hilfreich erweisen.

AV-Block 3. Grades (vollständiger oder totaler AV-Block). Beim totalen AV-Block mit einer kompletten Unterbrechung der Erregungsleitung ist zur Aufrechterhaltung einer ausreichenden Herztätigkeit das Einspringen eines Ersatzrhythmus unabdingbar. Das neue Schrittmacherzentrum ist entweder in der AV-Region (häufiger) oder in den Kammern gelegen. Der AV-Knoten arbeitet zuverlässiger und läßt außerdem eine deutliche Beeinflußbarkeit durch körperliche Belastung oder sympathikomimetische Medikamente erkennen.

Als *angeborene* Anomalie kommt der AV-Block 3. Grades in etwa einem Drittel der Fälle mit angeborenen Herzfehlern vor. Die

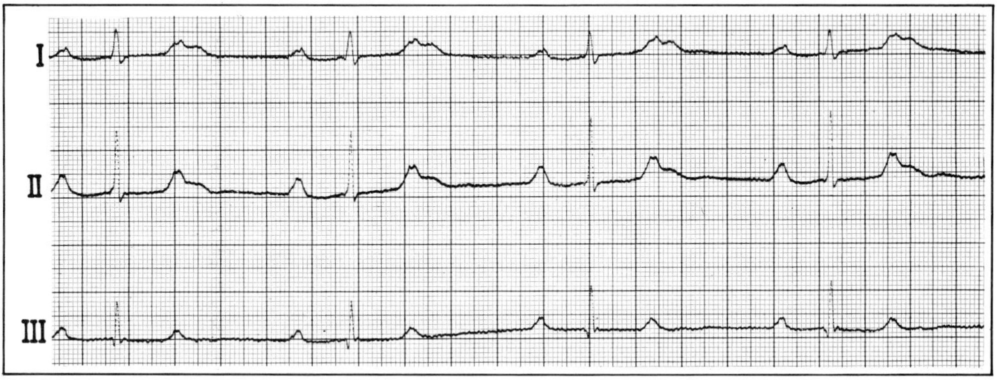

Abb. 82: EKG eines 9 Monate alten Säuglings, bei dem bereits bei der Geburt eine verlangsamte Herzaktion aufgefallen war. Für einen angeborenen Herzfehler ergab sich kein Anhalt. Im Kurvenverlauf finden sich den Kammerkomplexen vorausgehende P-Wellen. Die T-Wellen erscheinen durch eine in ihnen enthaltene P-Welle deformiert. Es werden von zwei Vorhoferregungen demnach nur eine auf die Kammern übergeleitet (AV-Block 2. Grades Typ II (Mobitz).

Annahme einer angeborenen Leitungsstörung ist auch dann berechtigt, wenn der Herzblock erst im frühen Säuglingsalter oder noch später festgestellt wird und sich bei der Erhebung der Anamnese keine sicheren Hinweise für eine entzündliche Genese ergeben.

Die *erworbene* Form des totalen AV-Blocks tritt bei Kindern ganz überwiegend in Zusammenhang mit kardiochirurgischen Eingriffen in Erscheinung und stellt fast immer eine schwerwiegende postoperative Komplikation dar. Die Möglichkeit einer Traumatisierung des erregungsleitenden Systems ist besonders groß bei Verschluß eines Ventrikelseptumdefektes, der Korrektur eines AV-Defektes und einer Fallot-Tetralogie. Entzündliche Erkrankungen spielen dagegen beim Zustandekommen eines AV-Blocks 3. Grades eine untergeordnete Rolle.

EKG. Es besteht eine vollständige Dissoziation zwischen Vorhof und Kammererregungen. Während die Vorhöfe vom Sinusknoten mit der ihm eigenen Frequenz erregt werden, erfolgt die Erregung der Kammern von einem sekundären oder tertiären Schrittmacherzentrum aus. Dabei folgen die Kammerkomplexe einander in regelmäßigen Abständen mit einer deutlich niedrigeren Frequenz als die Vorhöfe. Bei einer Erregung von einem sekundären Schrittmacherzentrum in der AV-Region sind die QRS-Gruppen schlank und nicht deformiert (Abb. 83). Sie zeigen ein Schenkelblockbild, wenn die Steuerung der Kammertätigkeit von einem tertiären Zentrum im Tawara-Purkinje-System oder in der Ventrikelmuskulatur erfolgt.

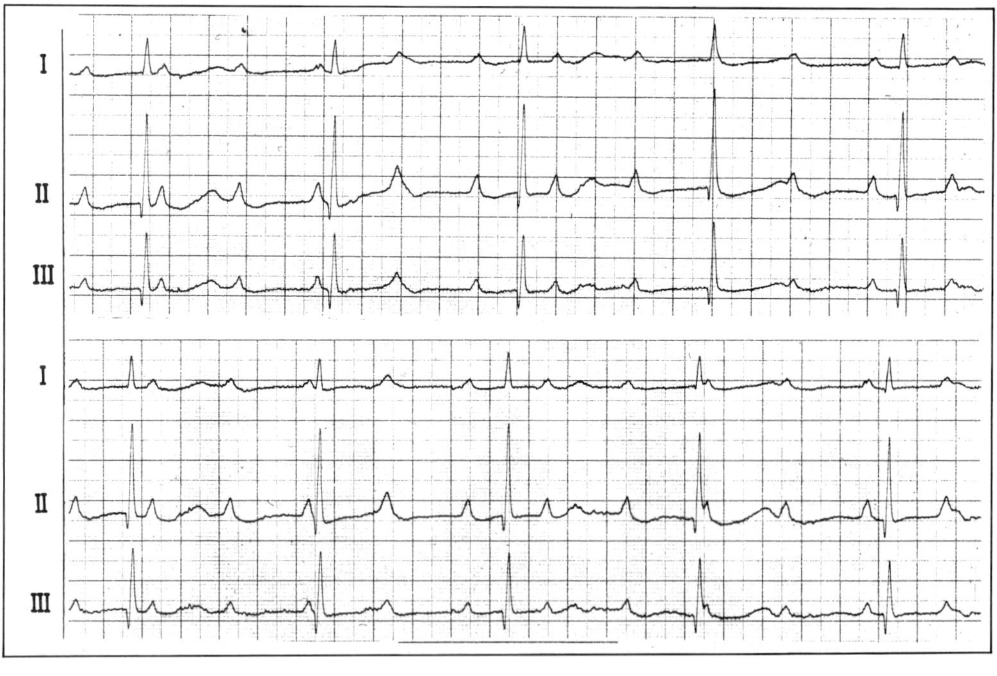

Abb. 83: EKG eines 11jährigen Kindes mit angeborenem AV-Block 3. Grades. Es zeigen sich P-Wellen von relativ großer Amplitude ohne feste Beziehung zu den Kammergruppen. Die P-Wellen-Abstände sind ebenso wie die RR-Abstände gleichlang. Frequenz der Vorhöfe 145/min, der Kammern 61/min. Bei normal geformten QRS-Komplexen ist ein sekundäres Erregungsbildungszentrum in der AV-Region anzunehmen.

Das *Langzeit-EKG* gibt Aufschluß über Schwankungen der Herzfrequenz und über eventuell zusätzlich vorhandene Rhythmusstörungen.

Die Auswirkungen auf das Allgemeinbefinden der Kinder sind bei einem angeborenen AV-Block 3. Grades geringer und der Krankheitsverlauf im ganzen günstiger. Dies zeigt sich besonders darin, daß die körperliche Leistungsfähigkeit kaum eingeschränkt ist. Medikamentös wird man nur bei einem zu starken Absinken der Herzfrequenz eingreifen müssen: Orciprenalin (Alupent), in der akuten Situation intravenös, sonst über eine beschränkte Zeit peroral. Im allgemeinen ist jedoch eine medikamentöse Langzeittherapie problematisch. Dies trifft vor allem auf den postoperativ entstandenen Herzblock zu, bei dem es auch unter körperlicher Belastung nur zu einem ungenügenden Anstieg der Herzfrequenz kommt. Bei Auftreten synkopaler Anfälle und einer Herzinsuffizienz mit Herzvergrößerung muß die Indikation zur Schrittmacherimplantation gestellt werden.

Behandlung mit Herzschrittmachern

Die in den letzten 20 Jahren entwickelten Schrittmachersysteme basieren auf dem Demand-Prinzip. Es besteht die Möglichkeit einer Stimulierung der Vorhöfe, der Kammern und seit einiger Zeit einer kombinierten Vorhof-Kammer-Stimulation. Für den Einsatz starrfrequenter Herzschrittmacher besteht heute keine Indikation mehr.

Für die Kennzeichnung der einzelnen Schrittmachertypen hat sich ein Code bewährt (Personett 1974):

Der *1. Buchstabe* gibt den Ort der Stimulierung an:
A = Vorhöfe
V = Ventrikel
D = Vorhof und Ventrikel

Der *2. Buchstabe* kennzeichnet den Ort der Potentialabnahme (Wahrnehmung oder Sensing):

Der *3. Buchstabe* enthält die Angabe über die jeweilige Betriebsart:

I = Inhibierung
T = Triggerung
D = P-synchron (P- und R-Zacken inhibiert) (Tab. 21)

Die weitere Entwicklung geht zu den biosensorgesteuerten, frequenzadaptierten, den „physiologischen" Schrittmachersystemen. Das Prinzip besteht darin, die Schrittmacherfrequenz durch körpereigene Parameter, wie Blut-pH, Sauerstoffsättigung, Atemfrequenz, Muskelaktivität u.a. zu steuern.

Tabelle 21

Im Kindesalter gebräuchliche Schrittmachertypen und ihre Anwendungsgebiete

Typ	Funktion	Anwendungsbereich
VVI	Ventrikelstimulation mit Sensing im Ventrikel durch herzeigene Kammererregungen Eine Stimulierung erfolgt nur, wenn nach einer programmierten Pause keine eigene Kammererregung registriert wird	Häufigster Schrittmacher bei Kindern mit totalem AV-Block
AAI	Vorhofstimulation mit Sensing im Vorhof und Inhibierung durch herzeigene Vorhoferregungen	Isolierte SA-Leitungs- bzw. Sinusknotenfunktionsstörung bei intakter AV-Überleitung
DDD	Stimulation des rechten Vorhofs und des rechten Ventrikels in physiologischer Reihenfolge (sequentiell), soweit durch das Sensing im Vorhof und in den Kammern keine herzeigenen Erregungen wahrgenommen werden. In diesem Fall völlige oder teilweise Inhibierung des Schrittmachers	Sinuatriale (Sinusknotenfunktions-) *und* AV-Überleitungsstörungen, derzeit noch das optimale Schrittmachersystem

Literatur:

Czapo, G.: Elektrokardiographie. Geigy, Basel (1980)

Garson jr., A.: Supraventricular tachycardia. In: Gillette, P. C., A. Garson jr.: Pediatric Dysrhythmias. Grune & Stratton, Orlando (1981)

Gillette, P. C.: Ventricular Arrhythmias. In: Roberts, N. K., H. Gelband: Cardiac Dysrhythmias in the Neonate, Infant and Child. Appleton-Century-Crofts, New York (1977)

Gutheil, H., H. Singer: Herzrhythmusstörungen im Kindesalter. Thieme, Stuttgart (1982)

Heinecker, R.: EKG in Praxis und Klinik, 12. Aufl. Thieme, Stuttgart (1986)

Lang, D., u. Mitarb.: Langzeitbeobachtungen bei herzgesunden Kindern mit ventrukulärer Extrasystolie. Dtsch. med. Wschr. 11, 7–10 (1986)

Lüderitz, B.: Therapie der Herzrhythmusstörungen, 3. Aufl. Springer, Berlin (1987)

Kreislaufstörungen

von B.-K. Jüngst

Unter diesem Oberbegriff werden meist Erkrankungen oder Befindlichkeitsstörungen subsumiert, die entweder zu Erniedrigung oder Abfall des systemarteriellen Blutdruckes führen oder im Rahmen einer arteriellen Hypotonie auftreten. Während die Druckwerte bei einer arteriellen Hypertonie exakt definiert sind, gilt dies nicht für die Hypotonie. Niedrige Blutdruckwerte ohne gleichzeitig bestehenden Beschwerdekomplex stellen keine Krankheitsidentität dar. Die in der pädiatrischen Praxis zu beobachtenden Kreislauf-Störungen werden überwiegend durch eine orthostatische Fehlregulation ausgelöst. Im folgenden werden der ausführlichen Diskussion der „orthostatischen Dysregulation" die Mechanismen vorangestellt, die entsprechend ihrer Pathophysiologie gleichfalls den „Kreislaufstörungen" zugeordnet werden müssen.

1. „Kleine" Kreislaufphysiologie

Das Kreislaufsystem hat die Aufgabe, den Körper entsprechend seiner Beanspruchung und dem Bedarf in vielfältiger Weise zu ver- und entsorgen. Dies erfolgt über das anatomisch vorgegebene Gefäßsystem mit einer sich anpassenden Gewebeperfusion. Zur Sicherung des dazu notwendigen konstanten Blutdruckes funktioniert das Herz-Kreislaufsystem nach dem Prinzip eines Regelkreises (Abb. 84). Dabei ist das Vasomotorenzentrum der „Regler", der durch die „Meßfühler" Barorezeptoren bzw. Pressorezeptoren über den Zustand in der „Regelstrecke" Blutdruck informiert wird. Über die „Stellgrößen" Vagus und Sympathicus beeinflußt der Regler die

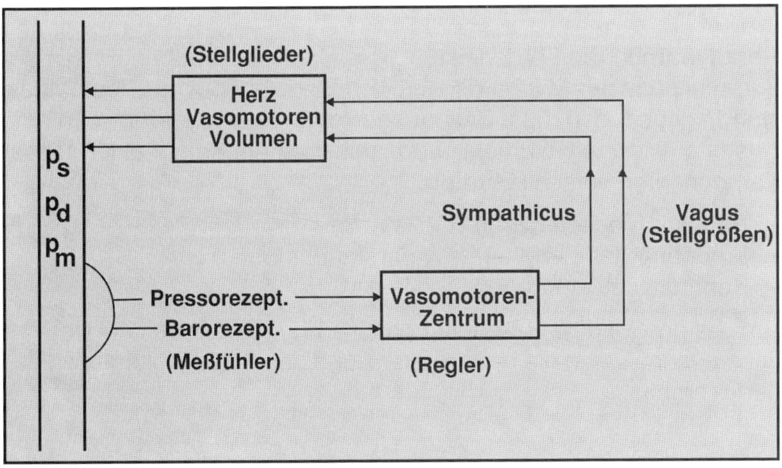

Abb. 84: Der Kreislauf als Regelkreis

„Stellglieder" Herzdynamik – Vasomotoren – Niere/Nebenniere derart, daß der gewünschte Zustand, die bedarfsgerechte Konstanz des Blutdruckes, gewährleistet wird.

Das durchströmte Gefäßsystem kann physikalisch mit einem Röhrensystem verglichen werden, so daß die Anwendung der Strömungsgesetze ein besseres Verständnis für die Abläufe der Regelmechanismen geben kann. So wird das Stromzeitvolumen V_t proportional durch den Druck P (bzw. P = arteriovenöse Druckdifferenz) und umgekehrt proportional durch den Widerstand R beeinflußt:

$$V_t = \frac{P}{R}$$

Weiterhin ableitbar und für die Funktion des Kreislaufsystems wichtig:

$$P = V_t \times R$$

und

$$R = \frac{P}{V_t}$$

Die in der Praxis einfach zu erfassenden Kreislaufparameter sind die Herzfrequenz, der systolische und der diastolische Blutdruck. Entscheidend für die Perfusion der Gewebe ist der arterielle Mitteldruck. Er kann vereinfacht aus den gemessenen Blutdruckwerten errechnet werden:

arter. Mitteldruck = diastol. Druck + ½ Druckamplitude

Der Blutdruck ist im wesentlichen das Produkt dreier Größen, wie sie auch aus den Strömungsgesetzen ableitbar sind:

- Herzdynamik
- peripherer Widerstand
- intravasales Volumen

Herzdynamik. Die Förderleistung des Herzens ist abhängig von der Pumpfunktion des Myokards, dem venösen Angebot und dem Widerstand, gegen den das Blut ausgeworfen werden muß. D.h. die Leistung (Herzzeitvolumen) wird sich bei Änderung einer dieser Komponenten verschlechtern:

- Reduktion des venösen Rückstroms
- Erhöhung des peripheren Widerstandes
- Kontraktilitätsstörungen

Um das notwendige HZV dennoch zu erbringen, können als Regulationsmechanismen die Herzfrequenz und das Schlagvolumen verändert werden:

$$HZV = HF \times SV$$

Im Kindesalter ist die Herzfrequenz gegenüber dem Schlagvolumen die Hauptregulationsgröße.

Peripherer Widerstand. Der der Herzdynamik entgegengesetzte Widerstand ist die Summe zahlreicher Teilwiderstände des Gesamtgefäßsystems. Tabelle 22 zeigt nach Burton die Aufteilung der Teilwiderstände auf die einzelnen Gefäßabschnitte. Durch Vasodilatation bzw. -konstriktion kann der Widerstand ständig situativ verändert und angepaßt werden. Die Steuerung erfolgt druckpassiv, lokalchemisch und/oder zentral. Gleichzeitig spielt der Füllungszustand eine wichtige Rolle für den Gefäßtonus.

Tabelle 22

Einzel-Strömungswiderstände (mod. nach Burton)		
Aorta	4	
große und mittlere Arterien	15	66%
terminale Arterienäste und Arteriolen	47	
Kapillaren	27	27%
Venolen und terminale Venenäste	4,3	
Hauptvenenäste und große Venen	1,2	7%
Venae cavae	1,5	

Intravasales Volumen – Blutvolumen. Das Blutvolumen entspricht ca. 70 ml/kg des Körpergewichtes; davon befinden sich 15% in den arteriellen und 85% in den venösen Gefäßen. 50–60% des Gesamtvolumens verteilt sich auf den extrathorakalen Bereich (Abb. 85). Für die Aufrechterhaltung des Blutdruckes in aufrechter Position ist das kaudale Niederdrucksystem und das dort befindliche Blutvolumen

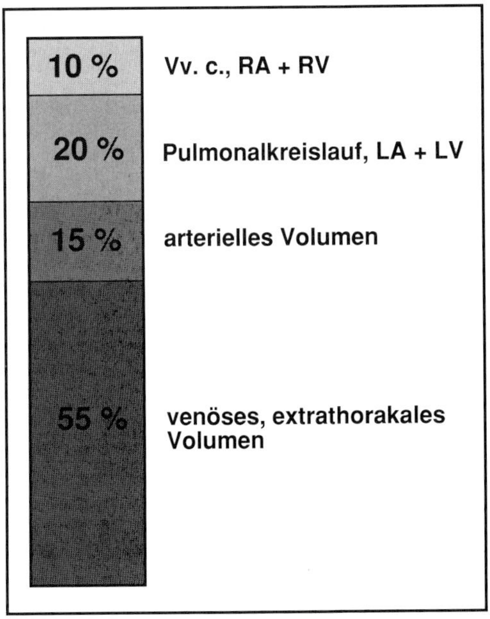

Abb. 85: Verteilung des intravasalen Volumens auf das venöse und arterielle Gefäßgebiet. (Vv. c. = Venae cavae. RA = rechter Vorhof. RV = rechter Ventrikel. LA = linker Vorhof. LV = linker Ventrikel)

von besonderem Interesse. Durch die Einwirkung des hydrostatischen Druckes kommt es zur passageren Sequestration oder Pooling von Blut, welches nur durch entsprechende Gefäßreaktionen (Konstriktion) wieder dem venösen Rückstrom zugeführt werden kann. Das vielzitierte „Blutversacken“ ist schon aus anatomischen Gründen wegen der Venenklappen nicht möglich.

2. Kreislaufstörungen

Dieser abgestimmte Regelkreis kann durch zahlreiche interne und/ oder externe Faktoren (= Störgrößen) beeinflußt und gestört werden. Dabei handelt es sich bei Störung und Reaktion immer um ein komplexes Geschehen, bei dem alle Mechanismen des Organismus mehr oder weniger stark beteiligt sind. Zwar steht die Reduktion des venösen Rückstroms im Vordergrund, dennoch wird einer der drei genannten Komponenten der führende Anteil sein. Die Betonung der einzelnen Komponenten geschieht hier nur aus systematischen Gründen.

Störungen der Komponente Herzdynamik. Eine Störgröße für die Komponente Herzdynamik in der Regulation des Blutdruckes ist die Einschränkung der Pumpfunktion mit Reduktion des HZV (= Herzinsuffizienz). Die einsetzenden Reaktionsmechanismen mit erhöhtem intravasalem Volumen und erhöhtem Widerstand sind zwar für eine Blutdruckerhaltung sinnvoll, erschweren jedoch die Herzarbeit zusätzlich. Die an diesen Teilkomponenten ansetzende Therapie wird nicht zuletzt durch die eintretenden Blutdruckveränderungen beeinflußt.

Störungen der Komponente Gefäßwiderstand. Im Rahmen u.a. von fieberhaften Erkrankungen trägt die Dilatation des Gefäßsystems zur Temperaturregulation bei. Diese Erweiterung senkt jedoch auch den peripheren Widerstand und damit eine Teilkomponente der Blutdruckregulation. Ein Ausgleich erfolgt über die Tachykardie. Während längerer Bettruhe „verlernen“ die Gefäße rasch die Fähigkeit, sich den Belastungen anzupassen, so daß eine Kreislaufstörung nach dem Aufstehen präformiert ist. Durch vermehrtes Schwitzen bei Fieber kann zusätzlich die Teilkomponente Volumen negativ beeinflußt werden.

Unter körperlicher Belastung benötigt die arbeitende Muskulatur eine bevorzugte Versorgung, die durch eine verstärkte Durchblutung infolge Gefäßdilatation und Verschiebung des Volumens in diese Bereiche erzielt wird. Der venöse Rückstrom ist dennoch durch die Muskelpumpe und die erhöhte Herzfrequenz gesichert. Nach der Belastung müssen jedoch die angefallenen Stoffwechselprodukte abtransportiert und die Sauerstoffschuld ausgeglichen werden. Die Gefäßdilatation bleibt daher auch nach einer Belastung bestehen und führt zu raschem Blutdruckabfall, wenn keine Gegenmaßnahmen ergriffen werden.

Zentrale Störgrößen. Durch die Lage des Vasomotorenzentrums (Regler) in der Formatio reticularis können auch Störungen aus dem benachbarten limbischen System und der Cortex Einfluß gewinnen. So lösen psychische Situationen (Angst, Schrecken), aber auch Ekel und Schmerz gelegentlich einen Blutdruckabfall aus.

Das neurovegetative System mit Vagus und Sympathikus steuert nicht nur als Stellglied den Regelkreis Kreislauf, sondern kann, insbesonders durch den Vagus, selbst als Störgröße wirken. Dabei kommt es durch die übermächtige Wirkung des Vagus zu einer Bradykardie bei gleichzeitiger Vasodilatation und damit abruptem Abfall des arteriellen Mitteldruckes. Diese sogenannte *vagovasale Synkope* entspricht der klassischen Ohnmacht (fainting). Ursache dieser Vaguswirkung ist häufig eine psychische Alteration.

Störungen der Komponente Blutvolumen. Die Reaktionen des Kreislaufs auf einen Volumenmangel werden als „Kreislaufschock" bezeichnet. Auch er ist definitionsgemäß eine „Kreislaufstörung". Zur Aufrechterhaltung des Blutdruckes wird die Herzfrequenz gesteigert und der periphere Widerstand durch eine verstärkte Vasokonstriktion erhöht. Durch diese Gefäßverengung wird auch gleichzeitig eine Konzentration des noch vorhandenen Volumens erreicht unter Aussparung von nicht lebensnotwendigen Bereichen, wie Haut, Muskel.

Störgröße Orthostase. Seit der Zeit als Zweibeiner unterliegen wir einer quasi physiologischen Störgröße auf die Stabilität des Blutdrukkes in Form der Orthostase. Durch den Übergang aus der Horizontalen in die Senkrechte kommt es entsprechend der eingangs zitierten Energieformel zu einem ausgeprägten Einfluß der Schwerkraft, d.h., es addiert sich zum Blutdruck noch der hydrostatische Druck. Diese Druckveränderung tritt sowohl im arteriellen wie im venösen Gefäßgebiet auf. Venen reagieren aber auf Druck-Volumen-Anstieg mit zunehmender Dilatation, so daß zwangsläufig ein Teil des zirkulierenden Blutvolumens in die untere Körperhälfte umverteilt wird. Der damit verbundene Abfall des venösen Rückstroms löst zur Verhinderung der drohenden Hypotonie eine Vielzahl von Gegenregulationen aus, die von den Physiologen in Früh- und Spätregulation unterschieden werden.

Beschränken wir uns allein auf die Reaktion der drei Stellglieder (es muß immer wieder betont werden, daß neben den drei bisher aufgeführten Komponenten noch eine Vielzahl weiterer, beispielsweise hormoneller Mechanismen für die Blutdruckregulation verantwortlich sind. Puls und Blutdruck werden lediglich wegen der leichten Erfaßbarkeit in der Praxis betont), finden folgende Reaktionen statt:

1. Zunahme der Herzfrequenz, um das HMV zu steigern
2. Verstärkte Gefäßtonisierung, um die Sequestration zu vermeiden
3. Erhöhung der Gefäßwiderstände, um den Blutdruck zu erhalten.

Das Einschwingen des Regelkreises zum Abfangen der Orthostasereaktion wird an einem kurzzeitigen Druckabfall und Herzfrequenzanstieg sofort nach dem Aufstehen erkennbar.

Der einmal erreichte Blutdruck muß aber über längere Zeit gehalten werden. Durch eine Erhöhung des venösen Gefäßtonus, die Weitergabe der arteriell vermittelten Energie (energetisches Potential), die aktive Muskelpumpe und die Mechanik der Zwerchfell-Thorax-Bewegung kann der Einfluß des hydrostatischen Druckes aufgehoben und der venöse Rückstrom gegen die Schwerkraft gesichert werden. Insbesondere der Vasomotorik kommt im Laufe des Tages die größte Bedeutung zu. Sitzen, Gehen, Stehen erfordern ständig eine sofortige Anpassung des Blutdrucks mit Elimination der Einwirkung des hydrostatischen Druckes. Diese Dauerreaktion durch das physiologische Spiel der Gefäße scheint im Kindesalter erst gelernt zu werden. Möglicherweise ist die physiologische Umstellung des Kreislaufes, wie sie Graser für den elastischen und peripheren Widerstand nachgewiesen hat, schuld an dem häufigen Unvermögen des kindlichen Gefäßbettes prompt, ausgiebig und anhaltend zu reagieren.

3. Die orthostatische Dysregulation

Lagewechsel mit Einwirkung des hydrostatischen Druckes erfordert vom Kreislauf die geschilderten Anpassungsmechanismen. Fehlerhafte Reaktionen müssen zum Abfall des Blutdruckes führen. Dieser Vorgang wird als „orthostatische Dysregulation" bezeichnet, dabei entfallen meist zwei wesentliche Mechanismen, die den venösen Rückstrom sichern:

1. R_{peri} = unzureichende arterielle Vasokonstriktion
2. BV = fehlender oder unzureichender Venentonus

Die Klinik der orthostatischen Dysregulation unterscheidet sich deutlich von den physiologischen-theoretischen Stadien. Eine Fehlregulationsform entsprechend der Sofort- oder Spätreaktion ist klinisch kaum zu unterscheiden. Vielmehr zeigt die Klinik meist einen Fehlregulationstyp, der einem Versagen der „Früh-" oder „Dauerregulation" entspricht.

Klinik der orthostatischen Dysregulation

Störungen der Frühregulation sind für alle Beteiligten dramatisch und führen bereits den Laien zu der Diagnose Kreislaufstörung. Sofort nach dem Aufrichten im Bett wird es dem Kind schwindelig, schwarz vor Augen, und es sinkt blaß und ohnmächtig zurück in das Bett. Nach kurzer Zeit des Liegens hat der Betroffene sich wieder erholt.

Weit weniger verständlich sind die Störungen der Dauerregulation. Gerade sie können aber das Wohlbefinden eines Kindes, insbesondere am Vormittag, in einem solchen Maße beeinträchtigen, daß sie einen echten Krankheitswert erhalten. In ihrer Umgebung stoßen die Kinder meist mit ihren Problemen auf großes Unverständnis. An Hand des Tagesablaufes eines Kindes mit einer orthostatischen Dysregulation werden die Konfliktpunkte deutlich (Tab. 23).

Tabelle 23

Konfliktpunkte im Tagesablauf eines Kindes mit orthostatischer Dysregulation

Der Morgenmuffel

„Die Zeit wird kurz – die Eltern drängeln"
„Trödelei im Bad – die Familie meckert"
„Frühstück wird abgelehnt – die Mutter ist genervt"

Das unkonzentrierte Kind
„Fehlende Mitarbeit – die Eltern sind entsetzt"

Das faule Kind
„morgens faul – mittags emsig – Eltern sind zornig"

Am Abend werden die müden Geister munter
„Streit: morgens nicht aufstehen und abends nicht ins Bett – die Eltern verlieren den Glauben an ihr Kind"

Der Morgenmuffel

Die Sofortregulation können die meisten Kinder noch aussteuern. Es fällt jedoch auf, daß sie viel mühsamer aus dem Bett kommen und unter Umständen mehrmals geweckt werden müssen.

„Die Zeit wird kurz – die Eltern drängeln"

Im Bad bei längerem Stehen vor dem Waschbecken werden die Probleme deutlicher. Das Kind ist blaß, gähnt, alle Betätigungen sind verlangsamt. Der morgendliche Rhythmus für die ganze Familie wird behindert.

„Trödelei im Bad – die Familie meckert"

Inzwischen ist der Blutdruck so weit abgefallen, daß das Kind keinen Appetit auf das Frühstück hat. Es ist wortkarg, kaut ewig auf einem Stückchen Brot („mit immer längeren Zähnen"), es ist ihm übel. Trinken kann es gerade noch.

„Frühstück wird abgelehnt – die Mutter ist genervt"

Das unkonzentrierte Kind

Nach nur kleinstem Frühstück wird der Schulweg angetreten. Häufig stehend im überfüllten Schulbus. Eine Aktivierung der Blutdruck-Regulationsmechanismen erfolgt nicht. Die Schule wird bereits müde und abgespannt erreicht.

Die Schule selbst trägt durch langes, ruhiges Sitzen im Unterricht zum Blutdruckabfall bei. Aber auch in der Pause wird die Vasomotorik nur selten durch körperliche Aktivitäten stimuliert. Zunehmend sinkt der arterielle Mitteldruck ab und mit ihm insbesondere die Versorgung des Gehirns. Das Kind kann sich nicht konzentrieren, die Mitarbeit läßt nach, es wird müde. Der Tiefpunkt tritt ab der 4. Schulstunde ein. Der Lehrer beschwert sich bei den Eltern.

„Fehlende Mitarbeit – die Eltern sind entsetzt“

Das faule Kind

Nach der Schule hat das Kind endlich die körperliche Bewegung, die es benötigt, um die Regulationsmechanismen seines Blutdruckes zu aktivieren. Es wird zunehmend wacher und munterer, ein Beweis für die Eltern, daß das Kind in der Schule nur faul und interesselos ist. Denn jetzt gehen u.U. auch die Hausaufgaben recht schnell.

„morgens faul – mittags emsig – Eltern sind zornig“

Am Abend werden die müden Geister munter

Gegen Abend geht es dem Kind immer besser, es wird unternehmungslustig und hungrig, es fühlt sich wohl, sieht gut aus – nur müde wird es nicht.

„Streit: morgens nicht aufstehen und abends nicht ins Bett – die Eltern verlieren den Glauben an ihr Kind“

Der Tag eines Kindes mit orthostatischer Dysregulation besteht aus körperlichem Mißbefinden und Konflikten mit den Eltern. Aber man glaubt ihm nicht. Für die Eltern steht die Schulproblematik ganz im Vordergrund, und ein Psychologe wird konsultiert. An eine Störung des Kreislaufs wird selten gedacht.

Neben diesen geschilderten Symptomen werden noch weitere angegeben, die nicht so einfach mit dem absinkenden Blutdruck in Zusammenhang zu setzen sind. Am ehesten noch Kopfschmerzen und verstärktes Herzklopfen, weniger gut erklärbar rezidivierende Bauchschmerzen.

Diagnostik der orthostatischen Dysregulation

Es wurde bereits darauf hingewiesen, daß in der Praxis zur Überprüfung des Kreislaufs nur der Blutdruck und die Pulsfrequenz zur Verfügung stehen. Ihr Verhalten im Liegen und Stehen wird bei den sogenannten Orthostase-Tests überprüft. Die verschiedenen Methoden stellen im Prinzip alle eine Modifikation des Schellong-Orthostase-Tests aus dem Jahr 1938 dar.

Grundsätzlich wird zwischen einem „passiven“ und einem „aktiven“ Orthostase-Test unterschieden. Bei ersterem wird der zu Untersuchende ohne eigene Mithilfe mittels eines Kipptisches aus der Horizontalen in die Vertikale gebracht. Bei der aktiven Orthostase steht der Proband hingegen selbständig auf und setzt damit zwangsläufig für eine kurze Zeit durch eine Muskelspannung die Muskelpumpe ein. Dieser Einfluß muß bei der Einschätzung des Tests berücksichtigt werden.

So exakt der Kipptisch-Versuch ist, so wenig läßt er sich in der Routine durchführen. Wenn überhaupt, werden in der Praxis die aktiven Tests benutzt, meist die Tests nach Schellong oder Thulesius. Sie unterscheiden sich bei geringfügiger Ausgangslage etwas in der Auswertung (Tab. 24 + 26).

Tabelle 24

Stehversuch nach Schellong

Technik:

Blutdruck- und Herzfrequenzmessung und Protokollierung
- nach 3 Minuten Liegen
- sofort nach dem Aufstehen
- minütlich während 10 Minuten Stehen
- minütlich über 3 Minuten im Liegen

Auswertung:

normotone Reaktion:

Sofort nach dem Aufstehen kommt es zu einem kurzzeitigen Abfall des systolischen und Anstieg des diastolischen Druckes bei gleichzeitigem Anstieg der Herzfrequenz.

hyperdiastolische Reaktion:

Ansteigender diastolischer Druck mit Einengung der Blutdruckamplitude bei gleichzeitig sehr raschem Anstieg der Herzfrequenz auf hohe Werte.

hypodiastolische Reaktion:

Abfall des systolischen und diastolischen Druckes bei Anstieg der Herzfrequenz auf sehr hohe Werte.

Ein normoton verlaufender Steh-Versuch hat keinerlei Aussagewert, bereits einen Tag später kann er pathologisch ausfallen, aber auch umgekehrt (Abb. 86). D.h. jeder Test erfaßt nur die Momentansituation. Er wird stark beeinflußt von der Tageszeit, der Umgebungstemperatur, den Ablenkungen durch die Umgebung, wie exakt das ruhige Stehen befolgt wird, der Neugier, etc. In einer eigenen Untersuchung ergab der 20minütige Schellong-Test bei 222 von 300 Kindern eine normotone Reaktion. Dennoch hatten sie aber nach der Anamnese eindeutige Symptome einer orthostatischen Dysregulation, die Anlaß für eine ärztliche Untersuchung waren (Tab. 25).

Tabelle 25

Einfluß der Stehdauer auf die Kollapshäufigkeit beim Orthostase-Test nach Schellong

Reaktionstyp	Kollaps		
	ohne	vor 10 min	nach 10 min
Normoton	195	0	0
Hyperdiastolisch	26	9	11
Hypodiastolisch	1	25	33

Abb. 86: Unterschiedliche Dysregulationsformen bei einem 12jährigen Knaben innerhalb von 8 Wochen

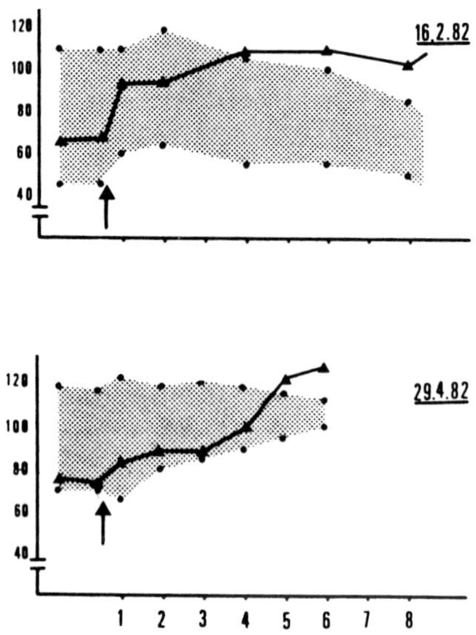

Ausschlaggebend für die Diagnose einer orthostatischen Dysregulation ist daher allein die Anamnese. Die aufgeführten Steh-Versuche können lediglich die Diagnose unterstützen.

Tabelle 26

Orthostase-Test nach Thulesius

Technik:
Messung und Protokollierung von Blutdruck und Herzfrequenz
- nach 10 Minuten Liegen
- minütlich während 7 Minuten Stehen

Auswertung:
Übertrag der Differenz des systolischen Druckes und der Herzfrequenz zwischen Ausgangswert und während 7min-Stehen auf ein Koordinatensystem

Hypertone Reaktion:
Zunahme der Herzfrequenz und des systolischen Druckes (rechter oberer Quadrant)

Sympathikotone Reaktion (Hypotonie):
Anstieg des diastolischen Druckes und der Herzfrequenz (linker oberer Quadrant)

Asympathikotone Reaktion (Hypotonie):
starker Druckabfall mit nur geringer Frequenzzunahme (ebenfalls linker oberer Quadrant)

Vagovasale Reaktion (Hypotonie):
Frequenz- und Druckabfall (linker unterer Quadrant)

Therapie der orthostatischen Dysregulation

Das Ziel einer Behandlung muß es sein, das Gefäßsystem des betroffenen Kindes so zu trainieren, daß es jederzeit in der Lage ist, sich den Lageveränderungen und den damit verbundenen Belastungen anzupassen, vor allem den einmal erreichten Tonus auch über längere Zeit zu erhalten.

Diese Aufgabe erfüllt kein Medikament!

Dennoch kann auf Medikamente zu Beginn der Behandlung nicht verzichtet werden. Es muß die höchste Priorität unserer Behandlung sein, den Kindern möglichst rasch die Beschwerden und Probleme zu nehmen.

Medikamentöse Therapie

α- und β_1-Rezeptoren stimulierende Sympathomimetika: (Verstärkte arterielle Vasokonstriktion) Etilefrin, Norfenefrin, Oxilofrin, Gepefrin, Oxedrin

Nebenwirkung: Tachykardie, Extrasystolie

α-Rezeptoren – blockierende Substanzen (Sympatholytica): Das pharmakologische Wirkungsbild des Dihydroergotamin ist sehr vielschichtig. Bedeutungsvoll für die Therapie einer orthostatischen Dysregulation ist seine vasokonstringierende Wirkung am venösen Gefäß bei Vorliegen eines niedrigen Gefäßtonus.

Nebenwirkung: Tachykardie, Extrasystolie, Erbrechen, Diarrhoe

Kombinationspräparate. Auf Grund der Erfahrung, daß venöse und arterielle Adaptationsstörungen bei der orthostatischen Dysregulation praktisch nicht zu trennen sind, wurden die beiden o.g. Wirksubstanzen kombiniert. Im Kindesalter werden überwiegend die Präparate mit einem Verhältnis

Etilefrin : Dihydroergotamin = 10 : 1 eingesetzt.

Mineralokortikoide. In äußerst seltenen Fällen ist auch eine Behandlung mit Mineralokortikoiden indiziert. Sie greifen über mehrere Mechanismen auch in die Kreislaufregulation ein, u.a. durch eine Wasserretention auf das Blutvolumen.

Nebenwirkung: Ödeme, Kopfschmerzen

Pflanzliche Produkte. Wissenschaftliche Erfahrungen mit pflanzlichen Präparaten im Kindesalter liegen nicht vor. Die in der Roten Liste aufgeführten Produkte sind wegen ihres Gehalts an Glykosiden (Convallaria majalis, Scilla maritima, Crattaegutt) für Kinder sicher ungeeignet und abzulehnen.

Wahl des Medikamentes. Häufig wird das Ergebnis des Steh-Versuches mit der Medikamentenauswahl verbunden. Nach den zahlreichen Einflußgrößen auf den Steh-Versuch ist dieser Weg sicher nicht richtig. Logischerweise sollten der venöse und arterielle

Schenkel des kaudalen Gefäßgebietes beeinflußt werden. Ob dies mittels Kombinations- oder Einzelpräparate erfolgt, ist der persönlichen Einstellung und Erfahrung des Therapeuten überlassen.

Dosierung. Ein weiteres Problem bei der Behandlung einer orthostatischen Dysregulation stellt die Dosierung der ausgewählten Medikamente dar. Exakte Untersuchungen über das Dosis-Wirkungsverhältnis im Kindesalter liegen für keines der Präparate vor, und kann es nach dem wechselhaften klinischen Bild eigentlich auch gar nicht geben. Alle Dosierungsempfehlungen sind Erfahrungswerte bzw. aus der Erwachsenen-Therapie übernommen und rechnerisch angeglichen. Dementsprechend schwanken sie recht erheblich (Tab. 27).

Tabelle 27

Schwankende Dosierungsempfehlungen für Etilefrin als Ausdruck fehlender exakter Daten

Zitat	< 12 Jahre	> 12 Jahre
Rote Liste (Etilefrin®)	3 × 2,5–5 mg	3 × 4–7,5 mg
Rote Liste (Effortil®)	3 × 2,5–5 mg	3 × 5–10 mg
Ulmer (7)	2–3 × 2,5–5 mg	2–3 × 5–20 mg

Die Dosierung wird noch erschwert durch das Angebot von „forte", „retard", „depot", „retard-forte" und „depot-forte". Während retard-Formen auch im Kindesalter sehr sinnvoll sein können, werden forte-Präparate kaum benötigt. Wichtig ist zu wissen, daß die gängigen Kombinationspräparate retard-Etilefrin enthalten. Übernimmt man die allgemeinen Empfehlungen von „gtt/Lebensjahr" oder „⅔ der Erwachsenen-Dosis", erhält man die in Tab. 28 aufgeführten Dosierungen. Es ist durchaus berechtigt, die Dosis entsprechend der Symptomatik zu steigern. Eine Dosiserhöhung bei Dihydroergotamin sollte jedoch erst nach einer längeren Beobachtungszeit erfolgen, um die Kumulation des Pharmakons auszunutzen.

Tabelle 28

Dosierungsempfehlungen für die medikamentöse Behandlung der orthostatischen Regulationsstörung

> 12 J.	Etilefrin p.o.	3 × 5–15 mg
	Norfenephrin p.o.	3 × 5–15 mg
	Dihydroergotamin p.o.	3 × 2 mg
	Fludrocortison 0,1 mg	ca. ½–1 Tbl./die
< 12 J.	Etilefrin p.o.	2 × 3 mg*
	Norfenephrin p.o.	2 × 3 mg*
	Dihydroergotamin p.o.	3 × 1–1,5 mg

*oder 2 × 1–2 gtt/Lebensjahr

Physikalische Behandlung. Das „Spiel der Gefäße" zur Regulation des Blutdruckes kann nur durch intensives Training der oberflächlichen Gefäße erreicht werden. Im Gegensatz zur medikamentösen Therapie entscheidet nicht zuletzt der Patient und seine Umgebung mit der Intensität der Durchführung über den Erfolg der Gesamttherapie.

Nur wenn Patient und Familie mitarbeiten, ist die Beseitigung der orthostatischen Fehlregulation auf Dauer möglich. Dies muß in ausführlichen und eindeutigen Gesprächen vor Therapiebeginn geklärt werden. Einer reinen medikamentösen Therapie sollte nicht zugestimmt werden.

Therapeutischer Tagesablauf

1. Morgens

Mindestens 10 min früher wecken als bisher!
Im Bett durch energisches „Radfahren“ (dynamische Belastung) Aktivieren der Muskelpumpe und erste Reize auf die Hautgefäße. Ein additiver Effekt wird durch 10 Kniebeugen (überwiegend statische Belastung) vor dem Bett erzielt.

Abschließend eine Bürstenmassage kombiniert mit Kaltwasserabwaschungen.

Mit einer möglichst groben Bürste oder einem speziellen Massagewaschlappen wird die Haut, besonders der vier Extremitäten, hochrot gebürstet. Die Bürstenrichtung soll von außen nach innen erfolgen („Zum Herzen!“), anschließend muß der Körper möglichst kalt abgewaschen werden. Die Empfehlungen der Kaltwasserduschen sind illusorisch. Nach ein oder zwei Versuchen lehnen die meisten Kinder diesen, zwar effektvollen, jedoch heroischen Weg ab. Wir bevorzugen daher die Waschungen, sie werden in der Regel wenigstens durchgeführt.

2. In der Schule

Ausnutzen der Bewegungspausen. Hier wird der Sinn und Wert der Spielhöfe erkennbar. Das Kind muß aber von sich aus bereit sein, jede Möglichkeit zur Bewegung zu nutzen. Der Pädagoge kann durch Bewegungsanregungen in der Pause oder auch kurz im Unterricht (dazu gibt es zahlreiche hervorragende Modelle, sie müssen nur aufgegriffen werden, Schulärzte!) Kreislauflabilitäten erfolgreich vorbeugen.

3. In der Freizeit/Sport

Als eine der am häufigsten genannten Maßnahmen zur Behandlung einer Hypotonie zählt der Sport. Dabei wird der körperlichen Aktivität ein wohltuender Einfluß auf den Blutdruck zugewiesen. Diese Empfehlung ist aber außerordentlich problematisch. Unter körperlicher Betätigung werden die arbeitenden Systeme u.a. durch eine vermehrte Gewebedurchblutung versorgt. Der dadurch gesenkte periphere Widerstand wird durch das erhöhte HMV ausgeglichen.

Nach der Belastung wird jedoch das erweiterte Gefäßsystem aus den bereits o.g. Gründen nicht sofort wieder verengt, sondern bleibt im Zustand der Vasodilatation. D.h., nach einer körperlichen Leistung wird in der Regel eine größere Menge Blut in dem durch die sportliche Aktivität erweitertem Gefäßsystem gepoolt und steht daher dem Kreislauf als eine der regulierenden Komponenten nicht zur Verfügung. Das ist auch der Grund, warum Sportler nach einer körperlichen Belastung nicht abrupt stehenbleiben dürfen, sondern sich langsam weiterbewegen müssen, um mit Hilfe der Muskelpumpe das venöse System zu entleeren (Doppelsinn des Begriffes „der Sportler läuft sich aus"). Die Problematik dieser Therapieempfehlung zeigen immer wieder Leistungssportler, die trotz ihrer hohen Aktivität zu orthostatischen Dysregulationen neigen, insbesondere unter leichten Belastungsformen.

Zwar kann bei Hypotonikern der Blutdruck durch Sport nicht beeinflußt werden, die Erfahrung, aber auch wissenschaftlich geführte Untersuchungen zeigen jedoch, daß der damit verbundene, kreislaufbedingte Beschwerdekomplex reduziert werden kann. Schon allein aus diesem Grund ist die Empfehlung an Hypotoniker, Sport zu betreiben, sinnvoll. Der positive Effekt ist u.a. abhängig von der ausgeübten Sportart. Sportarten mit einem ausgeprägten Wechsel von dynamischen und statischen Bewegungskomponenten haben sicher eine direkte Auswirkung auf das Gefäßsystem und unterstützen damit den Effekt der Bürstenmassage. Geeignete Sportarten sind daher beispielsweise Radfahren und Rudern. Beim Schwimmen kommt zu diesen Bewegungskomponenten noch additiv eine spezifische, hormonell bedingte Gefäßreaktion hinzu. Weniger geeignet sind für ausgeprägte Hypotoniker die reinen Laufübungen, wenn sie nicht durch intensive gymnastische Übungen unterbrochen werden. Ein weiterer Effekt von Sport als eine Therapiemaßnahme ist in einer Gesamtstabilisierung durch Änderung der Lebensweise und Verbesserung der körperlichen Aktivität insgesamt zu sehen.

4. Am Abend

Der Tag soll mit einer erneuten Bürstenmassage und Kaltwasserabwaschung beendet werden. Anschließend geht das Kind in das Bett. Bei intensiver physikalischer Therapie ist eine wohlige Müdigkeit eingetreten, die auch das bessere und vor allen Dingen frühere Einschlafen ermöglicht.

Zusätzliche diätetische Maßnahmen

Das Frühstück muß ohne zeitlichen Druck und in Ruhe eingenommen werden. Zusammen mit den physikalischen Maßnahmen bedeutet das für Mutter und Kind, gut 15 Minuten früher als gewohnt aufzustehen. Um die anfänglichen Probleme zu vermindern, soll das Frühstück abwechslungsreich sein. Im Gegensatz zum Hypertoniker ist beim Hypotoniker am Morgen eine geringe Salzzulage erwünscht. Dabei ist egal, in welcher Form sie aufgenommen wird. Empfehlenswert sind Butterbrot mit Salz, Ei mit Salz, Cervelatwurst u.ä. Auch eine Brühe ist dafür geeignet.

Wichtig ist das Schulfrühstück, damit zur Kreislaufproblematik nicht noch eine Hypoglykämie tritt. Auch hier muß das Kind zur Mitarbeit meist erst gewonnen werden.

Schlußfolgerung

Für die kinderärztliche Praxis steht als „Kreislaufstörung" die orthostatische Dysregulation ganz im Vordergrund. Vor allem durch eine intensive physikalische Therapie besteht die Möglichkeit, dem Kind die damit verbundenen Beschwerden zu nehmen. Davon müssen der Patient und seine Familie überzeugt werden. Nur wenn alle Beteiligten mitarbeiten, ist ein Erfolg zu erwarten.

Literatur:

Burton, A. C.: Physiologie und Biophysik des Kreislaufs. Schattauer, Stuttgart, New York (1969)

Graser, F.: Der Kreislauf vom Säuglings- bis zum Pubertätsalter, in: Die physiologische Entwicklung des Kindes. Hrsg.: F. Linneweh. Springer, Berlin Göttingen Heidelberg (1959)

Jüngst, B.-K., H. Stopfkuchen, D. Schranz, R. Werum: Die orthostatische Dysregulation – ein Leiden mit vielen Symptomen. Sozialpäd.Prax. Klin. 6, 248 (1984)

Klimt, F., J. Rutenfranz: Standardisierung von Tests zur Prüfung der orthostatischen Regulationen im Kindes- und Jugendalter. Cardiology Vol. 61 (Suppl. 1), 199 (1976)

Rieckert, H.: Hypotonie. Springer, Berlin Heidelberg New York (1979)

Thulesius, O.: Pathophysiological classification and diagnosis of orthostatic hypotension. Cardiology 61 (Suppl.), 180 (1976)

Ulmer, H. E.: Arterielle Hypotonie (Orthostasesyndrom) in: Pädiatrie in Praxis und Klinik. Hrsg. K.-D. Bachmann, H. Ewerbeck, E. Kleihauer, E. Rossi, G. Stalder. G. Fischer, Stuttgart New York, G. Thieme Stuttgart New York (1989)